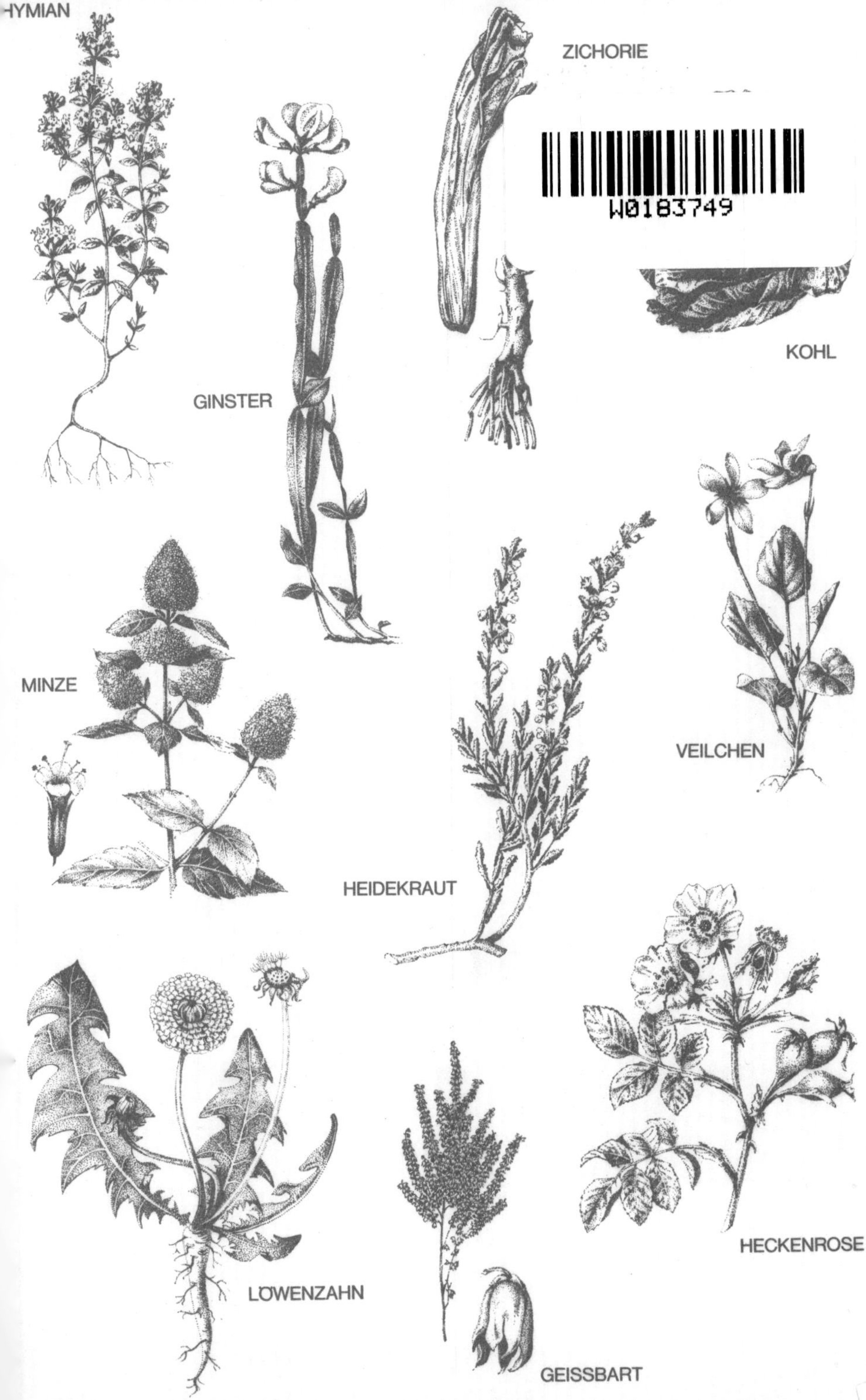

HYMIAN
ZICHORIE
KOHL
GINSTER
MINZE
VEILCHEN
HEIDEKRAUT
HECKENROSE
LÖWENZAHN
GEISSBART

VERLAG
FRITZ
MOLDEN

Maurice Mességué

DAS GESETZ DER NATUR

Im Kampf für die Gesundheit der Menschen

Ratschläge und Rezepte

VERLAG FRITZ MOLDEN
WIEN–MÜNCHEN–ZÜRICH–INNSBRUCK

Aus dem Französischen übertragen von
Hanne Lore Agius und
Uta Szyszkowitz

Titel der französischen Originalausgabe
Toute une vie à se battre

1. Auflage
1.–10. Tausend

Schutzumschlag und Ausstattung: Hans Schaumberger, Wien
Lektor: Annie Haberkalt
Technischer Betreuer: Herbert Tossenberger
Satz: Filmsatzzentrum Gesellschaft m.b.H.
Druck und Bindearbeit: Wiener Verlag, Wien
ISBN 3-217-00922-3

*Gewidmet Joseph Cozzano,
der über dreißig Jahre lang
mich treu in meinem Kampf
unterstützt hat.*

Inhalt

Vorwort

Ich habe schon viele Bücher geschrieben. Ohne Schriftsteller zu sein, habe ich eine Unmenge Seiten beschrieben, und meine Bücher sind in hohen Auflagen auf der ganzen Welt verkauft worden.

Ich habe mein Leben erzählt.

Das Leben jedes Menschen ist ein Abenteuer und wert erzählt zu werden, aber das meine drückt mehr aus als nur meine ureigene Geschichte. Ich bin der Bewahrer einer Tradition, einer Vergangenheit, eines Wissens, das mir die Meinen überliefert haben. Das mußte ich einfach versuchen weiterzugeben.

Als ich von meinem Vater, dem „Meister der Pflanzen", von meinem Großvater, von meiner Kindheit, den verrückten Unternehmen meiner Anfänge als Heilpraktiker in Nizza und deren Folgen erzählte, empfand ich zuerst nur den in allen Menschen so starken Wunsch, mich mit meiner Vergangenheit zu beschäftigen. Mit diesen Erzählungen, so voll meiner Leiden, meiner Freuden und Hoffnungen, wollte ich jedoch auch ein bißchen von dem, was ich vom Lindern und Heilen der Schmerzen weiß, vermitteln und den Menschen eine längst vergangene Weisheit wieder näherbringen, eine bäuerliche Weisheit, die dank meiner unzerstörten Verwurzelung, meiner Gascogner Abstammung, in mir weiterlebt.

Sicher war es durch all die Wechselfälle meines an Ereignissen reichen Lebens vor allem mein Anliegen, das wunderbare, das erstaunliche und noch so wenig bekannte Leben der Pflanzen, dieser meiner treuen Freunde, besser bekanntzumachen: mit dem einzigen Ziel, jedem die Möglichkeit zu geben, daraus Vorteil zu ziehen, damit er überzeugt werde, daß „die Natur immer recht hat". Dies zumindest hinsichtlich ihrer Heilkräfte, die ja heute von niemandem mehr bestritten werden und die ich, und darauf bin ich mit Recht stolz, trotz aller Sarkasmen schon vor einem Vierteljahrhundert verkündet habe. Auch mein Sohn Didier hat ihre Geschichte, die gleichzeitig die unsere ist, erzählt.[1]

Er hat sein Herz sprechen lassen und mit der vollen Liebe eines Sohnes aufzeigen wollen, wie einzigartig in unserer heutigen Gesellschaft ein Mann ist, der an die Tradition glaubt, an „höhere Werte", an die alte bäuerliche Beharrlichkeit und auch an ein gewisses Bild des Menschen.

Warum also habe ich wohl heute wieder die Feder in die Hand genommen, um dieses neue Buch zu schreiben? Warum denn wieder dieser Drang zum Schriftstellern?

Ich bin es mir schuldig, das zu erklären: Das Glück der Menschen, also ihr Gleichgewicht und ihre körperliche und moralische Gesundheit, hat mich von jeher beschäftigt. Der Heilpraktiker, der ich lange Zeit war und im Grunde genommen noch bin, war stets bemüht, jenen, die sich an ihn wandten, das verlorene Gleichgewicht wiederzugeben. Denn Krankheit ist ja nichts anderes als eine Störung des Gleichgewichts – jenes empfindlichen Gleichgewichts, das man „Gesundheit" nennt.

Mit meinen Pflanzen habe ich versucht, das geheimnisvolle biologische Gleichgewicht, das wir in uns tragen, wiederherzustellen, und ich fügte einige Ratschläge hinsichtlich der „Kunst zu leben" und der „Kunst zu lieben" hinzu, die dem modernen Menschen abhanden gekommen sind.

Durch die Pflanzen wurde ich meiner Zeit voraus der größten Gefahr gewahr, die die industrielle Zivilisation und den Planeten selbst bedroht, nämlich die „Umweltverschmutzung". Ich habe sie schon vor den sechziger Jahren, zu einer Zeit des allgemeinen Optimismus, des großen Wirtschaftsbooms, als der Lebensstandard sich in Europa alle drei Jahre verdoppelte, entdeckt und „Grüne Hexe" genannt: zu einer Zeit, da nationale Großtaten gesetzt wurden, das französische Wirtschaftswunder sich dem

[1] „Die Kräuter meines Vaters", Didier Mességué, Verlag Fritz Molden, 1974

italienischen anschloß, das wiederum dem deutschen gefolgt war. Ich habe die Gefahr einer tödlichen Krankheit, die durch diese Wunder vorbereitet und verbreitet wurde, vorausgesehen und darauf hingewiesen. Ich sah, was da aufkeimte unter dem Sprühregen an Insektiziden, sah, wie Flüsse und Bäche in Kloaken verwandelt wurden. Ich erkannte, was aus den mit Schadstoffen übersättigten und von Erdöl verpesteten Meeren und Ozeanen bald werden würde, wenn man nicht Alarm schlug. Ich war mir plötzlich bewußt geworden, daß unsere Zivilisation krank war, krank wie jene Männer und Frauen, die ich täglich behandelte, und daß auch sie unbedingt ihr Gleichgewicht wiederfinden müsse, um ihr Leben zu retten, um ein neues Leben zu beginnen. Die Nachrichten wurden täglich beunruhigender. Die Verschmutzung griff auf alle Gebiete über, die Lebensmitteluntersuchungen deckten ungeheuerliche Tatbestände auf: Chemie überall! Das Gift war allgegenwärtig.

Und ich habe gekämpft, um im großen offiziellen Schweigen von damals einzig und allein mit meinen bescheidenen Mitteln zu versuchen, mich gegen das zu stemmen, was vielen als unabänderlich erschien. Heute, Jahrzehnte danach, wird die Ökologie bereits von einer so großen Zahl von Menschen ernst genommen, scheint so offensichtlich ein Rettungsanker, daß sie zum politischen Faktor geworden ist und Wahlen beeinflussen kann.

Ich habe, wie gesagt, mit allen mir zur Verfügung stehenden Mitteln auf die Gefahr verwiesen, habe die Kunst zu leben, dieses ständige Streben nach Gesundheit gepredigt, welches mir für unsere volle Entfaltung unumgänglich notwendig erscheint. Da ich weder Geheimnisse noch Botschaften zu verkünden habe, wollte ich lediglich zeigen, wie es mir persönlich gelang, meine enorme Lebensfreude zu erreichen, so daß jeder gleich mir seinen Weg finden möge, um Geist und Sinnen wieder ihr Gleichgewicht zu geben. Ich bin stolz darauf, daß es mir dank meiner Bücher, meiner Artikel, meiner Vorträge und meiner Rundfunksendungen gelungen ist, bei vielen Menschen auf der ganzen Welt Interesse zu wecken. Sie sind, wie ich weiß, nicht nur zahlreich, sondern auch überzeugt. Aber all dies ist nur ein Anfang.

Der Kampf muß weitergeführt werden. Der Schlachtruf einiger

junger Leute von Anno dazumal, die inzwischen älter geworden sind, darf nicht verstummen. Es scheint mir klar, daß dieser Kampf auf dem Boden der Ideen geführt und auf dem des Geistes gewonnen oder verloren werden kann. Eine bedrohte Zivilisation wie die unsere kann nur dann gerettet werden, wenn die Mehrheit der Menschen sich darüber klar wird, daß das alles *sie persönlich betrifft.* Ist die öffentliche Meinung einmal mobilisiert, so kann dem von ihr ausgeübten Druck in einer Demokratie nicht widerstanden werden. Allerdings ist es äußerst schwierig, vorgefaßte Meinungen auszumerzen. Wir leben immer noch mit einigen fixen Vorstellungen, und die diesbezügliche Beharrlichkeit der Gesellschaft ist ungeheuer.

Es gehört zum guten Ton, das ländliche Frankreich zu bezichtigen, stur an allem Alten festzuhalten, jenes Frankreich, mit dessen Söhnen ich Tag für Tag in Berührung komme. Aber es ist eben bequem – und manche mögen ihre Hintergedanken dabei haben –, den Respekt vor gesunden und soliden Traditionen und den beharrlichen gesunden Menschenverstand mit rückschrittlicher Unbeweglichkeit zu verwechseln. Tatsache hingegen ist, daß – seit der Mensch Mensch ist – die Beweggründe seines Verhaltens, jene geheimen, mysteriösen Triebfedern der geistigen Entwicklung, nur unendlich langsam zum Ausdruck kommen. Aber wenn sich eine Bedrohung abzeichnet, wenn die Gefahr zunimmt, muß die Ordnung der Dinge umgestoßen werden. Es muß versucht werden, schneller zu handeln.

Was meinen Entschluß schließlich gefestigt hat, war die Tatsache, daß eine Zeitschrift[1] vor einigen Monaten unter den Leserzuschriften mit dem Titel „Mességué hatte recht" folgenden Brief eines Herrn L. A. aus Neuchâtel veröffentlicht hat:

„Am 11. Juli 1976 ist es in Italien zu einer besonders dramatischen, durch Dioxin hervorgerufenen Katastrophe gekommen. In einem Brief, den Maurice Mességué an Ihren Chefredakteur gerichtet hat und den Sie in Ihrer Septembernummer abgedruckt haben, hat er auf die 2,4 D-Säure und das 2,4 D-Natriumsalz aufmerksam gemacht. Er bezeichnete diese Produkte als äußerst

[1] Schweizer Monatszeitschrift „Trente Jours", Lausanne

gefährliche Gifte. Man muß wissen, daß die 2,4 D-Säure und das 2,4 D-Natriumsalz eben Derivate des berüchtigten Dioxins sind (auch T.C.D.D. bezeichnet), also des Trichlorophenols. Beim Pflanzenvernichtungsmittel 2,4-5 T handelt es sich um Trichlorophonox, wobei das Trichlorophenol als Ausgangsstoff für die Erzeugung des 2,4-5 T dient. – Eine so intuitive Persönlichkeit wie Mességué würde es verdienen, daß man öfter auf sie hört!"

Die Zeitung fügte diesem Brief folgenden fettgedruckten Kommentar hinzu: „Und dies um so mehr, als der Brief Maurice Mességués, auf den unser Leser sich bezieht, mit 25. Juni datiert ist, also gute zwei Wochen vor der Katastrophe in Italien."

Die Katastrophe in Italien . . . dieser unbekannte Leser spricht hier natürlich von Seveso. Seveso wie auch Minemata in Japan sind wohl die letzten Alarmsignale, die die Natur und das Leben vor der weltweiten Katastrophe an die Menschheit richteten!

Seveso war das tragische Wetterleuchten, und die Schreie der von der tödlichen Wolke versengten Opfer, das Märtyrertum der entstellten Kinder haben Europa plötzlich aufgeschreckt. Einige andere, wenn auch weniger tragische Geschehnisse hatten bisher die Geister kaum beunruhigt. Auch meine Warnungen sowie die einiger anderer hatten nicht mehr Erfolg. Man glaubte uns nicht, wir übertrieben ja nur aus einer Art makabrer Freude heraus Gefahren, die im Grunde genommen gar nicht so arg waren . . .

Das Drama von Seveso war ohne Zweifel nötig, um Augen und Ohren zu öffnen, denn der Mensch hat die seltsame Fähigkeit, sich gegenüber ihn störenden Dingen blind und taub zu stellen. Plötzlich jedoch braucht er das Geschrei, braucht er das Wetterleuchten, um seine Trägheit, seine Feigheit zu überwinden. Man *muß* über Seveso sprechen, immer und immer wieder sprechen, niemals dessen müde werden, denn ohne Seveso würden wahrscheinlich Empfindungslosigkeit und Interesselosigkeit, diese Wüste, in der ich nun schon seit einem Vierteljahrhundert meine Stimme erhebe, weiter bestehen. Und wer weiß, für wie lange Zeit! Heute stellen sich verantwortungsvolle Bürger die Frage, welche Risken durch den übermäßigen Genuß von chemischen Produkten aller Art, die unseren Lebensmitteln beigemengt sind, entstehen, etwa durch die maßlose Verwendung von Schädlingsbekämpfungsmitteln und anderem mehr, mit denen unsere Erde und die Pflanzen, die sie hervorbringt, behandelt, oder besser gesagt: mißhandelt werden; oder durch die Abwässer aller Art oder beispielsweise durch die gefürchteten Rotalgen in unseren Flüssen und Meeren! Sie stellen sich die Frage, welches auf lange Sicht die Auswirkung der Radioaktivität auf das genetische Potential der Menschheit sein wird, also hinsichtlich der Möglichkeit einer harmonischen Fortpflanzung einer „intakten" Menschheit. Wir alle, gleichgültig welche Stellung wir in der modernen Gesellschaft einnehmen, werden uns endlich des gigantischen Problems bewußt, das der Atommüll darstellt. Diesem Problem kann sich auch der nicht verschließen, der wie ich auf einem so gesegneten Fleckchen Erde lebt, wie es die Gascogne im Südwesten Frankreichs ist, wo man sich so wohlbehütet glaubt. Ja sogar hier zeichnet sich die Bedrohung bereits ab, hatte doch die Regierung die Absicht, an der Garonne in der Nähe von Valence d'Agen, also vor den Toren des Gers, ein Atomkraftwerk zu bauen.

Ich muß da etwas zum Ausdruck bringen, was ich zutiefst empfinde: Nie und niemals ist der Durchschnittsmensch in seiner gesamten Entwicklungsgeschichte einer solchen Situation gegenübergestanden. Heute aber wird er mit der einschneidendsten Frage konfrontiert, die jemals einer Generation gestellt wurde. Mein Wunsch, den gnadenlosen Kampf noch zu verstärken, wurde durch eine Betrachtung der bedeutendsten Veränderungen, zu denen es in den letzten Jahren in meinem Leben gekommen ist, gefestigt: Als ich da angekommen war, was Dante die Mitte des Lebensweges nennt, wurde mir das Glück zuteil, eine für einen Mann wie mich außergewöhnliche Erfahrung zu machen: Nachdem ich gepflegt, geheilt und – besser als mit leeren Reden – die tiefe, augenfällige und doch so verhöhnte Wahrheit meines Kampfes gegen die Krankheit nur mit den Mitteln der Natur unter Beweis gestellt hatte, wurde ich ein sogenannter „Mann des öffentlichen Lebens", ein Verantwortlicher, ein Gewählter. Jemand also, der stärker als seine Mitmenschen mit der Sorge um das öffentliche Wohl befaßt wird, ob es sich nun um eine Gemeinde der Größenordnung meiner Stadt (Fleurance/Gers, 6000 Einwohner), einen Kanton, einen Bezirk, eine Nation oder die weite Welt handelt, wobei man sich heute der Tatsache nicht mehr verschließen kann, daß das Schicksal aller, die diese Welt bevölkern, mehr oder weniger miteinander verflochten ist.

Ich wurde also zum Bürgermeister von Fleurance, zum Landesrat und kürzlich zum Präsidenten der Kammer für Handel und Industrie gewählt. Das bedeutet Kontakt mit Gegebenheiten und vielen Menschen, und ich habe die schwierige und berauschende Aufgabe, das tägliche Leben, das „Wohl" der Männer und Frauen, die mich gewählt und mir in gewisser Weise einen Teil ihres Schicksals anvertraut haben, in die Hand zu nehmen. Durch diese Ämter und Aufgaben erlebe ich nun die Probleme unserer Zeit. Ich kann mir über ihren Umfang und ihre Wichtigkeit klarwerden. Ich kann nun ermessen, was sich da für Frankreich, für alle Länder des Westens anbahnt und was in den zehn kommenden, in den entscheidenden Jahren auf Grund der Verseuchung, des Energiebedarfs und all der miteinander verknüpften Probleme des Lebensstandards und der Lebensqualität auf uns zukommt. Konkreter denn je zuvor finde ich täglich bestätigt, was ich seit Jahren für so viele Menschen in so vielen Ländern sage und schreibe. Dies ist der Grund, weshalb ich auf meine Art und von dem Platz aus, auf den ich gestellt wurde, mich entschlossen habe, dieses Buch zu verfassen.

Darüber hinaus wollte ich versuchen zu zeigen, wie der Kampf eines Mannes mit viel gutem Willen, eines Mannes unter vielen anderen aussieht, der sich der Gefahr zu sehr bewußt ist, um sie nicht nochmals und immer wieder, solange noch Zeit dazu ist, aufzuzeigen.

1

Ein Tag wie jeder andere

Ich liebe es, mit dem Tageslicht zu erwachen. Darin bin ich ein Bauer geblieben. Die Helle, die über die Gascogner Hügel gleitet, weckt mich gleichzeitig mit den Vögeln des Parks von Bazillac bei Auch, wo ich lebe. Bazillac ist einer dieser aus Stein erbauten Herrensitze, die nicht ganz nur eine mit Pechnasen versehene Burg sein wollen, sondern die Harmonie eines menschengerechten Wohnsitzes haben. In der Ruhe dieses Tagesbeginns, die nur von den Schreien der Pfaue, dem Schnattern der Enten am See, dem Bellen der Hunde unterbrochen wird, von all jenen Naturlauten, die mir schon bei Sonnenaufgang die schönste Symphonie darbieten, genieße ich ein tiefes, unschätzbares Glücksgefühl, das den Menschen die Mittelmäßigkeit heiter ertragen läßt, ihn tolerant gegenüber kleinlichen Angriffen macht und ihm schließlich die Liebe schenkt, jene Liebe zu Menschen und Dingen, ohne die keine wahre Großzügigkeit bestehen kann.

Hier bin ich ein glücklicher Mensch. Ist das so außergewöhnlich? Hat das etwas Verdächtiges an sich? Soll ich diese Überfülle, die ich mir so teuer erkauft habe, verbergen, wie andere ihre Goldstücke verstecken? Ich liebe die Natur, deren ergreifende Schönheit aus ihrer Bescheidenheit erwächst. Alles in ihr ist Harmonie und voller Reiz. Ja, ich liebe sie! Und sie weiß es und dankt es mir.

Ob es nun regnet oder windig ist, wenn ich über Wiesen oder Felder, über Brachland oder durch das Unterholz der wunderbaren Wälder um Bazillac streife: wenn ich all dies raschelnde und geschäftige Leben der Tiere sehe und höre, das hier weitab von jeder Gefahr erblüht, empfinde ich stets diese unaussprechliche Freude, die einem Menschen aus der engen Bindung zur Erde, zu seinem Boden, zu seiner Heimat erwächst. Dies gibt mir Kraft und Stolz, und ich bedaure zutiefst jene, denen das Leben solche Gefühle nicht gewährt. Sie sind die Opfer unseres Jahrhunderts: all die Entwurzelten, die auf der Suche nach dem täglichen Brot, einer noch besseren Stellung oder angezogen vom Lichterglanz, den Gassenhauern und Menschenmassen in den Städten gelandet sind, die sie nun auf immer festhalten.

Bei uns in der Provinz gehört es zwar zum guten Ton, sich über sein Schicksal zu beklagen, aber man weiß trotzdem, was es bedeutet, ungehindert durch taufeuchtes Gras gehen zu können, Äpfel von den Bäumen oder eine Traube vom Weinstock zu pflücken, im Schatten der Hecken zu schlafen oder einfach nur dem langen, mächtigen Rauschen des Südostwindes in den großen Eichen zu lauschen, aus dem unsere Bauern so vieles heraushören. Bazillac und ich, das ist eine lange Geschichte . . .

Wenn ich aufstehe und die Treppe ins Erdgeschoß hinuntergehe, wenn ich im Hof längs des Gitters, das die Wirtschaftsgebäude umgibt, spazierengehe, bleibe ich manchmal stehen, um in meiner Erinnerung das Kind zu sehen, das hinter dem Tor steht – dieses Kind, das da bewegungslos wartet und dasein wird, solange ich lebe.

Dieses dunkelhäutige Kind mit dem zerrauften Haar, den großen Galoschen und der grauen Schulschürze aus Leinen kenne ich gut. Es ist zwölf Jahre alt. Es wartet am Gitter, daß seine Mutter komme, um es zu umarmen. Seine Mutter ist Dienstbote in Bazillac, und die Kinder der Dienstboten in Bazillac haben nicht das Recht, das Schloß zu betreten, sie warten im Hof der Wirtschaftsgebäude. Heute noch fühle ich die Kälte des Gitters unter meinen Händen, während ich da stand und auf den verbotenen Hof auf der anderen Seite starrte – das Kind im Menschen stirbt nie.

Oft steigt aus dem klaren Spiegel des Gedächtnisses eine Erinnerung auf. Es war Heiliger Abend. Ausnahmsweise durfte ich an diesem Tag „das Schloß“ betreten. Meine Mutter hatte den

Hintereingang geöffnet, und ich sehe mich noch, wie ich unbeweglich die Herrschaft meiner Mutter, eine Notarsfamilie, beobachtete, die gerade einen Truthahn am Spieß briet. Ich sehe noch die rötliche Glut im großen Kamin und die herrlich goldbraun gebratene Haut des Geflügels. Ich gehe dem Geruch des heißen Fettes nach, der die Halle mit Duft erfüllt. Ich sehe noch das aufmerksame Gesicht der „Gnädigen Frau", die da „zelebriert". Und plötzlich wendet sich dieses vom Feuer erleuchtete Gesicht mir zu und wird streng. Der Notar, jener wichtige Mann, der nun seinerseits die Anwesenheit des Sohnes der Magd entdeckt hat, reißt die Augen auf und zeigt mit ausgestrecktem Finger auf die Tür: „Willst du wohl verschwinden!" Ich habe diese Geste, die mich wegen meiner Armut, meiner Unwürdigkeit hinaus ins Dunkel verwies, niemals vergessen. Ja, ich weiß es wohl, daß das Kind, das ich gewesen bin, mir mein Leben lang in Gedanken überallhin im Schloß Bazillac folgen wird. Im Schloß von Bazillac, das ich gekauft habe, damit meine Mutter, die Magd, die zum Gitter kam, um ihr Kind zu küssen, darin wohnen könne.

Man kommt von seiner Vergangenheit nie los. Die meine, süß und bitter zugleich, ist hier um mich allgegenwärtig, in dieser Landschaft, in der mein Vater „Lou Cassayré" und vor ihm sein Vater und seine Mutter vor der Nase der Gendarmen innerhalb der Mauern des alten Konvikts von Lectoure wilderten. Dort, wo ich als mittellose, schlecht gekleidete Halbwaise neben Mitschülern, die ebenso brillant wie begütert waren, zur Schule ging; in den Hügeln von Gavarret, wo ich meine ersten Heilkräuter pflückte und an der Seite meines Vaters so viel Wunderbares über die Dinge gelernt habe, die schließlich mein Leben bestimmen sollten und denen ich alles verdanke.

Ich sehe mich noch, wie ich behutsam Wegerich oder Schellkraut, Minze und Wiesensalbei unter seinem schalkhaften, gütigen Blick pflückte, diesem Blick, der mich abschätzte und den mein Staunen rührte, als ob er sich beruhigt fühle, daß ich so recht sein Sohn, Blut seines Blutes sei, würdig, meinerseits die Liebe zu den Pflanzen zu hegen und die Gabe zu heilen, die seit so vielen Jahren der einzige Reichtum der Mességués war, zu bewahren. Ein Schatz, der recht bescheiden war, denn in der damaligen Zeit, unter den Menschen mit der harten Schale und dem reinen Herzen, war es für den, der das konnte, nur natürlich, die Leiden seines Nachbarn zu lindern. Meine mir so teuren Schatten folgen und umgeben mich. Ich fühle sie um mich, unsichtbar und aufmerksam, schon bei Tagesbeginn, gleich nach meinem Erwachen.

Bazillac liegt einige Kilometer entfernt von Fleurance, meiner Stadt. Die Straße, die ich jeden Tag entlangfahre, ist einer jener typischen von Hecken eingefaßten Wege, die sich durch die Hügel schlängeln. Gerade der richtige Weg für einen Dichter und Unterpräfekten. Manchmal nehme ich, um von Bazillac nach Fleurance zu gelangen, dessen Bürgermeister ich bin, meinen Rolls-Royce-Wagen, der schon viel Druckerschwärze in einer Gegend gekostet hat, in der – und das muß gesagt werden – man Rolls kaum kennt. Als ich mich für die Gemeinderatswahlen stellte, wurde mir von schlauen Psychologen mit wissendem Gesicht zugeflüstert: „Aber vor allem – besuchen Sie Ihre Wähler nicht im Rolls! Das wäre eine Provokation!" Ich habe jedoch die ganze Wahlkampagne mit dem Rolls absolviert und wurde trotzdem mit beruhigendem Vorsprung gewählt. Sogar Wähler, die als extreme Linke bekannt sind, haben mir ihre Stimme gegeben – mir, dem Mann mit dem Rolls! Ohne sich an den Schein zu halten (und heute muß ich zugeben, daß dieser sie schockieren hätte können), war ihnen vor allem daran gelegen, die Angelegenheiten der Stadt, die ja auch die ihren sind, in die Hände eines Mannes zu legen, der Erfolg gehabt hatte und daraus kein Geheimnis machte. Das beruhigte sie ebenso wie die Tatsache, daß ich keiner Partei angehöre. Mir erschien es ehrlicher, mich so vorzustellen, wie ich bin. Ich hatte nicht die Absicht, aus rein demagogischen Gründen den Armen zu spielen. Das ist eben meine Natur. Mein Verhalten zu ändern, wäre mir ungehörig und unehrlich denen gegenüber erschienen, deren Vertrauen ich erringen wollte.

Ich war ein armes Kind, ein Schüler, den man es spüren ließ, daß er eine Freistelle im Internat hatte, später ein kleiner „Naturheiler", der seine ersten Kunden in einem Dienstbotenzimmer in Nizza empfing. Ich bin ein relativ wohlhabender Mann geworden, und ich habe den Besitz gekauft, auf welchem meine Mutter als Magd arbeitete. Soll ich das etwa verbergen? Soll ich mich meines

Erfolges schämen? Mein Leben ist eigenartig und fesselnd gewesen. Ich habe viele Große dieser Welt kennengelernt und behandelt. Ich bin gereist und wurde manchmal wie ein Staatschef empfangen. Nun, da ich in der Mitte meines Lebens angelangt bin und den zurückgelegten Weg betrachte, erfüllt mich oft Staunen. Was? Der kleine Mességué, der Sohn von Camille, der niemals etwas besaß, der Sohn der Magd von Bazillac ist ein Mann geworden, der manchmal im Rolls fährt und den Vorsitz im Gemeinderat führt? Die Halbwaise ist heute ein Würdenträger, den man mit „Herr Bürgermeister" anspricht? Der „Pflanzenheilkundler", der zwanzigmal von der Ärztekammer vor Gericht gezerrt wurde, führt den Vorsitz bei den Sitzungen der Kammer für Handel und Industrie des Gers und begibt sich nach Deutschland, um eine medizinische Tagung zu eröffnen, um mehreren Hunderten von hervorragenden Fachleuten eine bessere Kenntnis der Phytotherapie zu vermitteln? Ein erstaunliches Abenteuer, das muß man wohl sagen. Ich ertappe mich selbst manchmal dabei, daß ich mir ohne jeglichen Größenwahn, sondern mit all der nötigen Bescheidenheit und der guten Laune, die einen wahren Gascogner nie verläßt, das gleiche sage wie einer der berühmtesten Franzosen: „Welch Roman ist doch mein Leben!" Wenn ich nach Fleurance komme, sehe ich all die Blütenpracht, die Fenster und Balkons schmückt. Das ist eine Idee, auf die ich stolz bin, ebenso stolz wie darauf, daß es mir gelungen ist, eine Niederlassung der Firma Grundig mitten in der Gascogne anzusiedeln.

Das Fleurance meiner Kindheit war eine Stadt ohne Blumen. In unserem Südwesten, wo Wasser lange Zeit Mangelware war, die Trockenheit Brunnen und Tümpel austrocknen ließ und wo – auch das muß gesagt werden – die Hausfrauen andere Sorgen hatten, war man nicht allzusehr für Gärten. Sobald ich aber zum Bürgermeister gewählt wurde, beschloß ich, aus Fleurance eine blumengeschmückte Stadt zu machen.

Ich liebe Blumen. Das habe ich von meinem Vater, den man zum Erstaunen der Bauern, für die Blumen einen unnötigen Luxus bedeuteten, häufig mit einer Rose in der Hand antreffen konnte. Nie habe ich in Erfahrung bringen können, nicht einmal meine Mutter konnte es mir sagen, ob es sich dabei lediglich um eine ästhetische Geste meines Vaters handelte, der eine Art ungewöhnlicher Dandy inmitten des bäuerlichen Gers war, oder ob es tiefere Ursachen hatte, daß er fast provozierend täglich von neuem seine Liebe zu den Pflanzen – allen Pflanzen – beweisen wollte. Diese Liebe symbolisierte er mit dem, was ihm am schönsten und ergreifendsten erschien, nämlich mit einer Rosenknospe. Mein Vater war gleichzeitig von großer Bescheidenheit, ja fast unterwürfig und voll naivem Beharren in seinem ständigen Bestätigen der Dinge, an die er glaubte. Und niemals hat ein Mensch so fest an etwas geglaubt wie er an die Heilkraft der Pflanzen, niemals hat jemand der Natur in ihrer souveränen Entfaltung solche Leidenschaft entgegengebracht.

Hiezu kam noch meine Entdeckung, daß die Devise von Fleurance in der Kaiserzeit lautete

> „Florentia floruit, floret semperque florebit
> (Fleurance hat geblüht, blüht und wird stets blühen)

was mir als Wink des Schicksals erschien, jenes Gottes ohne Antlitz, der geheimnisvoll mein ganzes Leben gelenkt hat und den ich auch 1977, da ganz Frankreich das Jahr der Blume feierte, nicht verleugnen konnte. Außerdem war ich wieder zum Bürgermeister von Fleurance gewählt worden. In den Straßen, auf dem Hauptplatz mit dem alten Zwinger aus dem 13. Jahrhundert und der Halle, in der sich jetzt das Bürgermeisteramt befindet, treffe ich die Menschen meiner Stadt. Viele sind meine Freunde, auch solche, die früher meine Gegner waren. Abgesehen von einigen Unverbesserlichen arbeiten wir alle zusammen für eine gemeinsame Sache, zum Wohle und für den Ruf der Stadt. Haß hat bei mir stets ein gewisses Erstaunen hervorgerufen, denn ich selbst war nie fähig, jemanden zu hassen. Ich bin zutiefst davon überzeugt, daß eine der schönsten und edelsten Eigenschaften, die ein Mensch haben kann, die Fähigkeit zur Freundschaft ist. Mein Leben ist gezeichnet von treuen Freundschaften. Ich glaube, daß im Gegensatz zur Liebe, die eine zerstörende, beunruhigende Leidenschaft werden kann, die Freundschaft durch die Gegenseitigkeit wächst. Ob es sich nun um berühmte Politiker wie den Präsidenten Edouard Herriot,

Antoine Pinay, um angesehene Richter, um großartige Rechtsanwälte wie René Floriot oder den unvergleichlichen Jean Cocteau handelt, alle haben sie mir in schwierigen Zeiten greifbar und manchmal in rührender Weise Freundschaft und Wertschätzung bewiesen. Ich trauere um zwei von ihnen; nach René Floriot, dem Taufpaten einer meiner Söhne, hat Emilien Amaury, einer der Großen der französischen Presse, Eigentümer des „Parisien Libéré" und des „Equipe", uns verlassen. Ein idiotischer Reitunfall hat genügt, um diesen kräftigen Mann, der niemals vor etwas zurückschreckte, zu töten: diesen Mann, dem Freundschaft und bedingungslose Verbundenheit heilig waren und der mir kurz zuvor einen neuerlichen eindrucksvollen Beweis dieser tätigen Treue gegeben hatte, indem er es mir ermöglichte, meine Stadt und über diese hinaus ganz Gers in das Licht der Weltöffentlichkeit zu stellen. Ein wahrhaft königliches, unschätzbares Geschenk! Dank Emilien Amaury startete die „Tour de France cycliste 1977" von Fleurance in Armagnac. Das bedeutete, daß drei Tage hindurch Millionen Fernseher und Leser, die leidenschaftlich die Geschehnisse dieses wunderbaren jährlichen Radsportabenteuers verfolgten, meine Stadt und meine Gegend – Gers und seine Erzeugnisse – entdecken konnten. Eine großartige Werbung, die dieser Freundschaft zu verdanken ist. Das war Amaury!

René Floriot, den ich schon bewunderte, bevor ich ihn kennenlernte, stellt für mich all das dar, was ein Rechtsanwalt sein soll. Hiezu kam noch seine außergewöhnliche geistige Wendigkeit, seine Geistesgegenwart, vereint mit absoluter Gradlinigkeit und unanfechtbaren Methoden. Floriot gehörte zu den gewissenhaftesten Menschen, die ich je kennengelernt habe, war jedoch auch ein Mann sofortiger und treffender Entscheidungen. Darüber hinaus war er voll volkstümlichen Witzes und von gesundem Menschenverstand. Floriot war „Volk" im besten Sinne des Wortes.

René Floriot, ein ausgezeichneter Schütze und begeisterter Jäger, besaß ein wunderbares Jagdrevier im Departement Moselle. Diese Jagd hatte einst Göring gehört. Die bedeutendsten Richter und Staatsanwälte waren seine Gäste. Selten jedoch sah man dort Rechtsanwälte. Man verzieh Floriot seinen Erfolg, sein Geschick und seine Art, alles frei herauszusagen, nicht so leicht . . .

Typisch für Floriot sind zwei Begebenheiten, deren Zeuge ich wurde: Eines Tages – er hatte eben einen üblen Verbrecher gerettet, einen Müller und Familienvater, der seine Geliebte umgebracht hatte, da er eine Abtreibung zu teuer fand – spuckte ihm beim Verlassen des Gerichtes eine Frau ins Gesicht und schrie ihn an: „Sie verteidigen nur Gauner!" Ungerührt antwortete Floriot: „Ich würde liebend gern auch Bischöfe und Chorknaben verteidigen, aber Bischöfe und Chorknaben morden meistens nicht!"

Anläßlich einer öffentlichen Debatte im Fernsehen versprach sich der Anwalt der Ärztekammer, und wie das bei einem Lapsus so ist, war auch dieser sehr aufschlußreich, denn er sprach mich mit „Doktor" an. Floriot, der an der Debatte teilnahm, meinte spöttisch und mit übermütigem Blick: „Aber bitte, nennen Sie ihn doch nicht Doktor, er *heilt* ja!" Sicher war Floriot für seine Gegner gefährlich, aber für seine Freunde war er die Freundschaft in Person; für ihn war Freundschaft das, was für andere Liebe ist. Dieser so gefürchtete Mann war in Wirklichkeit weich und gefühlsbetont. Als unverbesserlicher Junggeselle meinte er: „Wie könnte ich heiraten, wo ich doch so viele Scheidungen durchgefochten habe?" Für hübsche Frauen hatte er etwas übrig und war fallweise auch nicht abgeneigt, sich mit weniger tugendhaften einzulassen. Nach seinen Erfolgen zu schließen, mißfiel er auch seinen Partnerinnen nicht, obwohl er diese nicht immer allzugut behandelte. Trotz allem – wenn ich das so ausdrücken kann – schadete das den Gefühlen nicht – ganz im Gegenteil!

Floriot behandelte seine Jagdhunde zärtlich, voll aufmerksamen Verstehens. Was die Freunde betraf, so zögerte er nie, ein Essen mit einem wichtigen Klienten abzukürzen, um statt dessen mit einem Freund in einer Kneipe ein Glas Beaujolais zu trinken. Als ich ihn darum bat, mich gemeinsam mit Pierre Pasquini zu verteidigen, meinte Floriot: „Sie werden auf alle Fälle verurteilt werden, trotz unserer Verteidigung, denn kein Richter kann Sie freisprechen, selbst wenn er das möchte. Ihm sind durch das Gesetz die Hände gebunden. Uns jedoch wird das nicht hindern, Triumphe zu feiern, denn die Sache ist gerecht und wird es in den Augen aller sein!"

Zu Beginn unserer Bekanntschaft beschäftigte Floriot in den Untersuchungsprotokollen eines ganz besonders, nämlich der Prozentsatz meiner Heilungen und meiner Erfolge. „Wie gelingt Ihnen das?“ Ich mußte es ihm wiederholt erklären. Hinter diesen schmeichelhaften Prozentsätzen versteckt sich übrigens keinerlei Wunder oder Schwindel, sondern nur Logik und gesunder Menschenverstand. Eines Tages hat mich Frau Lana Marconi zu Sacha Guitry in ihr kleines Palais in der Avenue Elisée Reclus gerufen. Nachdem ich den abgemagerten Mann, der einst der stolze Sacha war, untersucht hatte, sagte ich beim Weggehen leise zu seiner Frau: „Gnädige Frau, ich kann nichts für ihn tun, Krebs behandle ich nicht.“ Das Merkmal der kriminellen Unehrlichkeit der Scharlatane und gleichzeitig das ihrer Dummheit ist, daß sie vorgeben und glauben, alles behandeln, alles heilen zu können, Krebs nicht ausgenommen.

Floriot wollte alles wissen, auch das kleinste Detail, um, wie er mir versicherte, mich besser verteidigen zu können. Das hat er dann auch getan, mit demselben Einsatz, demselben Können wie Pierre Pasquini, mein Rechtsanwalt aus Nizza, und auch mit gleicher Freundschaft und gleichem Talent.

Aber auch die wachsame Freundschaft, die liebevolle Fürsorge und die wirklich benediktinische Einstellung meines treuen Pierre Poirot waren eine unschätzbare Hilfe. Er empfängt in Boulouch, in der Nähe von Lectoure, sowie in Paris wie seinerzeit im Elsaß alle jene, hört sie an und behandelt sie, um die ich mich nicht mehr kümmern kann, seit ich jegliche Konsultation aufgegeben habe. Wenn Dr. Monier sich nur in einem Eckchen des Gartens verstecken könnte, um seine Kollegen zu zählen, die nach Boulouch kommen, um mein anderes Ich zu konsultieren!

Meine Freunde haben mich nie im Stich gelassen, wenn ich sie brauchte, und ich glaube, daß auch ich immer für sie da war, wenn es nötig war. Darin liegt eines der unumstößlichen Prinzipien meiner Lebensphilosophie: ich liebe alles, was zusammenführt und vereint, und ich hasse, was entzweit und gegeneinander auflehnt. Aus diesem Grunde habe ich auch in meiner Stadt versucht, die Menschen ungeachtet ihrer Ansichten, politischen Einstellung, Abstammung oder ihrer sozialen Stellung zu vereinen. Ich war gutgläubig genug zu glauben, daß dies eine ganz einfache Sache sei, da es ja auch dem allgemeinen Interesse dient. Heute muß ich zugeben, daß es recht naiv war zu glauben, daß mein guter Wille allein genügen würde, um ein gewisses Sektierertum zu entwaffnen, um Verbitterte, Eifersüchtige, Gleichgültige, die mit Schrekken die Stunde herannahen sahen, wo sie zum Handeln gezwungen sein würden, unter einen Hut zu bringen.

Ich habe lange genug gelebt und habe ausreichende Menschenkenntnis, um zu wissen, was Haß und Bösartigkeit bedeuten. Auch habe ich, wie Villon es ausdrückt, genügend meiner Brüder die Beichte abgenommen, um zu wissen, wieviel Galle sich am Grund des Herzens versteckt. Trotzdem war ich überrascht zu sehen, wieviel Roheit und Eifersucht anläßlich der Gemeinderats- und Kantonswahlen da bei meinen Gegnern ans Tageslicht kamen. In Kleinstädten sind diese Auseinandersetzungen ja um so stärker, als ja notgedrungen alles auf der Ebene der menschlichen Beziehungen ausgefochten wird.

In jeder Kleinstadt steckt ein „Clochemerle“[1], das zu Wahlzeiten erwacht. Das war auch in Fleurance der Fall. Im Aufeinanderprallen von Leidenschaften, Rivalitäten und Ambitionen stieg all das Schlummernde an die Oberfläche. Wenn man in einer Kleinstadt von 6000 Einwohnern wie Fleurance sich vier Wahllisten gegenübersieht, also gegen je 20 Personen antritt, die alle ihre Freunde, ihre Beziehungen, ihre albernen Geschichten und Mätressen haben – dem also, was Malraux meint, wenn er vom Privatleben, „dem armseligen Häufchen an Geheimnissen“ spricht –, stößt man auf ein recht gefährliches Sprengstoffgemisch. Als ich beschloß, für den Posten des Bürgermeisters von Fleurance zu kandidieren, war es gar nicht einfach, 20 Leute für meine Liste zu finden, die bereit waren, den Kampf gemeinsam mit mir aufzunehmen. Ich war erst vor zwei Jahren in meine Heimat, nach Gers, zurückgekommen. Die Leute meinten: „Ach, Mességué, das ist reine Folklore! Er verspricht, aber halten wird er nichts!“ Ich war noch zu sehr vom Himmel gefallen. Meine Kandidatur weckte blinden Haß, vor allem bei den Ärzten, wahrscheinlich weil ich

[1] Satirisches Buch von Gabriel Chevallier

Heilpraktiker war und sie schon wütend wurden bei dem Gedanken, daß ein Heilpraktiker Bürgermeister werden könne. Zwischen mir, der Medizin und den Ärzten waren „Geplänkel" an der Tagesordnung, und auch in Fleurance waren die beiden Ärzte meine erbittertsten Gegner. Das erinnert mich übrigens an eine Episode aus meinem Leben, die mehr oder weniger unbekannt und seit langem vergessen ist: nicht in Fleurance habe ich anläßlich einer Wahl zum ersten Mal mit der Politik zu tun gehabt, sondern in Créteil. Das war vor mehr als zwanzig Jahren. Ich behandelte erfolgreich immer mehr Kranke, was dem damaligen Ärztekammerpräsidenten Dr. Cazalis zutiefst mißfiel. Und dieser Doktor-Präsident zitierte mich vor Gericht, wo ich verurteilt wurde. Ich glaube, das war 1949. Ich war jung, draufgängerisch und wußte nicht, wie ich (natürlich innerhalb der Legalität) mich rächen könne.

Mir schien nur eine Lösung wirklich wirksam, nämlich bei den Gemeinderatswahlen als sein Gegenkandidat aufzutreten – er war nämlich Bürgermeister. Mit Freunden habe ich eine Wahlliste zusammengestellt, und es gelang mir, meinen Listenkollegen und mir zum Wahlerfolg zu verhelfen. Ich bin zur ersten Gemeinderatssitzung gegangen, bei der der Bürgermeister gewählt werden sollte, und erreichte, daß Cazalis geschlagen wurde. Im gleichen Augenblick trat ich zurück. Ich war achtundzwanzig Jahre alt, und meine politischen Ambitionen waren gering; aber ich war gerächt, und das war in meinen Augen das Wichtigste.

In Fleurance darf ich unter meinen grimmigsten Feinden nicht jene andere „Standesperson" vergessen, deren Saga mein Sohn Didier in seinem Buch erzählt hat.[1]

Dieser kleine, dickbäuchige Mann, der nachts die Mauern von Fleurance auf Lausbubenart mit ehrenrührigen Schmierereien zierte, verteilte im Mai 1968 unzählige ordinäre Spottgedichte über mich, wie etwa: „Mességué dienen Gräser und Blüten, um Sch . . . und Gestank zu hüten." Er erheiterte mich wenigstens. Im gewissen Sinne war er erfrischend. Es war auch ein zu komischer, fast möchte ich sagen, rührender Anblick, wie er da am Vorabend

[1] „Die Kräuter meines Vaters", Didier Mességué, Verlag Fritz Molden, 1974

der Einweihung der Fabrik, die von mir nach Fleurance gebracht worden war, nachts gegen deren Mauer pinkelte. Von den anderen konnte man nicht dasselbe sagen, die schreckten vor keinem Tiefschlag, vor keiner Verleumdung, nicht einmal davor zurück, den Heilpraktiker aufs Eis zu führen, denn er war der Mann geworden, den man abschießen mußte.

Schließlich gelang es mir doch, meine Wahlliste zusammenzubringen, auf der sogar ein Arzt stand und noch steht, der übrigens eine der besten Praxen der Region hat, was seine Kollegen zur Weißglut bringt. Da ich wußte, daß meine Gegner das Gerücht ausgestreut hatten, ich würde sofort nach den Wahlen alles liegen- und stehenlassen, habe ich von Anfang an Klarheit geschaffen. Anläßlich der ersten Zusammenkunft mit den 22 Männern meiner Liste, als ich die klassischen Beteuerungen reiner, wohllautender, aber hohler Wahlrhetorik hörte, die da vorgebracht wurden, habe ich alles ins rechte Lot gebracht: „Hört einmal", sagte ich ihnen, „ich bin nicht da, um eine Erklärung à la Mirabeau abzugeben, sondern um Ziele abzustecken. Ich möchte ausschließlich das versprechen, was ich auch halten kann. Wir sind nicht da, um die Menschenrechte zu überarbeiten, sondern um ein Programm vorzuschlagen!"

Besonders stolz bin ich, wenn ich heute die Plakate betrachte, die mein „Glaubensbekenntnis 1971" definieren und mir beweisen, daß alles das, was damals versprochen wurde, nicht nur erfüllt, sondern sogar übertroffen wurde. Das genügt wohl, um den Grund zu verstehen, warum ich letztes Frühjahr trotz einer harten Kampagne meiner vereinten Widersacher schon im ersten Wahlgang wiedergewählt worden bin. Trotz aller Gerüchtemacherei bleiben Tatsachen eben Tatsachen, und die Wähler waren klug genug, mich nicht nach meinem „gesunden Aussehen" oder meinen Worten einzuschätzen, sondern nach dem, was ich verwirklicht hatte. Sie waren der Meinung, daß sie mir weiterhin vertrauen könnten, da ich mein vorangegangenes Mandat treu erfüllt hatte.

Vom Augenblick meiner Wahl an war ich als Bürgermeister voll beschäftigt. Wenn ich eine Verantwortung übernehme, dann ganz. Es kann sein, daß ich einem oberflächlichen Beobachter als ein

Mensch erscheine, der alles auf die leichte Schulter nimmt. In Wirklichkeit jedoch bin ich übergenau und nehme Menschen und Dinge des Lebens sehr ernst. So habe ich auch Fleurance, meine Stadt, und die Probleme ihrer Bewohner ernst genommen. Dasselbe gilt für die Aufgabe, die ich in der Kammer für Handel und Industrie übernommen habe, wo ich die wirtschaftlichen Probleme meines Departements sehr ernst nehme. Ich bin sicher, daß der ganze Gers sich nicht zu beklagen haben wird.

Aus diesem Grund verbringe ich auch sehr viel Zeit im Rathaus, um Leute zu empfangen, die mich sehen wollen, gleichgültig, ob es sich nun um Freunde oder Gegner, Alte oder Junge, Rechts- oder Linksgerichtete, Bauern oder Bürger handelt. Alle kommen sie, um mit mir über ihre Probleme zu sprechen. So weiß ich, was sie bedrückt, sie beunruhigt, was sie wollen und was sie nicht wollen. Dieses Zwiegespräch zwischen Bürgermeister und Volk ist wesentlich, und ich bin davon überzeugt, daß von dem Tage an, an dem es dieses nicht mehr gibt, es auch keinen guten Bürgermeister mehr geben wird und daß dessen Funktion dann überhaupt jeder Sinn genommen würde.

Sicherlich mißfällt diese Art, zu sein und zu handeln, gewissen Leuten. Man wirft mir vor, „Demagogie" zu betreiben. Ich bin mir bewußt, daß mich, seit ich bekannt geworden bin, dieses konfuse Gemurmel, diese Atmosphäre untergründiger Verleumdung unterschwellig immer begleitet hat.

Die gleiche Feindseligkeit, auf die ich anläßlich der Wahlkampagne für die Gemeinderatswahlen gestoßen bin, habe ich im Rat der Vertreter des Departements, in den ich gewählt wurde, vorgefunden. Man sagt, kein anderer Bewohner des Gers habe mehr für die Region getan. Stimmt das? Tatsache ist jedenfalls, daß ich seit Jahren Vorträge im Ausland halte und ständig von Gers und von Armagnac, von der Qualität ihrer Erzeugnisse und von der Lebensqualität in der Gascogne spreche. Fleurance ist eine der wenigen Städte hier, die sich nicht entvölkern. Als ich 1971 ins Rathaus einzog, waren 200 Häuser zum Verkauf ausgeschrieben. Heute kein einziges mehr! Die Beschäftigungsquote ist von 1971 bis 1976 um fast 67 Prozent gestiegen. Bei uns gibt es kaum Arbeitslose. Proportional zu seiner Einwohnerzahl liegt Fleurance hinsichtlich der Arbeitsbeschaffung in den Südpyrenäen an erster Stelle und unter den Städten Frankreichs an dritter. Trotzdem hat man mich praktisch aus der Wirtschafts- und Fremdenverkehrskommission hinausgeekelt. Anscheinend habe ich dadurch, daß ich den Gers in der ganzen Welt bekannt gemacht habe und aus Fleurance eine Musterstadt der regionalen Wirtschaft wurde, ein schlechtes Beispiel gegeben.

Es stimmt, daß ich von Politik nichts verstehe, das ist eine Tatsache. Aber ich glaube weiterhin, daß ich, obwohl ich kein Politiker bin und keine Politikerpolitik mache, meiner Stadt und meiner Region auf meine Art gute Dienste erweise. Ich sage das mit voller Gelassenheit und werde nicht aufhören, mich um Gers zu kümmern, nur weil die „politischen Köpfe" mich anprangern.

Die Bedeutung der städtischen Behörden scheint mir äußerst wesentlich, denn durch sie wird es möglich, Menschen auf einer grundlegenden Ebene außerhalb jedes ideologischen Wettstreites zusammenzuführen.

Spaltungen, durch die die menschlichen Beziehungen vergiftet werden und die auf nationaler Ebene zu dramatischen Effekten geführt haben, müssen in Kleinstädten menschengerecht bereinigt oder zumindest gemildert werden, ganz besonders dort, wo die gemeinsamen Interessen vor den individuellen Meinungsverschiedenheiten den Vorrang haben.

Ich bin felsenfest davon überzeugt, daß eine Kleinstadt wie Fleurance das typische Modell einer ausgeglichenen menschlichen Gemeinschaft darstellt, in der sich der Dialog, der Meinungsaustausch, die Beziehungen und die Übereinstimmung auf harmonische Weise entwickeln. Genaugenommen ist der Unterschied zwischen Fleurance und einer griechischen Kleinstadt im 6. Jahrhundert oder einem mittelalterlichen Marktflecken nur gering. Abgesehen von technischen Problemen, die sich geändert haben mögen, wird ein Bürgermeister wie ich mit den gleichen menschlichen Problemen konfrontiert wie seinerzeit sein kretischer oder römischer Kollege. Der Fehler und das Drama unserer Zivilisation war die gewollte oder erduldete Gründung von riesigen Städten, jenen Gemeinwesen der einsamen Mengen, dem Krebsschaden unserer Zeit. Die Riesenhaftigkeit der Stadt erzeugt geistige

Unruhe und seelische Ängste. Nichts ist bedrückender, nichts erschreckender als das Gewimmel in den modernen, übergroßen Städten, wo die Menschen eng aneinandergedrängt sind und sich doch weder sehen noch kennen, wo sie füreinander nur Angst und Feindseligkeit empfinden.

Was gibt es Ärgeres als den in einer Stadt wie New York, Tokio oder Paris alltäglichen Anblick eines Passanten, der zusammenbricht, ohne daß der anonyme Menschenfluß sich davon berührt fühlt oder stehenbleibt, diese Gleichgültigkeit einem Menschen gegenüber, der vielleicht stirbt!

Wenn ich über den Hauptplatz von Fleurance gehe, ist mir jedes Gesicht bekannt, das ich sehe, und auch mich kennen alle. Wir sind menschliche Wesen und nicht anonyme Insekten, eingeschlossen in ihrem Automatismus. Ich lebe in einer menschlichen Gemeinschaft und nicht in einem Termitenhügel. Dieses tiefe Gefühl, dieses Bedürfnis, in meiner Gemeinschaft meine „Identität" wiederzufinden, die Verwurzelung, ohne die ein echtes moralisches Leben gar nicht möglich ist, war es auch, das mich in meine Stadt, in meine Provinz zurückgeführt hat.

Ich war ein Kosmopolit, wie man das am Ende des letzten Jahrhunderts auszudrücken pflegte. Ich habe glänzende gesellschaftliche Kreise kennengelernt und in ihnen verkehrt, gleichgültig ob in London, Monaco, Paris oder New York. Ich habe das Leben dieser Nomaden der Palace Hotels gesehen – ich war sogar einer von ihnen geworden.

Aber im Gegensatz zu ihnen war ich nie ein wirklich Entwurzelter. Ich war meiner Gewohnheit treu geblieben, alles mit dem Geist und den Augen eines Menschen aus dem Süden zu sehen. Die Tradition meiner Abstammung und meiner Provinz blieben stets sichtbar, und das Bild und die Stimme meines Vaters haben mich nicht für einen einzigen Tag verlassen.

Die Gascogne, die mir und meiner Stimme anhaftet (ich wollte und konnte meinen Akzent nie ablegen), ich fühlte sie in mir, stark und unerschütterlich, selbst im Palast von Koubbah in der Nähe von Kairo, wohin mich Faruk, dieses kaltäugige, fette Monster, hatte kommen lassen, damit ich ihn in einer Umgebung aus Tausendundeiner Nacht behandle, und sogar noch, als zwei

Odalisken nachts in mein Schlafzimmer kamen ... Es war auch nicht anders, als ich in den Teufelskreis jener gefürchteten Medizinmänner der Karibischen Inseln geriet, deren Fähigkeiten unbestritten und ohne Zweifel dämonisch sind. Ich bin sicher, daß ich es dieser alten, erdgebundenen Weisheit verdanke, wenn ich in meinem Kampf gegen die Schwarze Magie der Antillen bestanden habe, und daß es ihr auch zu verdanken ist, daß ich mich aus den ärgsten Schlingen befreien konnte und sogar dem Versuch entgangen bin, mich in Fort-de-France zu behexen oder zu vergiften. Meine Wurzeln rissen nie ab, in welche Kreise, in welch seltsame Welten mich mein Schicksal auch geführt hat, ich blieb fest mit der Erde der Gascogne verbunden. Selbst in den Harems der Emirate am Persischen Golf, wo ich die Neurasthenie der Ehefrauen, die von krummschwertbewaffneten Janitscharen bewacht wurden, behandelte. Ja sogar an dem verrückten Tag, an dem Pierre Loutrel, genannt „Pierre le Fou", der Staatsfeind Nr. 1, in mein Büro kam, um sich sein Zwölffingerdarmgeschwür behandeln zu lassen. Ja sogar als ich mit Prinz Bernhard der Niederlande, den wir familiär Nar-Nar nannten, auf der Jagd war, blieb ich, was ich tatsächlich bin, nämlich ein Bauer aus dem Gers. Während ich meinem Freund Jean Cocteau zuhörte, wohl dem glänzendsten Erzähler seiner Generation, oder ihm zusah, wie er goldene Knospen auf die Mauern der Kapelle von Saint-Blaise-des-Simples in Milly-la-Forêt pinselte, wußte ich, daß ich einer anderen Rasse angehörte und anderen Ursprungs war als dieser geistreiche Jongleur. Lieber Jean Cocteau! Im November 1959 schrieb er mir einen wunderschönen Dankesbrief, da ich das Glück und die Freude gehabt hatte, ihn von seinen Leiden zu befreien. In seiner feinen, unregelmäßigen, sprunghaften Schrift, die so sehr seine wundervollen Talente und seine Lebensführung widerspiegelte, sagte er mir, daß es keinen Zufall gebe und daß, wenn wir das unabänderliche Schicksalsrad nicht deuten können, dies nur auf unsere eigene Ungeschicklichkeit zurückzuführen sei. Man nennt Zufall, sagte er mir, was man noch nicht recht erklären kann. Dieser Zufall oder dieses Schicksal war, was uns betraf, verwirrend. Cocteau beendete gerade die Dekoration der Gewölbe der Kapelle Saint-Blaise-des Simples in Milly-la-Forêt, als wir uns zum ersten Mal, völlig unerwartet, trafen. Cocteau verweist in seinem herrlichen Brief darauf, daß es gerade Saint Blaise war, der als erster Krankheiten mit wilden Kräutern heilte: „Meine kleine Kapelle zeigt sie alle auf, sie bilden Spalier bis zur Auferstehung Christi."

„Maurice Mességué gab mir statt eines Rezeptes ein Versprechen, und in der Folge habe ich dann einen Kanister mit Kräuterwasser erhalten, in dem ich Hände und Füße badete. Dank dieses weisen Wassers springe ich heute über Hindernisse, über die mancher Jüngere wohl nicht springen würde. Ich spreche ihm meinen Dank und meine Bewunderung aus für die Langmut, mit der er den Prozeß hinnimmt, der stets von den auf das Gewohnte Eingeschworenen gegen die Kühnheit angestrengt wird. Ein aufrecht stehender Angeklagter gewinnt seinen Prozeß und überzeugt die sitzenden Richter. Ich beglückwünsche ihn brüderlich zu seinem Mut!"

Kann man sich einen schöneren Freundschaftsbeweis vorstellen und ein bedingungsloseres Eintreten für mich in dem schon begonnenen Kampf?

Ich kenne die Probleme der Leute meiner Stadt und nehme an ihrem Alltagsleben teil. Sie kommen zu mir, um mir ihre Sorgen und Hoffnungen zu erzählen, der Bürgermeister ist die erste Obrigkeit, an die man sich wendet. Er ist der erste Mittelsmann zwischen Staatsbürger und Staat, diesem kalten Ungetüm. Es ist meine Sache, die Verordnungen auszulegen, die Bestimmungen zu entschärfen und das Gesetz zu vermenschlichen.

Kein anderer Mensch steht auf einem ähnlich bevorzugten Platz. Dort kann er verstehen lernen, was die menschliche Gesellschaft sein kann und soll. Der Bürgermeister mitten in Herzen der Nation nimmt teil an dem Austausch, an dem Dialog zwischen Staatsbürger und öffentlicher Gewalt, durch welche die Gesellschaft ein von Menschen für Menschen gemachtes Unternehmen bleibt. Darum liebe ich es, mit den Bürgern meiner Stadt zu sprechen, mit den Pensionisten, den Gemeindeangestellten, den Beamten, den jungen Leuten oder jenen Alten, die zu mir kommen, um mir ihr Leben zu erzählen, ihr bescheidenes Leben, so unbekannt und doch so reich an jener Substanz, aus der der

Stoff unserer Geschichte gemacht ist. Solange es einen Bürgermeister geben wird, der zwischen dem Steuerpflichtigen (welch häßliches, von der Verwaltung erfundenes Wort) und dem Computer vermitteln kann, der im Begriff ist, über das Schicksal der Menschen zu entscheiden, solange wird das Wesentliche gerettet bleiben.

Nach den Sitzungen mit meinen Gemeinderäten, den Beamten, den Treffen mit meinen Freunden, meinen Wählern, gehe ich häufig ins „Pflanzenhaus“, das nicht weit von Fleurance in den Hügeln liegt. Dorthin bringen meine Sammler den Großteil der Heilkräuter, die sie auf den vielen unbebauten Grundstücken, die ich gekauft oder gepachtet habe, pflücken und aus denen ich einen Teil meiner „Naturkräuter“ und meiner Schönheitsprodukte erzeuge. Hier trocknen inmitten eines kräftigen, feinen Duftes auf fächrig übereinander angeordneten Holzrosten die Kräuter, die mein Vater die „Herrgottskräuter“ genannt hat. Für mich ist dieser Duft des Pflanzenhauses besser als alle Wohlgerüche des Orients. Ich weiß nicht wieso, aber ich schöpfe dort Kraft und grenzenlosen Frieden, wenn ich die Holzläden aufstoße und das Licht der Abenddämmerung in das duftende Halbdunkel eindringt, in dem die wunderwirkenden Pflanzen knisternd auf ihrem Holzbett schlafen. Ich berühre und atme die zarte Seele, die der spröden Malve, der durchscheinenden Minze, dem holzigen Borretsch, dem brüchigen Hagedorn, dem Thymian und dem Salbei entströmt, die in sich allen Duft der Sommerhügel mit dem der Rosen und der Insekten vereint. Meine Freunde sind die Kräuter, die schönen guten Gottespflanzen, obwohl ich weiß, daß sie nicht mehr rein und unschuldig sind wie einst. Ich weiß, daß sie vollgepfropft mit Gift sein können, wenn man nicht achtgibt, voll jener zahlreichen Gifte, die der Mensch in der Natur verstreut.

Die Pflanzen waren es, die mir das schwerwiegende Problem der Verunreinigung und der erschreckenden Geschwindigkeit, mit welcher diese überhandnimmt und sich überall unkontrolliert ausbreitet, ohne daß wir über die Gefahren informiert werden, bewußt gemacht haben. Die Methode, die bereits zur Gewohnheit geworden ist, organische, äußerst toxische Entlaubungsmittel zu versprühen (dieselben, die von den Amerikanern in Vietnam verwendet wurden), hat praktisch nach und nach auf ganz Frankreich übergegriffen, so daß die Verseuchung bereits riesige Gebiete erfaßt hat. In der Folge werde ich noch auf das schwerwiegende Problem der Schädlings-, Unkraut- und Entlaubungsmittel zurückkommen und die Gefahren aufzeigen, die sich hieraus für die Bevölkerung ergeben. Wie könnte ich diese Bedrohung übersehen oder unterschätzen, wo es sich doch dabei um den wichtigsten der Beweggründe „in dem großen Kampf, der mein Leben ist", handelt!

Ich muß daher nochmals und unermüdlich auf die Gefahr hinweisen, das Massaker aufzeigen, dem Hekatomben von stillen Lebewesen zum Opfer fallen, von denen niemand spricht: ein Massaker, das sich zu jeder Jahreszeit vor unser aller Augen abspielt.

Vorerst einmal zum Massenmord an den Bienen:

Wie alle Gascogner meiner Generation liebe ich die Bienen. Seit dem Beginn unserer Geschichte ist das Leben der Bienen mit dem unseren verknüpft. Alle unsere Bauern besaßen früher einen Bienenstock und ernteten Honig. Die Ernte erfolgte traditionsgemäß zwischen den beiden Marienfesten, zwischen Mariä Himmelfahrt und Mariä Geburt im August und September. Die Alten sagten, man müsse leise mit den Bienen sprechen, denn diese liebten die rauhen Stimmen nicht. Man müsse höflich zu den Schwärmen sprechen, damit sie aufhören mögen zu schwärmen. Mit zärtlicher Stimme wiederholte man ihnen: Paouso, bello! Paouso, bello! (Laß dich nieder, laß dich nieder, meine Schöne.) Die Bienen hatten den Ruf, Flüche zu verabscheuen. Die Alten erzählten bei den gemeinsamen Arbeiten am Abend Geschichten von Bienen, die jene angriffen, die gotteslästerlich geflucht hatten. Im Volksmund hieß es auch, daß die Bienen sich bei bösen Menschen nicht wohlfühlten und die Höfe schlechter Bauern verließen, während sie sich gern bei gutherzigen Menschen niederließen, auch wenn diese noch so arm waren. Daher stammt auch der Spruch, mit dem wir jene Höfe bezeichnen, bei denen es nur so summt von Bienenvölkern: „Der da hat niemals jemandem etwas zuleide getan!"

Darüber hinaus waren unsere Vorfahren davon überzeugt, daß

dieses fleißige Völkchen darunter litt, wenn es wie Geflügel verkauft wurde. Ein gekaufter Bienenschwarm war ein aufgegebener Schwarm. Es war besser, ihn gegen ein Maß Mais, ein Fünftelmaß Getreide oder ein Fäßchen Wein einzutauschen.

Diejenigen, die sich den Bienen nähern, in der Nähe der Stöcke stehen oder Honig ernten durften, ohne gestochen zu werden, galten als von den Bienen angenommen. Man war überzeugt, daß diese Angenommenen über einen Zauber, ein Geheimnis verfügten. Mein Vater versicherte immer, daß man die Bienen mit Minze- oder Fenchelgeruch besänftigen könne. Ich habe eine alte Gascognerin gekannt, die sich „bienengenehm" machte, indem sie sich mit frischen Bohnenschoten einrieb. Mein Vater glaubte, daß die Freundschaft der Bienen ein unentgeltliches Geschenk sei, genauso wie die Gnade, die man nur durch Tugend verdienen kann.

In früheren Zeiten gab es in der Gascogne die Bienenjäger. Sie suchten die Hügel nach Bienenschwärmen ab und verfügten über ein so feines Gehör, daß sie das Summen der Schwärme und den Flug der Königin wahrnahmen. Sie rochen aber auch den Honig und fingen die Bienenvölker, um den Honig dieser rötlichen, wolligen, gefährlichen wilden Bienen zu ernten, die heute zur Gänze aus unseren Wäldern verschwunden sind.

Die alten Leute erinnern sich noch an die Bienenjäger und an die Art, wie sie die Stöcke der wilden Bienen plünderten. Mit nackten Armen und ungeschütztem Gesicht fällten sie mit der Axt die Bäume. Sie waren übersät von aufgeregten Bienen, doch das störte sie nicht. Sie wußten, daß sie den Bienen „genehm" waren, wie durch einen Pakt, durch einen Zauber geschützt. Ganz zart ließen sie mit der Hand die Bienen über ein am Boden ausgebreitetes Leinentuch gleiten. Diese Bienenjäger verkauften während des Sommers auch Bienenvölker. Wenn es der neue Besitzer jedoch verabsäumte, diesen vorsorglich den Abzählreim „A day, a May" vorzusingen, wodurch sie zu den Kindern des Hauses wurden, flogen die Bienen wieder zu ihrem geliebten Entführer zurück. Das sind Überlieferungen in meiner Gascogne über den Bienenkult aus uralten Zeiten.

Heute jedoch verschwinden die Bienenhäuser. Man findet keine Bienenschwärme mehr in den nach Bittermandeln duftenden weißen Hecken; keine Bienenjäger mehr auf den staubigen Sommerwegen, keine jungen Mädchen mehr, die sich fröhlich bekreuzigen, wenn sie als erste einen Bienenschwarm, ein glückliches Omen für eine baldige Hochzeit, entdeckt haben.

Die Bienen sind tot. Die Insektizide haben in den letzten Jahren in Frankreich viele Zehntausende Bienenvölker vernichtet. Und das Massaker geht weiter.

Von meinem „Pflanzenhaus“ in Gavaret aus sieht man die ganze Ebene, die sich zwischen den leichten Hügelkuppen hinzieht, mit ihrem kleinen Krebsenbach, der sich gemächlich zwischen den Pappeln durchschlängelt. Diese Landschaft hat etwas Beruhigendes an sich, und ich liebe es, sie zu betrachten. Ich sehe die Dörfer mit ihren Dreifaltigkeitstürmen, deren gebrannte Dachziegel unter den Sonnenstrahlen Farbe bekommen, und in der Ferne die blaue Linie der Pyrenäen.

Aus dieser Richtung sind die Sarazenen gekommen, denen ich höchstwahrscheinlich meine braune Hautfarbe und meine dunklen Augen verdanke, was mir im Gymnasium von Lectoure den Spitznamen „Negus“ eingetragen hat. Unsere Gascogner Geschichte und unsere Erde ist voll der Erinnerungen an den Durchzug der Araber aus dem spanischen Kalifat. Unsere Dörfer heißen Rabat oder Gourbit, Brunnen nennen sich „Sarazenerbrunnen“, und wenn ein alter Bauer von einem Vandalen spricht, der ein Feld niedergetrampelt hat, sagt er noch heute: „Qu'un Sarrasi!“ (Was für ein Sarazene!)

Ich bin wahrscheinlich der einzige meiner Generation, der an der Liebe zu den Pflanzen und der Kenntnis der Heilkräuter festhält. In früheren Zeiten, als die nun aussterbende weise, ländliche Zivilisation noch blühte, waren sie allen bekannt. Die Bauern kannten und feierten das Fest der Feste, das alte heidnische Fest mit dem christlichen Mantel, das der Johannisnacht. Es kündigte den Höchststand der Sonne an. Der Junimond war wohltätig, und wohlgesinnte Geister erwachten. Mit einem Male, dank der magischen Kraft des Mondes, wurde in dieser wundersamen Nacht allen Kräutern, der kleinsten Feldblume, dem bescheidensten Gräschen Heilkraft verliehen, wenn man sie in der Morgendämmerung des Johannistages pflückte.

Die guten Geister vollbrachten in den Stunden vor Tagesbeginn wahre Wunder. Sie sangen und tanzten, und die gottgegebenen Wunder erfüllten sich in der wundertätigen Nacht.

Toutos las erbetos
Que soun dens lous camps
Flouirissoun é granon
Lou jour de Sent Joan!

was bedeutet:

All die Kräuter auf den Feldern
blühen und tragen Körner
am Johannistag!

Selbst der Tau dieser Nacht hatte wunderbare Wirkung. Die Frauen sammelten den „Ros de San Joan“, den Tau der Johannisnacht. Er heilte unweigerlich jede Hautkrankheit. Die Männer trieben die Ochsen, die Kühe und die Ziegen durch das feuchte Gras, damit auch die Tiere aus der göttlichen Gnade dieser Stunden ihren Vorteil hätten. In der ganzen Gascogne reinigte man am Morgen des Johannistages die Brunnen, denn so war man sicher, daß aus dem Wasser nichts Böses kam.

Und dann entzündete man die Feuer, die Johannisfeuer. Von Dorf zu Dorf konnte man sie sehen, man sah, wie sie von Hügel zu Hügel aufloderten und durch die Nacht glühten, und man erkannte sie auch: Das da ist das Feuer von Montclar! Und das andere das von Empayrolle! Die „fougayrous“, die Feuer brannten die ganze Nacht, und die Frauen warfen Armvoll aromatische Kräuter in die Flammen: Lavendel, Fenchel, Majoran und Beifuß.

Das ganze Jahr über sah man an den Türen der Bauernhöfe vertrocknete Laubkreuze, die aus den Johannispflanzen gewunden und von den Flammen des „nando“, des Freudenfeuers, angesengt waren. Sie bewahrten vor Unglück und Hexerei und schützten Mensch und Tier, gleich den Heilkräutern, die, taufrisch in der wundersamen Nacht gepflückt, Erkältungen, Hexenschuß, Keuchhusten und Hautkrankheiten heilten.

Leider spreche ich von einer Zeit, die so weit zurückliegt wie der Kreuzzug gegen die Albigenser und im Schatten der Vergangenheit versunken ist wie der Ritt der „Sarrasi“ über unsere Ebenen.

Und doch war es erst gestern!

Dazu möchte ich zwei einfache, wahre Geschichten erzählen:

Die erste betrifft die Antwort, die einer der bedeutendsten europäischen Fachleute, Direktor eines staatlichen Laboratoriums für angewandte Chemie und Experte der pharmazeutischen Fakultät einer großen Universitätsstadt, gegeben hat. Er untersuchte die Schale einer Zitrone, eine jener „normalen“ Zitronen, wie man sie überall kaufen kann, und sagte zu mir: „Es ist ein Skandal! Das ist Gift! Alle Sportler, die während der Halbzeit Zitronen kauen, riskieren schwere Komplikationen!“

Nichts weiter! Die eine Geschichte ist zu Ende.

Die andere ist so außergewöhnlich, daß sie kaum zu glauben ist: als ob sie aus einem pseudowissenschaftlichen oder Horrorroman stammen würde. Und doch ist sie vor nicht langer Zeit einem „Menschen wie du und ich“ widerfahren.[1]

Eines Morgens im April 1975 geht Michel Bouillon fischen. Mit bloßen Beinen geht er durch einen Weinberg, in dem kürzlich Unkrautvertilgungsmittel versprüht wurden. Hinter ihm läuft sein kleiner Hund.

Einige Stunden später beginnt Michel Bouillon sich nicht wohl zu fühlen. Er schleppt sich nach Hause. Sein kleiner Hund verendet noch vor der Garagentür, er selbst bricht im Vorzimmer zusammen. Er ist im Koma und bleibt 24 Stunden lang in diesem Zustand. Er ist „faktisch“ tot, hat die Grenze überschritten. Aber wie durch ein klinisch unerklärbares Wunder steht er von den Toten wieder auf und wird gesund. Seine Aussage, die Erzählung von seinem Aufenthalt im Jenseits, die Geschichte, die ihm zeitlebens gegenwärtig bleibt, wird von Spezialisten, die das Phänomen des Todes studiert haben, als bedeutend angesehen.

Woran ist Michel Bouillon „gestorben“? Einfach an Vergiftung. Er wurde durch das Unkrautbekämpfungsmittel vergiftet, das man

[1] Ein Erlebnis, über das ein begabter Journalist, Lucien Bernier, wissenschaftlicher Redakteur bei Fernsehen, Rundfunk und großen französischen Zeitungen sowie der Zeitschrift „l'Inconnu“ („Das Unbekannte“), berichtet hat.

im Weinberg versprüht hatte. Sein Arzt erklärte, daß er über Lungen und Haut große Mengen des Giftes absorbiert habe, oder, wie er es ausdrückte: „. . . dieses Zeug dringt überall ein, es ist unheimlich stark. Es waren aber auch alle Voraussetzungen gegeben, um die Maximaldosis aufzunehmen; die Haut der nackten Beine, aufgeweicht durch das Wasser, wirkte wie ein Löschblatt. Dazu kam noch, daß er beim Durchstreifen der sonnenwarmen Wiesen die Dämpfe des Produktes voll einatmete und seinen Bronchien eine ausreichende Injektion dieses Giftzeuges verabreichte. Es handelt sich dabei nicht um normales Gift, sondern um eines, das direkt in die Blutbahn gelangt."

Ich frage mich, wie viele Menschen, die in den Ferien früh aufgestanden sind, um etwas für ihre Linie zu tun, und mit bloßen Beinen durch feuchte Wiesen und Weingärten gewandert sind, daran gestorben sind, ohne daß man die Ursache richtig erkannt hat? Wie viele auf den Wiesen spielende Kinder sind tödlicher Gefahr ausgesetzt? Wie viele in den Weingärten herumschnüffelnde Hunde verenden vielleicht an einem vermuteten Schlangenbiß, während sie in Wirklichkeit über Fell und Bronchien tödlich wirkendes Herbizid aufgenommen haben?

Daran denke ich, wenn ich die getrockneten Pflanzen in meinem „Pflanzenhaus" anschaue oder meinen Blick über die Landschaft, die Hügel schweifen lasse. Ich denke daran, daß diese alte Erde und das Wasser der Bäche bis zu den Quellen und die Luft, die ich atme, alle nun schon Gift enthalten. Millionen von Tonnen Gift, das von Flugzeugen versprüht wird, verteilen sich unkontrolliert über den ganzen Kontinent, und Gift ist heute schon in den Knochen aller Menschen dieser Erde, ja bereits bei allen Säuglingen nachweisbar.

Anläßlich der Gesprächsrunde über die menschliche Gesundheit, die im Frühjahr 1976 an der pharmazeutischen Fakultät der Universität Marseille abgehalten wurde, hat Prof. Maistre vor der Vergiftung der Lebensmittel gewarnt und darauf hingewiesen, daß fünf Prozent aller Lebensmittel bereits Dosen an Schädlingsvertilgungsmitteln enthalten, die über den von der Weltgesundheitsorganisation als zulässig festgelegten Grenzwerten liegen. Trotz der von den zuständigen Lebensmitteluntersuchungsanstalten durchgeführten Aktion wurden bei drei Prozent der untersuchten Südfrüchte und 15 Prozent der Gemüse die Zulässigkeit überschreitende Dosen festgestellt. Zu groß ist noch die Zahl der Kaufleute, die chemisch behandelte Produkte verkaufen, ohne den Kunden diesbezüglich zu informieren, oder die ihn sogar irreführen.

Man weiß, daß der Grund für viele Krankheiten in der Ernährung zu suchen ist. Warum also beschäftigt sich die Medizin nicht eindringlicher mit der Ernährung?

Sicher, einige Ärzte verbieten ihren Patienten Saucen, Fette, Eier usw. Aber sie werden ihnen niemals sagen: „Geben Sie acht, manches Fleisch kann vergiftet sein, und vertrauen Sie nicht allzusehr auf die Milch, sie kann ein Nährboden für Bakterien sein. Vor allem – Hände weg von den überfeinerten Produkten, sie entbehren jedes Nährwertes und weisen noch Spuren jener chemischen Substanzen auf, mit denen sie raffiniert worden sind!"

Man beginnt jedoch bereits, sich der Gefahr bewußt zu werden, darüber zu sprechen, obwohl ein hoher Prozentsatz der Bevölkerung kaum je Gelegenheit hat, beim Schlachten von Rindern dabei zu sein oder zu sehen, was mit der Milch und dem Wein geschieht, bevor sie auf unseren Tisch kommen, nicht zu vergessen die Wurstverarbeitung und eine Reihe von ungeheuren Verfälschungen, denen gerade die Lebensmittel, die in Massen produziert werden, unterliegen.

Ich schreibe diese Zeilen, durch die ich gewisse Berufskreise vielleicht gegen mich aufbringen und – was noch ärger ist – manche verunsichern werde, bestimmt nicht leichtfertig. Ich bin mit einem Beispiel vorangegangen und habe mit Hilfe aller daran interessierten Sparten in Fleurance eine Kampagne für den Verkauf von naturbelassenen Produkten gestartet. Dieser Versuch erwies sich als äußerst ermutigend und zeitigte, da er ja allen Betroffenen zum Vorteil gereichte, erfreuliche Ergebnisse. Sowohl Erzeuger als auch Händler setzten dadurch ihre Produkte leichter ab, und der Konsument ist hinsichtlich der Qualität des Gekauften nicht mehr verunsichert, sondern weiß, daß es ihm gesundheitlich und geschmacklich bekommt.

Einer muß den Mut haben, ein SOS auszusenden, wenn

niemand es wagt, die Wahrheit zu sagen: nicht einmal der Staat, der für die Gesundheit seiner Bürger verantwortlich ist, die ja – und das darf nicht außer acht gelassen werden – auch Steuerzahler sind. Alle Staaten, gleichgültig welcher politischen Färbung, sind auf diesem Gebiet viel zu gleichgültig, obwohl sie doch auf anderen oft peinlich genau sind oder sich sogar erhebliche Zwänge auferlegen.

Ich glaube, ich gehöre zu den ersten, die Alarm geschlagen haben, lange bevor Presse und öffentliche Hand sich mit diesem Problem beschäftigt haben. Im Jahre 1960 habe ich ein Buch geschrieben mit dem Titel „Euer tägliches Gift“, das ziemlich unbemerkt blieb. Sein erster Teil trug den Titel „Die tödliche Ernährung“. Anhand vieler Beispiele habe ich die Vergiftung des Bodens und des Viehs durch chemische Produkte, die Entvitalisierung der Lebensmittel durch das Raffinieren angeprangert. Damals wie heute sagte ich: Was nützt es, sich etwas vorzumachen? Täglich nimmt man seine kleine Dosis an Gift und Mikroben ein, bis dann eines Tages der überforderte Organismus mehr oder weniger heftig reagiert. Erstaunt stellt man dann fest, an einer kranken Leber, an zuviel Cholesterin im Blut, einem Magengeschwür oder an Krebs zu leiden, ganz abgesehen von Kreislauf- oder nervösen Störungen, von Rheuma oder all den Krankheiten, die man verschämt als „Allergien“ bezeichnet.

Der Mensch, dieser ewige Zauberlehrling, spielt mit der Gefahr und bringt sich fröhlich um. Gleich wird von Skandal gesprochen, wenn solche Wahrheiten gesagt werden, aber ich bin nicht deren Ursache, ich bin nur der, der sie unermüdlich ans Licht bringt. Ich empfinde keinerlei Genugtuung darüber, einer der ersten gewesen zu sein, der das, was mir eines der Phänomene meiner Zeit zu sein schien, aufgezeigt hat. Ich habe zu früh recht gehabt und habe gewisse Wahrheiten vor den anderen gesagt, vergesse jedoch nie, daß große, klar sehende Geister lange vor mir das alles begriffen und das Drama vorausgeahnt haben.

Ich gebe wieder, was Dr. Paul Brouardel, Mitglied der Akademie für Medizin, Dekan der Pariser Fakultät und bedeutender Verfasser von medizinischen Abhandlungen, bereits 1860 geschrieben hat:

„Wenn ein Mensch zwanzig Jahre lang morgens mit Ameisensäurealdehyd konservierte Milch trinkt, wenn er mit Borax konservierten Schinken ißt, Spinat verzehrt, der durch Kupfersulfat seine grüne Farbe behält, und das alles mit Wein hinunterschwemmt, der kräftig mit Fuchsin oder Kalk versetzt ist, wie soll so ein Mensch noch einen Magen haben?"

Schon damals begann sich die Verseuchung der Nahrungsmittel, die gefürchtete toxische Wirkung der Nahrungsmittelchemie abzuzeichnen. Heute wissen wir und weiß die Öffentlichkeit, daß das Fleisch in den Fleischereien verseucht, das Fett voll Schädlingsbekämpfungsmitteln, Chlorrückständen, Antibiotikas, Farbstoffen und Hormonen sein kann. Wir wissen, daß DDT in der Butter nachgewiesen werden kann, daß die Veterinärmedizin keiner effektiven Regelung unterliegt. Wir wissen auch, daß die Antibiotika, die die Synthese des Vitamin B 12 stimulieren und die Fettzunahme begünstigen, bei den Viehzüchtern noch laufend Anwendung finden. Wir wissen, daß die geräucherten Nahrungsmittel, die jetzt so in Mode sind, krebsfördernde Teerstoffe enthalten.

Wir wissen, daß etwa im Schinken Polyphosphate enthalten sind, die eine Wasserretention in den Muskeln bewirken, daß Krebse mit Tetrachlorcylin behandelt werden, daß gewisse Tiefkühlgüter einen bakteriologischen Anomalieprozeß auslösen, der durch eine dramatische Erhöhung der natürlichen Keime zum Ausdruck kommt, daß die Weichmacher und alles Gehackte eine vielfache Vermehrung der pathogenen Keime zufolge haben. Wir wissen, daß in der Milch Insektenvertilgungsmittel enthalten sind, daß man Mykotoxine (Pilztoxine) in den Milchprodukten jener Tiere finden kann, die mit Kraftfutter ernährt werden, und daß man 100 Milliarden Kolibakterien in einem einzigen Liter Vollmilch festgestellt hat, ohne hier von Hexachlorcyclohexan, Dieltrin und anderen chlorierten Kohlenwasserstoffen oder dem Lindan, dem DDT usw. sprechen zu wollen. Die Gefahren, die die Lebensmittelchemie in sich birgt, wurden erst vor wenigen Jahren aufgedeckt.

Dieses „Sich-bewußt-Werden" war jedoch ein Zeichen dafür, wie sehr die Allgemeinheit beunruhigt war. Eine in Frankreich durchgeführte Meinungsumfrage[1] zeigte, daß 83 Prozent der Befragten über die Zusätze zu den Frischprodukten besorgt sind und daß 55 Prozent sie deshalb nicht kaufen. Diese Untersuchung betraf die Farbzusätze, die Stabilisierungs- und Konservierungsmittel. Wie überall muß auch hier alles ins rechte Licht gerückt und klargestellt werden. Unter den Farbstoffen gibt es zweifellos solche, die ungefährlich sind, oder Nahrungsmittelzusätze, die einer strengen Kontrolle unterliegen, wodurch es niemals zu Vergiftungen gekommen ist. Wir müssen uns jedoch auch klar darüber sein, daß überall in der Natur Gift vorhanden sein kann, daß etwa die Schalen von Birnen hohe Dosen von Arsenik aufweisen können und daß das in den grünen Teilen der Kartoffel enthaltene Solanin ein Pferd töten kann. Es handelt sich hier nicht darum, das Problem der Nahrungsmittelchemie nur aus Freude an der Kritik oder aus Werbegründen zu dramatisieren. Auch der Staat hat, was die für Nahrungsmittel verwendeten Farbstoffe betrifft, bereits verschiedene Maßnahmen getroffen, durch die nun ihre Zulassung oder ihr Verbot gesetzlich geregelt werden.

Ich glaube, daß eines der besten Beispiele für dieses Sich-bewußt-Werden der Verseuchung und Vergiftung der Nahrungsmittel durch die Geschichte des Asbests, dessen Verbrauch seit Beginn des Jahrhunderts besonders zugenommen hat, dargelegt werden kann. 1900 betrug der Weltverbrauch 50 Tonnen, heute ist er auf 3 Millionen Tonnen angestiegen.

Wie man weiß, hat Asbest die Eigenschaft, winzig kleine Blättchen zu bilden, die ein unverwüstliches, beständiges und unverbrennbares Gewebe formen. Ich will hier nicht alle Verwendungsarten dieses Stoffes aufzählen, der besonders im Bauwesen, in der Industrie und im Landwirtschaftssektor eingesetzt wird. Asbest findet man in Mauern, in Decken und unter Bodenbelägen, interessanterweise aber auch in Bier-, Wein- und Essigfilteranlagen. Man erzeugt daraus Rohre, aber auch Bremsbeläge für Autos. Kurz – Asbest wird als modernes Material überall verwendet. Versuchen Sie sich doch einmal vorzustellen, wie viele Autos es

[1] Die Meinungsumfrage wurde durchgeführt von „Economie et Consommation" (Wirtschaft und Verbrauch).

gibt, vergegenwärtigen Sie sich, daß bei jedem Bremsmanöver ein bißchen Asbest pulverisiert wird,[1] der sich als leichter Staub ablagert und vom Wind verweht wird. Das ist eine ganze Menge Asbest, die wir da einatmen. Nun wurde durch ernsthafte Untersuchungen und Analysen nachgewiesen, daß die Asbestfasern in der Luft oder in Getränken für den Lungenkrebs und für Tumoren der Verdauungswege mitverantwortlich sind.

Bei Rauchern werden diese Risken durch den Tabak auf Grund eines ganz einfachen Mechanismus noch bedeutend erhöht. Die mikroskopisch winzigen Asbestnadeln, die sich in der Lunge zusammenballen, übernehmen die Rolle eines Filters, wodurch es zur Ablagerung der im Tabakrauch enthaltenen Teerstoffe kommt, die bekanntlich krebsbildend wirken. Obwohl bisher wissenschaftlich die Gefahr noch nicht nachgewiesen wurde, haben die zuständigen französischen Minister beschlossen, das Filtrieren von Wein mit Asbestfasern vorläufig zu verbieten. Trotz einer Art Gegenoffensive eines deutschen Lebensmittelinstitutes stimme ich dieser Maßnahme zu, da ich der Meinung bin, daß man aus Gründen der Vorsicht gemäß dem alten Volksspruch „Im Zweifel laß es besser sein“ handeln soll.

Die verantwortlichen Minister haben das so ausgedrückt: „Im Zweifelsfall muß zugunsten des Konsumenten entschieden werden.“

Ich habe die Asbestaffäre, die zu einem gewissen Zeitpunkt Schlagzeilen gemacht hat, erwähnt, denn sie erscheint mir bezeichnend für viele andere Gefahren, denen der Konsument infolge der technischen Entwicklung ausgesetzt ist; aber auch wegen der begrüßenswerten veränderten Haltung der öffentlichen Hand, die nun endlich auch beunruhigt ist und vernünftig handelt.

[1] Unter dem elektronischen Mikroskop wurde festgestellt, daß Asbest sich in Form von winzigen Nadeln kristallisiert (ein bis zwei Tausendstel Millimeter lang) und daß diese sich gegenüber den lebendigen Zellen wie Mikrodolche verhalten. Sie dringen in dieselben ein und verletzen den Kern oder Sitz des Reproduktionsapparates der Zelle. Sie können sogar die Chromosomen durchtrennen, die die Basis der Reproduktion darstellen, so daß es zu einer ungeregelten Reproduktion von abnormen Zellen kommt, d. h. zur Krebsbildung. Die Gesundheitsbehörden wurden übrigens durch das internationale Krebsforschungszentrum darauf aufmerksam gemacht.

Auch wenn die Chance, sich zu gefährden, nur 1 : 1000 stünde, sehe ich nicht ein, warum für den Wein und für das Bier, das wir trinken, ein Filter verwendet werden muß, dessen kleinste Teilchen möglicherweise krebsbildend wirken. Wir müssen alles daransetzen, daß ungeachtet der Interessen, die auf dem Spiel stehen, systematisch alle gefährlichen oder toxischen Substanzen unweigerlich verboten werden. Nur unter dieser Bedingung werden wir die enorme Flut von Toxinen, die seit der Zeit, als Dr. Brouardel zum ersten Mal Alarm schlug, unsere Lebensmittel überschwemmt, aufhalten können. Dazu ist es nötig, daß die Konsumenten wissen, *was* sie essen. Man muß die Erzeuger zwingen, Farbe zu bekennen, die Zusammensetzung und vor allem die Farbstoffe anzugeben, wobei dann die Möglichkeit gegeben sein sollte, alle jene Personen, die falsche Angaben hinsichtlich ihrer Produkte machen, strafrechtlich zu verfolgen.

Vor einigen Tagen hat das genossenschaftliche Laboratorium für Information, Schutz und Vertretung der Konsumenten einen Brief von einem Schüler des Gymnasiums von Romainville erhalten. In diesem Brief, von dem ich eine Abschrift vor mir liegen habe, steht zu lesen:

„Wir machen eine Untersuchung über die menschliche Ernährung, und ich möchte Ihnen diesbezüglich einige Fragen stellen, auf die wir selbst keine Antwort finden.

Welche Zusammensetzung haben unsere Nahrungsmittel? Ist es noch möglich, sich mit naturbelassenen Lebensmitteln zu ernähren, und welche sind das? Was bedeutet der Ausdruck ‚Chemisches Produkt'? Welchen der verwendeten Farbstoffe entsprechen die angegebenen Nummern?"

Für mich ist dieser Brief ein bemerkenswertes Zeichen, denn er beweist, daß das große Problem der Verseuchung der Nahrungsmittel und die sich daraus ergebenden Gefahren bereits in das Bewußtsein der Allgemeinheit Eingang gefunden hat. Es handelt sich hier nicht darum, eine Antifarbstoffpsychose zu wecken oder dem Myhtos der natürlichen und biologischen Ernährung, die zu einer Art Allheilmittel gestempelt wurde, zum Sieg zu verhelfen.

Dieses systematische Gegeneinanderstellen von Chemischem und Naturbelassenem ist nicht nur absurd, sondern auch gefährlich. Die synthetischen Produkte sind nicht unbedingt schädlich, und die natürliche Ernährung stellt kein Wundermittel dar. Jedes natürliche Produkt, ob nun pflanzlicher oder tierischer Art, enthält eine Reihe von Unreinheiten, die als toxisch definiert werden können. Wir dürfen nicht vergessen, daß ursprünglich nur abgekocht wurde, um zu entgiften. Herr Jacques Le Magne, wissenschaftlicher Direktor des nationalen Zentrums für wissenschaftliche Forschungen, hat das sehr treffend ausgedrückt: „Die Farbe gehört einfach zum Geschmack des Essens."

Der Geruch, die Konsistenz, die Farbe eines Lebensmittels, also das, was man als seine sinnesmäßig erfaßbare Qualität bezeichnen könnte, wecken Appetit oder Widerwillen. Wir wissen, daß das durch die Farbe übermittelte Signal ein Nahrungsmittel appetitlich oder unappetitlich macht. Es gibt widerwärtige Farben, genauso wie es ekelerregende Gerüche gibt. Man hat uns etwas zu sehr mit dem berühmten Hund Pawlows verwechselt. Man hat systematisch das „Farbsignal" ausgenützt. Man beschließt, daß dem Konsumenten das Wasser im Mund zusammenlaufen muß, um ihn systematisch zu motivieren, indem man willkürlich Farbstoffe verwendet. Nun handelt es sich jedoch bei den Farbstoffen nicht um neutrale Substanzen. Vor vier Jahrhunderten hat ein Schweizer Arzt und Chemiker namens Paracelsus ein Axiom verkündet, das zur goldenen Regel in der Toxikologie geworden ist: „Erst die Dosis macht etwas zu Gift!"[1]

Es liegt nicht in meiner Absicht, ein ungerechtfertigt düsteres Bild an die Wand malen zu wollen, aber ich bin dennoch gezwungen, eine Feststellung zu machen, die auch der Leser jederzeit treffen kann: daß all das beunruhigend ist und sich bezüglich der Giftigkeit Abstufungen ergeben, ob also eine Vergiftung akut, kurzfristig, halb chronisch oder chronisch ist, ob sie genetische Wirkungen und Erbschäden zeitigen kann oder auf Grund des Überhandnehmens der chemischen Substanzen in unserer Umwelt allergische Reaktionen hervorruft.

Was ist also zu tun? Was muß von den Behörden, von jedem

[1] Dies wurde dann mit „zulässige Tagesdosis" formuliert, d. h. die Dosis einer Substanz, die ein ganzes Leben lang täglich von jemand genommen werden kann, ohne gesundheitlichen Schaden zu verursachen.

einzelnen gemacht werden? Wie weit sind wir doch entfernt von den guten alten Suppen, vom Eingemachten, von den gesunden, fast frei gehaltenen Schweinen und Hühnern, von den Rindern, die auf Wiesen weideten, die nicht chemisch gedüngt waren!

Um meine tiefe Überzeugung zu untermauern, möchte ich an dieser Stelle die Worte eines unumstrittenen Wissenschaftlers wiedergeben, die das betreffen, was ich die „wissenschaftliche Moral" gegenüber den enormen Problemen der Lebensmittelchemie, mit denen wir täglich konfrontiert werden, nennen möchte. Professor René Truhaut, Direktor der toxikologischen Untersuchungszentrale der pharmazeutischen Fakultät der René-Descartes-Universität, Präsident des Komitees für Ernährungswissenschaft der Europäischen Gemeinschaften, nimmt sich kein Blatt vor den Mund: „Auf dem Gebiet der Nahrungsmittelzusätze muß all das, was nicht explizit erlaubt ist, verboten werden. Keine Halbheiten, keine verschämt zugedrückten Augen gegenüber mehr oder weniger geschickten Verschleierungsmanövern." Das alte Axiom der Medizin „Primum non nocere" (Vor allem nicht schaden!) ist stets Grundlage meiner Theorien gewesen. Und ich frage Sie alle: „Kann man überhaupt anders denken? Kann man zulassen, daß unter dem Vorwand, ein Leiden zu heilen, wesentliche Funktionen gestört oder Organe geschädigt werden?"

Nein, sicherlich nicht! Und doch kommt dies nur zu oft vor. Wissen Sie, welche Kleinkinder auf der Welt das meiste DDT im Fettgewebe aufweisen? Sie werden es kaum glauben. Es sind nicht die kleinen Amerikaner oder Europäer, nein – es sind die Eskimokinder, die kleinen Lappländer, die doch nie in ihrem Leben ein Kornfeld, einen Obstgarten oder einen Weinberg gesehen haben. Diese Unglücklichen befinden sich am Ende des Rekonzentrationszyklus. Über die Nahrungskette des Planktons und der Fische, von denen sie leben, und über die Nahrungskette des Mooses, das die Rentiere fressen, deren Milch sie trinken, nehmen sie enorme Dosen von DDT auf. Erst kürzlich wurde festgestellt, daß die Verschmutzung der Ostsee in manchen Gebieten bereits solche Ausmaße angenommen hat, daß ihr Wasser den Seehunden schädlich ist, so daß deren Fett bereits eine starke Konzentration von PCB und DDT aufweist . . .

Meist, wenn ich heimkomme, liegt Bazillac schon in der Abenddämmerung. Die Stille ruht über der Landschaft, und die Kirchtürme verschmelzen im sommerlichen Dunst oder im milchigen Winternebel. Langsam fahre ich durch die Allee des Parkes hinunter zum Schloß. Manchmal höre ich im Vorbeikommen eine Hirschkuh im Unterholz oder vom See her den fernen Schrei eines Flamingos oder eines Wasserhuhns. Aus diesem großen Park um Bazillac mit seinen schönen Bäumen habe ich ein Tierparadies gemacht. Hunderte Tiere leben da in glücklicher Freiheit, wie etwa der Storch, den ich aus Spanien mitgebracht habe. Kinder warfen mit Steinen nach ihm und hatten ihn verletzt. Ich habe ihn in meinen Wagen genommen und nach Bazillac gebracht, wo er sich nun in der Gesellschaft von Pekingenten langen Meditationen hingibt.

Ich besitze auch mehrere Hunde, wobei meine Vorliebe den Bastarden gilt, wie um mir den Vers des Chantecler von Rostand oder Pataud zu vergegenwärtigen, in dem der Esel meint: „Meine Seele ist eine Meute, die im Kreise sitzt und träumt . . .“

Eine ganze Hirschfamilie habe ich ausgesetzt, und sobald die Jagdzeit beginnt, kommt so ziemlich alles, was da kreucht und fleucht, um auf dem Areal von Bazillac Zuflucht und Asyl zu suchen, denn bei mir wird nicht gejagt. Ich respektiere und liebe das Leben zu sehr, um auch nur das geringste Vergnügen am Sammeln von Trophäen zu haben. Auf meine Art bin ich so etwas wie ein Buddhist geworden.

Wenn ich ins Schloß komme, gehe ich zuerst zu meiner Mutter, um ihr einen Kuß zu geben. Sie ist nun Herrin auf Bazillac, wo sie friedlich ihre alten Tage verbringt, umgeben von der Liebe der Ihren. Ich behüte die Flamme, die mein Leben erleuchtet und beschützt hat und nun schon sehr schwach geworden ist. Ich weiß, daß sie eines Tages erlöschen wird, und ich will bei ihr sein, wenn die Stunde kommt, um ihre liebe, alte Hand zu halten. Das ist auch der Grund – wie weit auch immer mich meine Vortrags- oder Geschäftsreisen führen –, daß ich immer in meinen Verträgen festlege, daß ich abends wieder in Bazillac sein muß. Aus Deutschland, aus der Schweiz oder von wo auch immer bringt mich ein Flugzeug nach Auch zurück.

Auf meinem Schreibtisch wartet die Post – ein umfangreicher Berg. An den Tagen nach meinen Vorträgen oder Rundfunksendungen bringt man mir sackweise Briefe, und zwei Sekretäre sind ständig mit dem Sortieren beschäftigt.

Immer gibt es Stapel von Briefen kranker Menschen; Hilferufe, vertrauliche Mitteilungen, Beichten, rührende, ergreifende Zeilen aus allen Teilen der Welt. Obwohl ich nicht mehr behandle, kommen täglich Briefe mit Bitten um einen Termin, einen Rat, eine Ermutigung, eine Konsultation. Manchmal liegt ein Scheck oder eine Banknote bei.

Während sich die Stille der Nacht auf Bazillac herabsenkt, lese ich diese Briefe, einen nach dem anderen. Morgen werden sie alle beantwortet und Schecks und Banknoten an die Absender zurückgesandt.

Oft träume ich, den Kopf an die Lehne meines Stuhles gelehnt, vor diesen Tausenden von Nachrichten, die da über meinen Schreibtisch hin verstreut sind. Naturheiler – dieses wunderbare und erschreckende Wort hat mich mein ganzes Leben wie eine Beschimpfung oder ein Segen verfolgt, je nachdem ob es von offizieller Seite ausgesprochen oder von jenen gemurmelt wurde, die von mir Hilfe und Erleichterung erbaten. Naturheiler – man hat mir dieses Wort wie eine Ohrfeige ins Gesicht geschlagen oder wie eine Blume dem Wundertäter zu Füßen gelegt. Kann man denn aufhören, „Naturheiler“ zu sein, wenn man die Fähigkeit oder die Kenntnisse besitzt, die es einem ermöglichen, die Leiden der Menschen zu lindern? Ich verfüge über keinerlei Gabe. Ich behandle weder durch Handauflegen noch durch Gebete. Aber ich kenne die Pflanzen, und durch sie konnte ich im Laufe meines Lebens bei manchen erdrückenden Schmerzen und Krankheiten Linderung schaffen und in den Grenzen meiner Möglichkeiten dem Unglück Einhalt gebieten.

Jeden Abend habe ich durch all die wechselhaften Ereignisse des Tages neuerlich die Gewißheit, den Problemen unserer Zeit näher zu kommen, allen – den bescheidensten wie den furchterregendsten. Ich sehe die Dinge des Lebens, die bunt das Dasein eines Menschen wie mich durchwirken, und die drohende Todesgefahr durch die verschiedensten Verseuchungen, deren ich mir bewußt bin und die ich als Herausforderung empfinde. In den stillen Nachtstunden fühle ich, wie rund um mich menschliches Unglück und Leid aufsteigen. Ich höre den ängstlichen Ruf, der sich an den „Naturheiler" wendet, an jenen, der heilen kann, an den Meister der Pflanzen, der lange vor anderen rief, so laut er konnte, daß „die Natur recht habe" und man sie beschützen und retten müsse, um uns selbst zu retten.

Am Ende dieses langen Tages, der mich von Bazillac in mein Bürgermeisteramt nach Fleurance im Herzen meines Kantons, in mein geliebtes „Pflanzenhaus" in Gavarret und in die Kammer für Handel und Industrie in Auch geführt hat, nachdem ich versucht habe, nach bestem Wissen und Gewissen viele Probleme der Gemeindeverwaltung zu lösen, und unsere Männer und Frauen in ihrer gewohnten Welt leben sah, am Ende dieses Tages, an dem ich mit meiner Heimaterde eins war, indem ich den Duft der Wälder geatmet und durch die Hügel gestreift bin, finde ich endlich mein „wahres Ich" wieder: im einsamen Zusammensein mit den unbekannten Briefschreibern, die mir ihre Dramen unterbreiten und im Herzen der Nacht an mich appellieren. Ja, so wie der Geistliche „sacerdos in aeternis" ist, bleibt der, der heilt, ein wahrer „Naturheiler" sein Leben lang.

2

Von Angesicht zu Angesicht mit Dr. Homais oder Zweierlei Waagschalen

Die kleinen, blauen Augen des Journalisten Philippe Bouvard sind außergewöhnlich scharf. Es sind Augen, die es gewohnt sind, ihren Mann abzuschätzen, ohne sich großen Illusionen hinzugeben. Seit dem Zeitpunkt, da er die Sonderstellung des „zynischsten Berichterstatters von Paris" einnimmt, hat Bouvard so ziemlich alle nur erdenklichen Arten von Individuen – von den übelsten bis zu den besten – vor seinem Mikrofon oder seiner Kamera gehabt.

Als ich mich an jenem Abend im Fernsehstudio, in dem die Sendung „Öl ins Feuer" über das Thema Heilpraktiker stattfinden soll, neben ihn setze, fühle ich seinen gefürchteten Blick, der mich mit kalter Ironie beobachtet. Ich jedoch beobachte nicht ihn, sondern meinen Gegner. Es handelt sich um Dr. Monier, den Ehrenpräsidenten des Weltgewerkschaftsbundes der Ärzte, Mitglied des obersten Rates für öffentliches Gesundheitswesen und des allgemeinen Verwaltungsrates der öffentlichen Fürsorge, Ritter der Ehrenlegion. Eine ganze Reihe eindrucksvoller Titel, die mich auch gebührend beeindrucken.

Es ist das erste Mal, daß ich mich allein einem Vertreter der Ärztekammer gegenüber befinde, denn in der langen Geschichte meiner Kontroversen mit der Schulmedizin hatte ich stets nur mit deren anderem Vertreter, nämlich dem Staatsanwalt zu tun, der in ihrem Namen gegen mich Anklage erhob.

Ich schaue mir also Dr. Monier an, überzeugt davon, in ihm den berufenen Vertreter der Fakultät zu sehen. Ich sollte mich jedoch irren und bald entdecken, daß der, der mir gegenüber Platz nimmt,

„Monsieur Homais" ist. Sie erinnern sich doch an „Monsieur Homais", an einen dieser Provinzler aus „Madame Bovary" von Gustave Flaubert, der zu einer typischen Figur der französischen Literatur geworden ist. In meiner Jugend verehrte ich Flaubert, und ich glaube, daß ich „Madame Bovary" und die „Education Sentimentale" regelmäßig jedes Jahr gelesen habe. Dieser Kleinstadtapotheker mit seinen feierlichen Erklärungen, der seine eingefleischten antiklerikalen Ideen und seine bornierte Wissenschaftsgläubigkeit weiterverbreitete, entzückte mich. Wohl auch deshalb, weil ich mehrere Messieurs Homais in meiner Provinz kenne. Ich könnte diesem braven Mann, der seine „Gewißheiten" so majestätisch zur Schau trug und stolz auf seine Blindheit war, als ob sie die höchste aller Tugenden sei, mehrere Namen geben. Irrigerweise war ich der Meinung gewesen, daß mit all dem neuen Wissen, das seit dieser Zeit an der Sorbonne gelehrt wird, diese Art von schwerfälligen Menschen, diese „Messieurs Homais" eine Seltenheit geworden seien. Ich sollte eines Besseren belehrt werden, denn „Monsieur Homais" saß mir an diesem Abend im Fernsehstudio gegenüber und betrachtete mich mit sicherem Blick.

Die folgende leidenschaftliche Debatte, die großen Nachhall hatte, war für mich äußerst aufschlußreich, war ich doch gezwungen festzustellen, daß trotz aller Kampagnen, trotz meines Kampfes gegen die Scharlatane, meiner Anstrengungen, das Problem der Freien Medizin klarzustellen und einer Regelung zuzuführen, trotz meiner Prozesse und meiner enormen beharrlichen Anstrengungen in Frankreich wie im Ausland ich hier gezwungen war, alles zu wiederholen und eine Reihe von Wahrheiten zu erklären, die ich glaubte, als bekannt voraussetzen zu dürfen. Ich erkannte, daß ich weiterhin gegen dieselben alten Verleumdungen, gegen denselben bösen Willen ankämpfen mußte, der wie die Quecke immer wieder wächst, so oft man ihn auch ausjätet.

Diese Debatte war nicht wegen der Persönlichkeit der beiden Gesprächspartner so wichtig, sondern wegen alldem, was der Öffentlichkeit enthüllt und unterbreitet wurde. Es ging um all das, wofür und wogegen ich dreißig Jahre lang gekämpft habe.

Der Moderator hat es, bevor er uns gegeneinander hetzte, so ausgedrückt: „In einer Debatte werden die grundlegenden Ideen in

Frage gestellt. Ich schlage daher vor, daß unsere Debatte von zwei Hauptthemen beherrscht werden soll, und zwar ‚Behandeln' und ‚Heilen', Worte, die über die ideologischen Streitigkeiten oder die Eigenliebe hinaus wirken sollten." Und er begann:

„Maurice Mességué, Sie haben oft behauptet, daß Naturheilpraktiker zahlreiche Krankheiten behandeln können, gegen die die Schulmedizin machtlos ist. Sie sprechen da von Asthma, Ekzemen, Geschwüren, Schlaflosigkeit und anderem mehr. Sie übernehmen es, diese Krankheiten zu behandeln, die manchmal auf keine der klassischen Behandlungsmethoden ansprechen. Was sagen Sie dazu, Dr. Monier?"

Dr. Monier (Homais) zögert auch nicht den Bruchteil einer Sekunde, um voll Gelehrsamkeit sein grundlegendes, endgültiges Glaubensbekenntnis kundzutun: „Erstens kenne ich angesichts der enormen Fortschritte, die von der Medizin und der Pharmazeutik gemacht wurden, keine Krankheiten, gegen die der Arzt von vornherein machtlos ist. Ich glaube, daß es sich bereits hier schon um eine Täuschung handelt, die ich als beunruhigend empfinde, wenn ich höre, daß Heilpraktiker behaupten, Kranke behandeln zu können, die von der Medizin aufgegeben wurden. Ein Arzt gibt niemals auf, und Sie wissen ja, daß man derzeit eher dazu neigt, den Ärzten eine gewisse Behandlungswut zuzuschreiben. Andererseits handelt es sich bei den als Beispiel angeführten Krankheiten meist um solche, die bedeutende psychosomatische Aspekte aufweisen, so daß es notgedrungen, und wenn ich so sagen darf: Gott sei Dank, zu Spontanheilungen kommt. Das Hauptproblem liegt ja wohl darin, daß Heilpraktiker gar nicht die für schwere Krankheiten nötigen Kenntnisse besitzen, was man ihnen durchaus nicht zum Vorwurf machen kann, da ihnen hiezu die nötige Ausbildung fehlt. Sie können also die Schwere einer Krankheit gar nicht erkennen, wodurch die richtige Diagnose verfehlt und die Gesundheit von Menschen in Gefahr gebracht wird. Und dafür habe ich leider Beispiele."

Schon zu Beginn stellte Dr. Monier also zwei schulmeisterliche Behauptungen auf, zwei undokumentierbare Axiome. Jeder weiß, daß ein Axiom eine Darlegung ist, die nicht demonstriert werden kann, was sich bei einer Diskussion als äußerst praktisch erweist.

a) Die Medizin heilt alles!
b) Alle Heilpraktiker sind unwissend und daher gefährlich.

Der Prozeß war gelaufen, die Debatte abgeschlossen, und ich brauchte nur meinen Hut zu nehmen. Aber mit meinem Gascogner Dickschädel bin ich an Streitgespräche gewöhnt, ja ich liebe sie sogar, und als Erbe der Kadetten von Gascogne kreuze ich wohl auch gern die Klingen. Ich fühlte – wie soll ich es sagen –, den Gegner in der Hand zu haben. Das Streitgespräch wurde also fortgesetzt.

Bouvard umriß mit seinem gefürchteten Humor nach und nach unsere beiden Stellungnahmen, wobei er von einer logischen Bemerkung ausging: „Also, wir haben da auf der einen Seite die ungebildeten Heilpraktiker und auf der anderen Seite die Kranken, die sich als leichte Beute anbieten, denn – um einen kürzlich von Ihnen gemachten Ausspruch zu verwenden – bei ihnen handelt es sich ja durchwegs um leichte Psychopathen."

Dr. Moniers Antwort übertraf meine kühnsten Erwartungen: „Bei jedem Kranken, ob nun intelligent oder nicht, ob kultiviert oder nicht, handelt es sich auf alle Fälle um ein verwundbares Wesen. Und dieses beeinflußbare Wesen ist zweifellos – wenn ich es so ausdrücken darf – Personen ohne Gott und Recht ausgeliefert. Ich will nicht behaupten, daß das auf alle Heilpraktiker zutrifft, aber ich behaupte, daß es häufig vorkommt und uns viele Beispiele bekannt sind. Aber um es nochmals zu sagen: Ich will hier niemandem den Prozeß machen, gleichgültig ob er ehrlich ist oder nicht. Ich will Herrn Mességué nicht angreifen und auch niemand anderen, zumindest derzeit noch nicht, ich sage lediglich, daß es in unserer modernen Gesellschaft, in der die Wissenschaft dem einzelnen so viel geben kann, gefährlich ist, freiwillig auf ebendiese Wissenschaft zu verzichten. Wenn hinsichtlich der paranormalen Probleme Analysen zu machen sind, müssen dieselben auf wissenschaftlicher Basis gemacht werden und dürfen nicht dieser Art Schwarzer Magie überantwortet werden!"

Diesmal war wirklich alles dran: Der Kranke, dieser „leichte Psychopath", ausgeliefert den Anhängern der Schwarzen Magie! Bald würde auch der Teufel seinen Pferdefuß zeigen, und der

Scheiterhaufen konnte nicht mehr weit sein. Ich habe versucht, den Schwefelgeruch und den Verzückten des heiligen Medardus, die Dr. Monier in das Studio einschleusen wollte, wo sie wirklich nichts zu suchen hatten, zu verscheuchen und sie mit einigen Worten gesunden Menschenverstandes zu bannen:

„Seit dreißig Jahren gebe ich zu, daß es mehr ehrliche Ärzte als ehrliche Heilpraktiker gibt. Im ganzen gesehen, besteht die Ärzteschaft aus hervorragenden, ehrenhaften Leuten, für die ich größte Bewunderung und Achtung habe. Dies sei vorausgeschickt. Aber deshalb gibt es trotzdem chronisch Kranke. Warum in aller Welt wollen Sie also verbieten, daß andere einem Ekzematiker, dem Sie keine Hilfe mehr versprechen können, einem Asthmatiker, der sein Asthma seit fünfzehn oder zwanzig Jahren mit sich herumschleppt und dem sie gesagt haben, er werde dies bis an sein Lebensende tun, mit Pflanzen oder ähnlichem Linderung verschaffen? Warum wollen Sie, daß die medizinische Wissenschaft Endpunkt menschlicher Verzweiflung und Ausweglosigkeit sein soll? Warum soll ein Kranker von dem Augenblick an, in dem ein Arzt ihm gesagt hat: ‚Sie sind ein chronischer Fall', nicht mehr das Recht haben, anderswo sein Glück zu versuchen, um Linderung zu finden?"

Meine kleine Rede hatte ihre Wirkung nicht verfehlt, und mir wurde Beifall gespendet. Das Prinzip der Sendung ist darauf aufgebaut, daß jeder der Redner seine Anhänger im Studio hat, so daß das Studio zum Forum wird, in dem jede Partei kräftig auf die Beiträge ihres „Champions" reagiert, wodurch natürlich die Debatten auch für die Millionen Fernseher, die sie verfolgen, an Lebhaftigkeit gewinnen.

Im Laufe der manchmal recht scharfen Antworten und trotz des Interesses, das ich am Streitgespräch nahm, und des Wunsches, zumindest die Zuschauer zu überzeugen, konnte ich mich einer gewissen Bedrücktheit nicht erwehren, weil da ein bedeutender Arzt, dessen persönliche Qualitäten nicht zur Diskussion stehen, veraltete Schablonen des Kampfes gegen die Naturheilpraktiker hervorholte und in einem Atemzug von Kresse und Kohl (die ich tatsächlich unter vielen anderen Pflanzen verwende) und von Schwarzer Magie sprach, nur um mir den Prozeß machen zu können. Was mich echt bedrückte, war die Feststellung, daß ich, der am heftigsten und härtesten die Scharlatane bekämpft habe, die aus der Angst und den Leiden ihrer Mitmenschen Kapital schlagen, weiterhin als deren Komplize angeprangert wurde.

Konnte es möglich sein, daß Dr. Monier nichts von meinen Kreuzzügen gegen die Scharlatane gehört hatte, von dem heftigen Klingenwechsel, den gefährlichen öffentlichen Debatten, die ich in allen Städten Frankreichs und fast bis in die Tropen gegen jene kriminellen Elemente geführt habe, die vorgeben, Krebs und Leukämie heilen zu können? Konnte es ihm verborgen geblieben sein, daß ich Monate hindurch gemeinsam mit Dr. Claoué Vorträge gehalten habe, zu denen ich die Heilpraktiker eingeladen hatte, und daß jedesmal, wenn einer von ihnen bei diesen Zusammenkünften verbrecherisch behauptete, daß er Krebs heilen könne, ich ihn in aller Öffentlichkeit anschrie: „Sie sind ein Mörder! Ein Scharlatan der übelsten Sorte, ein Betrüger!“

Konnte er wirklich ignorieren, daß ich der heftigste Gegner des unheilvollen Naessen gewesen bin, der vorgab, mit einem von ihm erfundenen Impfstoff unheilbare Leukämie heilen zu können? Ich bin damals eigens nach Korsika in die Nähe von Bastia gefahren, wo er sich niedergelassen hatte, um ihm die Stirn zu bieten. Weiß Dr. Monier, daß ich riskiert habe, gelyncht zu werden, weil ich den anklagte, den alle für ein Genie, einen Wohltäter der Menschheit hielten, und daß ich unter Polizeischutz abreisen mußte? Meinem Gegner konnten doch nicht alle Anstrengungen verborgen geblieben sein, die ich gemacht habe, um die falschen Naturheiler auszumerzen, um den Beruf sauberzuhalten, um gemeinsam mit meinem Freund Claoué, jenem hervorragenden Chirurgen und Menschen mit Herz, der Freien Medizin offizielle Anerkennung zu verschaffen und ein Gremium zu gründen, durch das es möglich geworden wäre, die schwarzen Schafe zu überwachen und auszustoßen? Weiß er nicht, daß Pierre Pasquini, der damals Abgeordneter war, einen Gesetzesentwurf vorbereitet hatte und mehrere Parlamentarier für eine Charta der Freien Medizin eingetreten sind, von der ich wollte, daß sie auf dem Grundprinzip „Primum non nocere“ (Vor allem niemals schaden!) beruhen sollte?

Aber Dr. Monier wollte ganz offensichtlich keinerlei Unterschiede machen. Alle Naturheiler sind notgedrungen Scharlatane, und er nahm sich kein Blatt vor den Mund:

„Wissen Sie, die Friedhöfe sind voll von Ihren ehemaligen Kunden!"

Damit hatte er den Bogen überspannt, und meine Antwort ließ nicht auf sich warten: „Ich meinerseits erlaube mir nicht zu sagen, daß alle Ärzte Verbrecher sind, nur weil Dr. Petiot zwischen 50 und 60 Personen umgebracht hat!"

An dieser Stelle der Diskussion wurde mir klar, daß der Gegenangriff nicht nur mit Worten geführt werden konnte, und ich bot meinem Widersacher und mit ihm der Schulmedizin an, den Wahrheitsbeweis zu erbringen. „Sie sind hierhergekommen, um zu zerstören", sagte ich, „um festzustellen, daß Sie nicht an die Naturheiler glauben. Ich hingegen, Herr Präsident, bin gekommen, um Ihnen vorzuschlagen, eine Verständigungsgrundlage zu finden. Sie anerkennen doch auch Masseure und Fußpfleger – warum also wollen Sie nicht auch uns – unter Ihrer Aufsicht – Kranke anvertrauen? Da Sie nicht an uns glauben, möchte ich Ihnen einen Vorschlag machen. Sie sagen, wir heilen nicht; Sie sind weiser, belesener als ich und sind ein besserer Redner, das stimmt. Wenn Sie mir jedoch unter Ihrer Aufsicht Patienten anvertrauen würden, die an chronischen Ekzemen leiden, oder Asthmatiker mit allergischem, chronischem Asthma, Kranke mit Zwölffingerdarmgeschwüren, so verspreche ich Ihnen, acht von zehn zu heilen. Wären Sie damit einverstanden? Heute abend ist ganz Frankreich unser Zeuge: Wenn Sie diesen Versuch wagen wollen, so stehe ich Ihnen zur Verfügung!"

Diese öffentliche Demonstration unter ärztlicher Aufsicht stellte eine Herausforderung dar, die mir völlig ehrlich erschien, denn bei diesem Abenteuer war ich es, der alles verlieren konnte, wenn ich versagte. Wenn jedoch der Versuch gelang, so hatten die Ärzte kein anderes Risiko als das, therapeutische Tatsachen anzuerkennen und ein wissenschaftliches Phänomen festzustellen. Für Geister, die rigoros geformt wurden und für die die einzige Religion die der wissenschaftlichen Wahrheit ist, sollte dies eigentlich befriedigend gewesen sein.

Zu meinem großen Erstaunen zeigte sich Dr. Monier jedoch in keiner Weise begeistert von meinem Vorschlag, der für ihn, wie er sagte, unannehmbar sei.

Alle meine Freunde und auch andere wissen, daß ich nicht so leicht lockerlasse. Es liegt mir nicht, gleich nach der ersten Abfuhr aufzugeben. Und so war ich auch in meinem tiefsten Innern davon überzeugt, daß mein Angebot angenommen werden konnte, ohne daß man sich damit etwas vergeben hätte.

Gleich am nächsten Tag schrieb ich meinem Gegner, überzeugt davon, man könne, nachdem die fiebrige Erregung während der Sendung vorüber war, auf einige bestimmte Punkte zurückkommen, die mir speziell am Herzen lagen. Ich wiederholte meinen Vorschlag, in einem Krankenhaus seiner Wahl und unter der Kontrolle der von ihm ausgesuchten Ärzte einen Versuch mit zehn chronischen Ekzematikern, zehn chronischen Asthmatikern und zehn an Migräne leidenden Patienten durchzuführen. „Wir werden gemeinsam die Ergebnisse feststellen; auch wenn Sie kein Vertrauen zu diesem Versuch haben, glaube ich, daß Sie nicht das moralische Recht besitzen, ihn abzulehnen!“ Und ich schloß: „Wenn hier jemand ein Risiko eingeht, so bin ich es!“ Aber Dr. Monier wollte anscheinend nicht, daß ich dieses Risiko einging. In seiner auf dem Briefpapier der französischen Ärztekammer geschriebenen Antwort sagte er dasselbe wie während der Sendung, nämlich daß er über keine Krankenhausstation verfüge, die einem derartigen Versuch gerecht würde. „Außerdem“, fuhr er fort, „muß ich klarstellen, daß Ärzte, auch Anstaltsärzte, einen solchen Versuch nur mit anderen Ärzten zu Forschungszwecken durchführen können, um den Gesundheitszustand eines Kranken zu verbessern. Bei Versuchen gemeinsam mit Nichtärzten kann die Verantwortung hiefür niemals letzteren überlassen werden, da ein Arzt es sich schuldig ist, jederzeit, wo nötig, einzugreifen.“

Das war es also! Ich war anscheinend unverbesserlich naiv mit meinem etwas veralteten guten Willen und meiner Gutgläubigkeit.

Der aggressive Wortaustausch während der Sendung hatte mich noch in anderer Beziehung getroffen; hier ging es auch um etwas, das für mich die allergrößte Bedeutung hat, nämlich um das Gefühl für Freundschaft. Mein Gegner hat praktisch all den Aussagen, die ein Vierteljahrhundert hindurch im Verlauf vieler Prozesse mutig zu meinen Gunsten gemacht wurden, jeden Wert abgesprochen. Viele dieser Zeugen – und nicht die geringsten – sind meine Freunde geworden. Ich habe also, empört darüber, daß man ihre Aussagen in Zweifel ziehen könne, reagiert: „Es betrübt mich, von Ihnen zu hören, daß die Zeugen in meinen Prozessen unverantwortlich ausgesagt haben. Vor zwanzig Jahren, anläßlich eines Prozesses in Paris, haben auch Ärzte als Zeugen ausgesagt – waren alle diese Ärzte unehrenhaft? Wenn Vertreter der Richterschaft – und nicht die geringsten – bei meinen Prozessen als Zeugen auftraten, waren diese Richter dann unehrenhaft, weil sie den Mut besessen haben, vor einem Gericht zu bezeugen, daß ich ihnen Linderung oder Heilung verschafft habe? Handelte es sich etwa um falsche Zeugen?“

In dem Wirrwar der Gefühle, die mich an jenem Abend beschäftigten, sah ich sie alle vor mir, ich fühlte geradezu ihre körperliche Anwesenheit herzlich und brüderlich, so hoch über dem stehend, was man als phantasielos und mittelmäßig definiert. Anläßlich meines ersten Prozesses in Nizza im Frühjahr 1949 war es Dr. Camaret, Präsident der Ärztekammer von Menton, welcher, angestachelt von seinen Kollegen und nur auf Grund seiner offiziellen Stellung, gegen mich Klage eingereicht hatte. Doch als erster von fünf geladenen Zeugen sagte er zu meinen Gunsten aus. „Ja“, sagte er, „Maurice Mességué heilt, er hat meine Frau geheilt und Patienten geheilt, die ich ihm geschickt habe, oder ihnen Linderung verschafft; Patienten, die ich für unheilbar hielt. Das ist nicht ableugbar!“

War er gezwungen zu dieser Aussage? Sicherlich nicht, ebenso wie ihn nichts dazu verpflichtete hinzuzufügen, daß er es für eine unerträgliche Ungerechtigkeit halte, daß man mich gerichtlich verfolgte. Es war dies das erste Mal, daß ein bedeutender Arzt mit schwerwiegender öffentlicher Verantwortung in den Zeugenstand trat, um für einen Heilpraktiker auszusagen, den die Ärztekammer strafrechtlich verfolgte.

Das erste, aber nicht das letzte Mal. In Lyon, in Tours, in Nancy, in Corbail, in Paris, in Versailles – überall während der oft hitzigen Etappen dieser wahren Tour de France von Gericht zu

Gericht kamen *Ärzte*, um für mich auszusagen. Beim letzten Prozeß in Grasse wurde zunächst die schriftliche Zeugenaussage eines Pariser Arztes verlesen, dessen beide Töchter ich geheilt hatte, und dann sagte der berühmte Chirurg Dr. Krebs, Professor an der Universität Basel, obwohl er sich bewußt war, einen Präzedenzfall zu schaffen: „Von dem Tag an, an dem er meine Frau geheilt hat, habe ich begonnen, Maurice Mességué als einen der Unseren zu betrachten."

„Einer der Unseren", das heißt, einer von denen, die die Krankheit eindämmen, die den Leidenden dank ihrer Kenntnisse und ihrer besonderen Begabung Heilung und Linderung verschaffen. Diesem bedeutenden Chirurgen war es wie vielen anderen gleichgültig, daß es sich um eine „inoffizielle" Begabung handelte.

Da haben wir die einfache, klare und so wunderbare Wahrheit. Ich war verletzt, daß nun hier ein Mann voll Voreingenommenheit Zweifel an den öffentlichen Zeugenaussagen zum Ausdruck brachte, die von den Gerichtsbehörden meines Landes einsichtig und klar zu meinen Gunsten ausgelegt worden waren. Es schien mir da nicht nur mangelndes „Fair play" zum Ausdruck zu kommen, was bei einem in die Enge getriebenen Gegner, dem die Argumente ausgegangen sind, durchaus entschuldbar wäre, sondern eine echt feindliche Gesinnung, und das konnte ich nicht hinnehmen.

Ich bedauerte zutiefst, nicht meinem ersten Impuls nachgegeben zu haben. Als mir dieses Duell mit der Ärztekammer vorgeschlagen worden war, hatte ich zunächst beabsichtigt, aus den Archiven der fünfundzwanzig Kampfjahre die Argumente herauszusuchen, die als unanfechtbar anerkannt waren, da sie aus rechtskräftigen Urteilen stammen. Ich hatte Urteilsbegründungen des Gerichtes von Nancy gefunden, die die klarste und unanfechtbarste Verteidigung zu meinen Gunsten darstellen, welche jemals inner- oder außerhalb eines Gerichtssaales ausgesprochen wurde. Es handelt sich darin nicht mehr um Mességué, der Mességué verteidigte, um dessen Erfolge, dessen Heilungen, um ihn, der die Vorteile der Pflanzen hervorhob und die Mißerfolge der Schulmedizin aufzeigte, nicht mehr um die Zeugenaussagen von Ärzten, die selbst oder deren Anverwandte zu ihm gekommen waren, um sich

„illegal“ von ihm behandeln zu lassen. Diesmal war es die Stimme des Gerichtes in ihrer ganzen Tragweite. Die Urteilsbegründung, die ich niemals vergessen könnte, denn sie hat mir die Kraft gegeben, meinen Kampf weiterzuführen, lautete:

„Angesichts dessen, daß die Zeugen alle bestätigt haben, daß sie sämtliche Möglichkeiten der Schulmedizin ausgeschöpft hatten und – weil sie keinen anderen Ausweg mehr wußten – sich dann ohne anfänglich große Überzeugung an Mességué gewandt haben;

angesichts dessen, daß auf dieselbe Weise erhoben worden ist, daß auch gewisse Ärzte sich an Mességué gewandt haben, meist, weil sie keinen Ausweg mehr sahen, und daß sie das taten, ohne von vornherein überzeugt gewesen zu sein;

angesichts dessen, daß darüber hinaus feststeht, daß gewisse Ärzte seinen Methoden nicht feindlich gegenüberstehen und ihm sogar Patienten schicken;

angesichts dessen, daß die lange Liste von Persönlichkeiten aus der Welt der Politik, der Kunst, der Literatur und der Richterschaft, die er behandelt hat, ein unzweideutiger Beweis für das Vertrauen ist, das man ihm entgegenbringt;

angesichts dessen, daß zahlreiche vom Gericht einvernommene Zeugen nach Eidesleistung angegeben haben, daß sie manchmal nach langjähriger, fruchtloser ärztlicher Behandlung sich an Mességué gewandt haben und von diesem geheilt wurden;

angesichts dessen, daß Mességué Ärzte als Zeugen benannt hat, die gekommen sind, um auszusagen, daß er sie oder ihre bereits aufgegebenen Anverwandten, bei denen die Schulmedizin versagt hatte, geheilt hat, ist es angebracht, das Gesetz nur in milder Form anzuwenden und lediglich auf eine prinzipielle Strafe zu erkennen.“

Wen könnte es wundern, daß ich aus der Begründung meiner Verurteilung neuen Glauben schöpfte?

Was die zweite Unterlage betrifft, an deren Vorlage ich einen Augenblick gedacht hatte, so handelte es sich bei ihr um einen Freundschafts- und Wertschätzungsbeweis, der mir unendlich kostbar ist.

Ich habe wiederholt die Zeugnisse erwähnt, die mir von bekannten und berühmten Persönlichkeiten ausgestellt wurden, die mich nicht nur mit ihrem Vertrauen ausgezeichnet haben, sondern dies auch öffentlich kundtun wollten. Niemals jedoch habe ich von Adolphe Touffait gesprochen.[1]

Es ist für mich eine Ehre, daß dieser große Jurist, dieser hervorragende Staatsanwalt mein Freund geworden ist. Darin liegt ein Paradox meines Lebens, daß der von allen Gerichten Frankreichs und Navarra verfolgte „Heilpraktiker" in seinem „Goldenen Buch", im „Buch der Freundschaft" folgende Worte des Ersten Staatsanwaltes von Frankreich lesen kann:

„Die menschlichen Beziehungen enden, wenn sie die entsprechende Feuerprobe bestanden haben, in dem dauerhaftesten aller Gefühle, nämlich der Freundschaft. Glücklich die, die der Freundschaft Maurice Mességués teilhaftig werden, denn sie können mit seiner Uneigennützigkeit, der Großzügigkeit seines Herzens, seiner Feinfühligkeit rechnen. Ich kann das wahrlich bezeugen!"

Diese Worte stehen neben vier Zeilen, die Pierre Closterman, der berühmte Kriegsheld, Abgeordnete und Verfasser von Erfolgsromanen, dessen Gattin ich behandelt hatte, in seinem interessanten Werk geschrieben hat:

„Das schönste Geschenk des Himmels ist das Leben, und das edelste Wort aus dem menschlichen Wortschatz ist das Wort ‚Danke!' Dafür, daß Sie dieses Geschenk dem Menschen, der mir auf der Welt der teuerste ist, bewahrt haben, danke ich Ihnen, und Dank auch im Namen aller anderen, denen Sie geholfen haben!"

An manchen Abenden in meiner Gascogne, wenn die Engstirnigkeit gewisser Menschen mich allzu sehr bedrückt, denke ich an Adolphe Touffait oder sehe die hochgewachsene, kerzengerade Gestalt Clostermans vor mir, wie er zu meinen Gunsten aussagt. Ich rufe mir ihre Stimmen in Erinnerung. Dann hole ich nochmals das „Goldene Buch" hervor und lese nach, was sie geschrieben haben und was ich niemals preisgegeben hatte. Das versöhnt mich dann wieder mit den Menschen, denn durch sie, durch einige Mächtige und Bescheidene weiß ich, daß sie der Freundschaft, der Geradlinigkeit und der Treue fähig sind.

[1] Betr. Zeugenaussagen von Antoine Pinay und M. Besson, Generalstaatsanwalt am Kassationsgericht usw. siehe „Von Menschen und Pflanzen", Maurice Mességué, Verlag Fritz Molden.

Das waren die Gefühle, die mich während der Sendung des Streitgesprächs beschäftigten, in der die Debatte über die Freie und die Schulmedizin auf der Bühne des täglichen Lebens der öffentlichen Meinung vorgestellt wurde, das heißt, Millionen von Menschen, die zumindest einmal im Leben mit der Heilkunst in Berührung kommen. Und während mein Gegner sich in nutzlose Details einer Argumentation verbiß, die ich schon auswendig kannte, dachte ich an einen berühmten Ausspruch Sacha Guitrys: „Er redete und redete, bis er endlich etwas zu sagen hatte ..." Wobei ich nicht allzu sicher bin, Dr. Monier, ob Sie an diesem Abend tatsächlich etwas zu sagen hatten!

Nach dieser Sendung erhielt ich eine Menge Post. Unter den ersten Briefen waren einige von Ärzten. Ja, von Ärzten! Es scheint unglaublich: nachdem sie meinem Wortwechsel mit dem Präsidenten der französischen Ärztekammer beigewohnt hatten, bei dem dieser mich praktisch als Scharlatan bezeichnete, schrieben mir Ärzte, um sich von mir behandeln zu lassen! Armer Dr. Monier! Kein Verräter ist größer als der aus den eigenen Reihen. Ich hätte mir gewünscht, daß Präsident Monier diese Schreiben aufmerksam lese, nicht um dessentwillen, was darin über mich und ihn gesagt wurde, sondern damit er die Stimme höre, die sich da erhebt.

Er soll sich nur nichts vormachen: Aus diesen manchmal schlecht formulierten und grammatikalisch durchaus nicht einwandfreien Briefen spricht die Stimme des Volkes. Es ist der Schrei und der Jammer der anonymen Masse der Leidenden, der Bescheidenen, all jener, die – wie sie selbst sagen – nicht mehr wissen, an wen sie sich wenden sollen, wem sich anvertrauen mit ihren Ängsten und ihren Leiden.

Warum wohl, Herr Dr. Monier, kommen sie zu mir, dem Naturheiler? Warum gerade zu mir, dem Mann ohne Diplom, dem Bastard unter den Medizinern? Wohl weil sie bei euch Ärzten, bei den legitimen Söhnen Äskulaps, weder die Aufnahme, den Trost und die Aufmerksamkeit noch Heilung oder Linderung finden. Und gerade die Ärzte behaupten, die einzigen zu sein, die diese bieten können.

Hören Sie doch diese dunkle Stimme, die tief aus dem Volke aufsteigt! Sie erhebt die schärfste Anklage gegen die Mandarine, gegen die Hohenpriester, die Vertreter der Wissenschaft und des ärztlichen Standes. Sie gibt die niederschmetterndste Antwort auf all die Anklagen, die gegen mich gerichtet werden und gegen alle ehrlichen Heilpraktiker. Ein neues Urteil des Volkes in einem neuen Prozeß – ein weiteres!

Immer wieder wird behauptet, daß ein Verfahren nur auf Grund der Klageeinbringung eines unzufriedenen Patienten angestrengt werden kann und daß nur dann der Staatsanwalt eingreift. Das stimmt nicht! Die Ärzteschaft kann durchaus selbständig eine Klage einbringen, und ebenso kann dies das Gesundheitsamt.

Die Gesetzestexte, durch welche die Ausübung einer Behandlung von Kranken geregelt wird, gestehen jegliche Handhabung oder Anwendung von Methoden, die zur Heilkunst gehören, ausschließlich den diplomierten Ärzten zu. Sie würden einem Pasteur, diesem sonderbaren Chemiker, wie er von den Professoren der medizinischen Fakultät geringschätzig genannt wurde, verbieten, seine Versuche durchzuführen oder zu impfen. Als er in Anwesenheit eines Arztes den kleinen Joseph Meister gegen Tollwut impfte, verstieß Pasteur unweigerlich gegen die heute bestehende Verordnung vom 24. September 1954. In der Tat macht sich jeder Apotheker trotz seiner Diplome, jede Krankenschwester, jeder medizinische Berichterstatter, der ein Medikament oder eine Behandlung empfiehlt, der illegalen Ausübung der Medizin schuldig. Sobald er aber sein Doktorat in der Tasche hat, weiß in den Augen des Gesetzes der letzte kleine Arzt mehr als Pasteur über die Tollwut und deren Behandlung. Der berühmte Begründer der Mikrobiologie hätte verurteilt werden müssen, wenn ein Arzt auf Grund der heute geltenden Gesetze gegen ihn Klage eingebracht hätte. Das erscheint mir völlig verrückt, aber so ist es eben. Pasteur hatte das Glück, seinen Impfstoff sechs Jahre vor der Verabschiedung des berühmten Gesetzes vom 30. November 1892 gefunden zu haben, eines Gesetzes, das, wie man sehen kann, nicht gerade zu den jüngsten gehört.

Ich sage es oft, die Wahrheiten ändern sich und auch das Wissen, und die Ärzte sollten nicht glauben, daß ihnen im Namen der Medizin die Welt gehöre. Ich kann mit Freude feststellen, daß sie jedoch immer weniger dazu neigen, daß immer mehr unter ihnen mit den Empirikern zusammenarbeiten und objektiv die von diesen erzielten Ergebnisse anerkennen. Ich habe viele Freunde unter den Ärzten, und zwar unter den bedeutendsten. Mit Freude stelle ich bei diesen intelligenten und pflichtbewußten Menschen, aber auch bei vielen ihrer jungen Kollegen ein fühlbares Umdenken fest: Sie wollen die Medizin an ihrem wirklichen Platz sehen. Wißbegierig, offen und ohne Vorurteile sind sie Suchende, stellen sich die Frage der Grenzen ihrer Kunst und der möglichen Ergänzungen. Dies scheint mir ein gesunder Standpunkt zu sein.

Ich glaube, ich bin der einzige Gemeindevertreter, der von sich behaupten kann, einundzwanzigmal vor Gericht zitiert worden zu sein. Das ist ein Rekord, der kaum je übertroffen werden wird. Einundzwanzigmal habe ich vor dem Richter erscheinen müssen, einundzwanzigmal habe ich die Schalen der ehrwürdigen Waage schwanken gesehen, und einundzwanzigmal blitzte das Schwert der Gerechtigkeit über dem Haupt des Übeltäters, der ich bin.

Die Geschichte meiner Prozesse bildet einen wesentlichen Abschnitt meines Lebens. Sie hat mein Leben enorm beeinflußt, aber so paradox das klingen mag, verdanke ich ihr meine besten Freunde und einige der größten Freuden. Außerdem (und das geht an die Adresse von Dr. Monier) habe ich auf Grund meiner Prozesse das Recht, zu behandeln und zu heilen, erwirkt und mein einziges Diplom, das eines „Therapeuten", erworben. Darum werde ich auch mit meinen Söhnen und einigen Freunden am 28. April 1979 den Jahrestag gebührend begehen. An diesem Tag werden es 30 Jahre sein, daß ich das erste Mal vor Gericht erschienen bin, daß mein erster Prozeß stattfand. Mit ihm begann für mich eine Zeit des unaufhörlichen Kampfes, einer fast ständigen Quälerei. Allen diesen Kämpfen, diesen Prüfungen entsprachen ebenso viele Verurteilungen. Im Laufe all dieser Monate und Jahre bekräftigten die Plädoyers, Strafanträge, Zeugenaussagen und Verurteilungen einen Eindruck, durch welchen, aus einem glücklichen Paradox heraus, die über mich bei allen Prozessen verhängten Strafen zu Marksteinen eines impliziten, aber um so offensichtlicheren Freispruches wurden. Gegenüber der Ärztekammer und den die Ausübung der ärztlichen Tätigkeit regelnden Gesetzestexten konnten die Richter nicht anders, als das Gesetz anzuwenden, also mich zu verurteilen. In ihrem Innersten jedoch bestätigten sie am Ende der ins Detail gehenden Untersuchung und der leidenschaftlichen Verhandlungen ihre Überzeugung, daß meine Tätigkeit sich wohltuend für meine Mitmenschen auswirke.

Ich habe des langen und breiten von diesen Prozessen gesprochen[1]. Sieben Jahre nachdem ich aufgehört habe zu praktizieren und sie nun nicht mehr einzeln betrachte, sondern in ihrer Gesamtheit, frappiert es mich, wie bahnbrechend sie doch im Geiste der Richter und in der öffentlichen Meinung gewirkt haben. Daran ändert auch die Tatsache nichts, daß, als ich im Februar 1949 wegen Verstoßes gegen den Artikel 376 des Gesetzes für öffentliches Gesundheitswesen (illegale Ausübung der ärztlichen Tätigkeit) vor das Gericht von Nizza geladen wurde, mich das wie ein Blitzschlag traf. Ich war damals jung, unschuldig und sehr empfindlich, und diese Vorladung traf mich wie glühendes Eisen.

Für einen Mann aus dem Volk hat eine Vorladung vor Gericht immer etwas Peinliches, auch wenn er sich völlig unschuldig fühlt. Im Volk ist der Sinn für Ehre noch tief verwurzelt, in ihm lebt die jahrhundertealte Moral weiter, und ein Mann, der vor Gericht gezerrt wird, ist mehr oder weniger entehrt. Das mag übertrieben klingen, aber es ist so! Und wenn ich mehr als andere dieses Phänomen empfinde, so wohl darum, weil es dem größten Unglücks meines Lebens, nämlich dem vorzeitigen Tod meines Vaters, zugrunde liegt.

Die Zeit ist nun gekommen, wo ich diese Klarstellung hinsichtlich des einen Geschehnisses in meinem Leben geben kann, das mein Schicksal am tiefsten beeinflußt hat.

Auch meinem Vater wurde eines Tages eine Vorladung vor das Gericht in Auch zugestellt. Soviel ich weiß, wollte ihn ein Richter wegen einer recht unbedeutenden Angelegenheit einvernehmen. Für meinen Vater jedoch zählte nur die Tatsache, daß das Gericht ihn vorlud, ohne daß er wußte, weshalb. Das genügte schon, um bei diesem einfachen, sensiblen Menschen eine tiefe Ratlosigkeit auszulösen. Viele kleine, sorgsam zusammengetragene Details lassen mich heute vermuten, daß in diesem Depressionszustand, in

[1] Maurice Mességué: „Von Menschen und Pflanzen“, Verlag Fritz Molden.

der unvernünftigen Panik, die ihn, wie man mir erzählt hat, immer stärker ergriff, je näher der Unglückstag rückte, der Grund für den Jagdunfall zu suchen ist, durch den ich ihn und seine Liebe verloren habe. Alle, die ihn kannten, waren wie vor den Kopf gestoßen, als sie von dem Unfall erfuhren, der diesem vorsichtigen, erfahrenen Mann, Sohn und Enkel von Jägern, widerfahren sein sollte, der sein Leben lang an goldenen Herbst- und nebligen Wintertagen mit seiner Flinte die Wälder und Felder, die Ebenen und Hügel in seiner leidenschaftlichen Liebe zu Jagd und Natur, die er besser kannte als irgend jemand, in allen Richtungen durchstreift hatte.

Der junge Beamte, der uns damals von seinem Tod benachrichtigte, hat in der Zwischenzeit eine sehr schöne Karriere gemacht; seit seiner Pensionierung ist er Bürgermeister in einem westlichen Departement.

Es ist wahr, daß bei uns auf dem Lande – und das mag auch anderswo zutreffen – eine einfache routinemäßige Vorladung eines Untersuchungsrichters, Richters oder Gerichtes oder selbst eines Polizeikommissars oder Gendarmeriepostens die einfachen, ungebildeten, aber grundlegend gutmütigen Gemüter, in deren Vorstellung der Justizapparat lediglich für Handlungen von Bösewichtern zuständig ist, zutiefst in Unruhe versetzt. In diesem Punkt haben die Bauern eine Würde und Strenge beibehalten, die der bürgerlichen Klasse, die einst darin beispielgebend war, nicht mehr im gleichen Maße eigen ist. Zur Zeit Balzacs hat César Biroutteau, der „pleite" gemacht hatte, den ganzen Leidensweg eines Kaufmanns durchschritten, der seine Ehre verloren hat. Heute ist der Konkurs in einer von Geschäften korrumpierten Welt gesellschaftsfähig geworden, eine Routinesache, nichts weiter. Es gibt keinen César Biroutteau mehr.

Gleich bei diesem ersten Prozeß war mir klar, daß ich auf alle Fälle verurteilt werden würde. Und das immer wieder – auch wenn ich die ganze Welt geheilt hätte. Die Gesetzgebung, auf die sich die Ärztekammer berief, ließ mir nicht die geringste Chance. Glücklicherweise stützte mich mein Rechtsanwalt moralisch. „Sie werden zwar verurteilt werden", sagte mir Pierre Pasquini, „aber der Widerhall dieses Prozesses wird ihn in einen großen Sieg für Sie verwandeln!“ Schon bei diesem ersten Prozeß, dessen aufsehenerregender Verlauf und dessen Widerhall zweifellos meinen Erfolg bestimmt haben, hat der Anwalt der Ärztekammer festgestellt, daß er meine Heilungen nicht bestreite, und dabei blieb er jedesmal, wenn er gegen mich auftrat. Anläßlich des dritten Prozesses in Lyon kam es zu einem bedeutenden Ereignis: Nachdem ich dem Gesetz entsprechend verurteilt worden war, den Ärzten einen Schadenersatz zu zahlen, brachte das Gericht in seiner Urteilsbegründung Gedanken zum Ausdruck, die für mich von allerhöchstem Interesse waren:

„Angesichts dessen, daß Mességué tatsächlich Kranken Heilung gebracht hat, die von der Schulmedizin aufgegeben worden waren, bedauert es das Gericht, daß zwischen Ärzten und Heilpraktikern kein Modus vivendi gefunden werden kann.“

In Paris schrieben die Richter schwarz auf weiß, daß in der Rechtssache weitgehendst mildernden Umständen Rechnung zu tragen sei und der Angeklagte die Nachsicht des Gerichtes verdiene. Die Urteilsbegründung des Gerichtes von Nancy ist bereits bekannt. Sind diese Urteilsbegründungen nicht gleichbedeutend mit einem Diplom? Die des Gerichtes von Grasse sprach keine weniger klare Sprache. Dort hatte der Staatsanwalt eine milde Anwendung des Gesetzes beantragt, da „kein Moment vorliege, das dazu berechtige, auf eine schädigende Handlungsweise meinerseits zu schließen“. Man verurteilte mich also zur Hälfte der Mindeststrafe, und mir wurde folgende schmeichelhafte Beurteilung zuteil: „Ein Urteil hat nicht über den wissenschaftlichen Wert einer Behandlung zu erkennen. Es muß hingegen anerkannt werden, daß Mességué Heilungen erzielt hat, die als erstaunlich zu bezeichnen sind.“

Das also waren meine 21 Prozesse, in deren Verlauf es mir dank meiner großartigen Rechtsanwälte, die sich hartnäckig für meine Sache eingesetzt haben, dank der Treue und des Mutes meiner Freunde, der Ergebenheit meiner Patienten gelungen ist, mühseligst und schmerzhaft den „Skandal“ des legalen und blinden Vertuschens der „Parallelmedizin“ ans Licht zu ziehen. Mein Sohn Didier pflegt zu sagen:

„Ich bin stolz darauf, daß die Geschichte meines Vaters in

gewisser Weise die öffentliche Hand, die Zitadelle der Ordnung und des Gesetzes erschüttert hat. Die Prozesse, die gegen diesen Mann angestrengt worden sind, der zwar kein Diplom besitzt, jedoch verzweifelte Fälle lediglich durch die Heilkraft seiner Pflanzen und eines hartnäckig im Laufe der Jahre erworbenen Wissens geheilt hat, haben dazu geführt, daß sogar jene, die über ihn befinden mußten, sich der Grenzen der Gesetzestexte, die sie anwandten, bewußt geworden sind."

Es ist richtig, daß in diesen denkwürdigen Urteilsbegründungen durch die Haltung der Richter, die aufsehenerregenden und unwiderlegbaren Zeugenaussagen berühmter und unbekannter, mächtiger und bescheidener Kranker, von Chirurgen, Dermatologen und Neurologen das gesamte Problem der Freien Medizin aufgerollt wurde. Trotz der wohlwollenden Beurteilung seitens hoher Instanzen bleibt es uns jedoch weiterhin gestellt. So haben hochstehende Persönlichkeiten nicht gezögert, öffentlich anzuerkennen, wie wichtig es wäre, gesetzlich zwischen dem Personenkreis der Heilpraktiker und Magnetiseure, die effektiv gewisse Krankheiten heilen, und jenem der Scharlatane, die aus dem menschlichen Elend Nutzen ziehen, zu unterscheiden.[1]

Ich habe von Richtern gesprochen, von all den Männern im Talar, die in jenen Gerichten tagten, in denen ich mit einem Angst-, ja Schuldgefühl erscheinen mußte, von dem ich mich nie ganz befreien konnte. Ich habe diese Männer erwähnt, in deren Händen die Waagschale und das Schwert der Themis liegen, jener gefürchteten Göttin der Gerechtigkeit und des Rechts.

Als Kind hatte ich eine besondere Vorliebe für die griechische Mythologie, und nur zu oft betrachtete ich in einem mythologischen Atlas all diese Göttinnen und Götter, die die Kraft und die kosmischen Prinzipien verkörperten. Nun, aus der Mythologie kann man viel lernen, wenn man sie aufmerksam liest. So war Themis, die Göttin mit der Waage, das Sinnbild der Weltordnung, des göttlichen Gesetzes und des Gleichgewichtes aller Dinge, sie verkörperte die Macht des Geistes in der rauhen Epoche der

[1] Archiv der nationalen Arbeitsgruppe der Organisation der medizinischen Hilfsberufe.

Titanen. Und ebendiese Weltordnung, dieses Gleichgewicht der Dinge, das göttliche Gesetz und die Macht des Geistes in barbarischen Zeitaltern, sollen die Richter in ihrem Justizpalast, der ja auch als Themistempel bezeichnet wird, verkörpern und verteidigen. Es ist dies eine enorme, verantwortungsvolle Aufgabe. Die überwiegende Mehrzahl der Richter macht ihrem Beruf und ihrer traditionellen mutigen Unabhängigkeit Ehre und spricht tatsächlich Recht. In ihren Händen bleiben auch in unserer turbulenten Zeit die Waagschalen im Gleichgewicht der Gerechtigkeit, der Weltordnung – im Gleichgewicht aller Dinge.

3

„Honoris causa“

Soziologen und Psychologen sind besonders weise Leute. Sie erfinden außergewöhnliche Ausdrücke für Dinge, die so alt wie die Welt sind. So haben sie auch viel über das Außenseitertum geschrieben.

Ich weiß, was ein Außenseiter ist. Im gewissen Sinne war ich mein ganzes Leben lang einer. Ich bewegte mich stets „am Rande“ der Medizin, „am Rande“ der Diplome, „am Rande“ des Gesetzes. Irgendwie also bin ich ein gelungenes Beispiel für eine dauerhafte Randerscheinung. Und da meine Methoden und meine Verwaltungsgewohnheiten das sind, was sie sind, frage ich mich, ob ich nicht ein unverbesserlicher Außenseiter bin. Wenn ich davon spreche, dann nur, um das Erstaunen zu beschreiben, das mich erfaßt, wenn ich mich da auf Tribünen unter „Offiziellen“ als Würdenträger wiederfinde, was in der letzten Zeit immer häufiger der Fall ist. Der ehemalige „Illegale“, der „Außenseiter“ nimmt an der Seite von Ministern und Staatssekretären an nationalen und internationalen Kongressen teil, man verleiht ihm Orden, er hält Eröffnungsreden in ausländischen Hauptstädten.

An diesem Erstaunen kann ich ermessen, wie wenig ich mich verändert habe, wie sehr ich noch dem mageren, ehemaligen Hilfslehrer gleiche, der da während der Besatzungszeit nach Nizza kam mit seinem Koffer voll Pflanzen aus dem Gers . . . Den Weg, den ich zurückgelegt habe, kann ich schon an der Tatsache ermessen, daß ich nun Seite an Seite mit Exzellenzen und Würdenträgern sitze. Und nicht nur an diesem mich selbst betreffenden Phänomen sehe ich den langen Weg, sondern auch an einem mir viel wichtiger erscheinenden Phänomen: Die Medizin hat nun entdeckt, daß neben der Chemie und den Medikamenten ein altes Wissen existiert und stets existiert hat, das man früher Kräuterkunde bezeichnete, jene einfache Kenntnis, die heute unter dem klangvollen Namen „Phytotherapie" wieder ausgegraben wird.

Darin liegt einer meiner aufsehenerregendsten Siege dieses meines langen, ewigen Kampfes für die Natur. Sicher, ich habe einen guten Teil meines Lebens damit verbracht, für sie zu kämpfen, und ich bin noch nicht am Ende. Aber daß sich plötzlich in der ganzen Welt unumstrittene wissenschaftliche Stellen, bekannte Ärzte und berühmte Forscher der unzähligen Vorteile meiner geliebten Pflanzen bewußt werden, freut mich ungemein und entschädigt mich hundertfach für meine Mühen, für alle Kritik und Verleumdung. Zu lesen oder zu hören, daß diese Männer der Heilkunst, die sich gestern bestenfalls noch skeptisch gaben, aber im allgemeinen verächtlich taten, plötzlich eine der Grundwahrheiten erkannt haben, nämlich daß es besser ist, die Pflanzen in ihrem natürlichen Zustand zu verwenden und sie nicht irgendwelchen chemischen Vorgängen zu unterziehen und in Form von Pillen, Tabletten, Zäpfchen, Tropfen, Sirup oder als Einreibmittel zu verabreichen, erfüllt mich mit ehrlicher Erleichterung. Endlich haben sie die Gnade erfahren und neuerlich herausgefunden, daß „die Natur recht hat". In der Folge werden wir sehen, daß es durchaus nicht so einfach ist, heutzutage die Natur zu schützen. Sollte mir Gott ein langes Leben schenken und es mir vergönnt sein, auf mein Leben als Ganzes zurückzublicken, so bin ich sicher, daß ich auf nichts stolzer sein werde als auf die Tatsache, daß ich eine Art Pionier gewesen bin.

Von meinem Platze aus und auf meine Art bin ich vielleicht einer der ersten gewesen, der eine Weisheit und ein Wissen bewahrt und wieder in Erinnerung gerufen hat, die schon vergessen waren. Ich bin wohl einer der ersten und lange Zeit auch der einzige gewesen, der mitten im Triumph der Chemotherapie darauf hingewiesen und erklärt hat, daß die alte Verbindung, die zwischen dem Menschen und den Pflanzen besteht, wesentlich für das Gleichgewicht der Spezies ist. Ich war meiner Zeit voraus, wurde als Scharlatan behandelt und durch die Gesetze meines Landes 20 Jahre hindurch verurteilt, da ich bewiesen hatte, daß Pflanzen- und Tierwelt durch vieltausendjährige Harmonie vereint sind, daß der Mensch kein Sonderwesen ist, kein Solist im großen kosmischen Orchester, daß die alte Bäuerin, die Gurkenkraut oder Kamille für ihre Tees sammelt, instinktiv vielleicht mehr weiß über den Platz, den die menschliche Familie in der Natur einnimmt, als bedeutende Biochemiker, die doch so viel über die Lebensvorgänge wissen. Ja, ich war ohne Zweifel einer, der die alten Wahrheiten wieder in Erinnerung gebracht hat, der ein Wissen bewahrt hat, das uns aus Urzeiten überliefert wurde.

Heute gibt es eine außergewöhnlich starke „Zurück-zur-Natur-Bewegung", die eine Auflehnung gegen die Übergriffe und das Delirium der industriellen Zivilisation darstellt. Ohne Zweifel handelt es sich hier um das wichtigste Phänomen unseres Jahrhunderts. Die Menschen werden sich endlich der Dummheit und der Gefährlichkeit der Mythen bewußt, die sie sich geschaffen haben, vor allem des Unfugs, in der Wissenschaft die oberste Göttin zu sehen, die alle anderen alten Götter ersetzen soll.

Als ich noch in die Volksschule ging, las ich wie alle kleinen Franzosen meiner Generation „Le Tour de France de deux enfants" („Die Rundreise zweier Kinder durch Frankreich"). Gemeinsam mit diesen beiden wißbegierigen kleinen Reisenden entdeckte ich das industrielle Frankreich, die Schwerindustrie, die Pneumatikhämmer, die Fabrikschlote von Creusot, die Staudämme und die ganze Technik, die den Franzosen und der ganzen Welt Reichtum und Glück bescheren sollten. Das war ein Dogma, ein Glaubensbekenntnis, diese Wissenschaft, die die Menschheit aus Armut, Unwissenheit und Unglück befreite!

Wer hätte damals je vermutet, daß diese Hymne auf die Technologie, auf die Wissenschaft, die Ingenieure, die Forscher mit der Angst enden würde, die uns ergreift, wenn wir vor dem vergifteten Rhein stehen oder die zerstörten Gesichter der kleinen Märtyrer von Seveso sehen?

Heute wissen wir, daß die Wissenschaft nicht die höchste aller Göttinnen ist, die Verteilerin aller Wohltaten. Wir kennen nun ihre

Schattenseiten und ihr Übel, wissen, daß sie nur Mittel, aber nicht Endzweck ist. Der Wissenschaftler ist nicht unbedingt auch weiser, der Techniker ist lediglich ein Fachmann, der in seinem Labor eingesperrt ist und meist nur ein Glied in der Kette des industriellen Systems darstellt.

Es scheint übrigens, daß die Kompliziertheit der Technologie und der wirtschaftlichen und industriellen Systeme derart ist, daß der Moment kommen muß, da sie sich jeder Kontrolle entziehen werden. Die Verantwortlichen überblicken die Probleme nicht mehr in ihrer Gesamtheit. Anonyme Chefs der Erdölgesellschaften, die über Bohrungen in den Weltmeeren entscheiden, sind nicht imstande, genau vorauszusagen, welche Auswirkungen diese Bohrungen auf das Leben im Meer, auf das Plankton, auf die Meeresvögel haben werden, vorausgesetzt, daß sie sich solche Fragen überhaupt stellen. Die verantwortlichen Wissenschaftler und Politiker, die darüber bestimmen, ob Atomkraftwerke gebaut werden sollen – sind sie wirklich Herr dieser Probleme? Wissen sie tatsächlich, was in zehn, zwanzig Jahren mit den vielen Tausenden Fässern mit Atommüll geschehen wird, die auf den Meeresboden versenkt werden? Je mehr man erkennt, daß die Chemie gefährlich werden kann, um so mehr wendet man sich von den chemotherapeutischen Medikamenten ab und entdeckt plötzlich wieder die Pflanzenheilkunde. Hier haben einige dramatische Beispiele dieses Bewußtsein gefördert.

Es ist wohl unnötig, auf die Gefahr hinzuweisen, die aus übermäßigem Medikamentengenuß für den Kranken erwächst. Auf diesem Gebiet ist es wie auf vielen anderen: Mißbrauch und Überdosen, die der menschlichen Gesundheit nicht zuträglich sind, stellen einen Leichtsinn dar, der schwerwiegende Folgen zeitigen kann. Ob es sich nun um ein Mittel gegen Kopfschmerz oder irgendeine andere pharmazeutische Spezialität handelt – der, der sie einnimmt, kann sich nur selbst Vorwürfe machen, wenn er überschlau oder gedankenlos mehr davon nimmt, als ihm verschrieben wurde. Daneben gibt es jedoch Risken, die die Kranken eingehen, ohne es zu wissen oder zu wollen, da die Spätwirkung des einen oder anderen Wundermittels nur unzulänglich bekannt ist. Ja manchmal ist diese Wirkung überhaupt nicht bekannt –

zwei, drei, zehn Jahre lang geht alles gut, man ist überzeugt, in der Heilkunst Riesenfortschritte erzielt zu haben. Ein Patient wird mit dem neuen Medikament zunächst auch „geheilt", stirbt jedoch dann, ohne daß es eine Möglichkeit gäbe, ihn zu retten. Er stirbt, weil lange Zeit danach erst die Auswirkung des Wundermittels auf das eine oder andere Organ, das schwer geschädigt wurde, zum Tragen kommt. So haben 1967 die Japaner Anklage erhoben gegen die Erzeuger eines Produktes, das Oxychinolinhalogene enthielt, bei denen es sich um Derivate des Chinolins handelt, die als Darmantiseptikum Verwendung finden. Die Konsumentenorganisationen warfen diesem in den fünfziger Jahren herausgekommenen Präparat vor, an 1000 Todesfällen und 30.000 Schwerkranken schuld zu sein. Ja, Sie haben recht gelesen: 1000 Tote und 30.000 Schwerkranke! Sie behaupteten, festgestellt zu haben, daß bei den mit diesem Medikament behandelten Patienten einige Jahre später eine furchtbare Krankheit auftrete, die man dort S.M.O.N.[1] nennt und die zu Lähmungen, Blindheit oder in akuten Fällen zum Tode führe. Französische Ärzte, die das Problem untersucht haben, führen genetische Abnormitäten darauf zurück. Den japanischen Konsumenten gelang es schließlich, das Medikament durch die Regierung verbieten zu lassen.

In Frankreich kann im Prinzip ein Medikament von unzweifelhafter Giftigkeit nur gegen ärztliche Verschreibung ausgefolgt werden; die Derivate jedoch werden rezeptfrei verkauft. Wir sind anscheinend mutiger als die Nachkommen der Samurais, oder nachlässiger. Und bei solchen Beispielen wundert man sich noch, daß ich für meine Pflanzen kämpfe?

Die Naturmedizin, die ich verteidige, die ich bewahrt habe, war in Frankreich fast vergessen. In Vichy wurde 1941 mit einem Federstrich das Diplom der Heilkräuterhändler, das man an der pharmazeutischen Fakultät machte und das auf den 21. des 7. Monats des Revolutionskalenders, Jahr XI, zurückgeht, durch das Berufsorganisationsgesetz gestrichen. In Paris existieren noch an die 30 Heilkräutergeschäfte, alle noch ausübenden Heilkräuterhändler haben ihr Diplom vor 1941 gemacht, sie sind demnach

[1] S.M.O.N., Abkürzung für akute myelo-optische Neuropathie.

nicht gerade jung. Diese Kräuterhändler haben bis dato vergeblich versucht, den Erlaß von Vichy rückgängig zu machen, der mittels einfacher Verfügung rechtsgültig wurde und niemals im Parlament zur Sprache kam. Letztes Jahr noch habe ich erfahren, daß ihr Ansuchen unter dem Vorwand zurückgewiesen worden war, daß die Berufsgruppe zu klein sei. Das schlägt dem Faß wirklich den Boden aus! Natürlich wird mit der Zeit diese Berufsgruppe immer kleiner, und man wird ihr um so mehr ihre Existenzberechtigung absprechen!

Während man in Frankreich diesen schönen Beruf untergehen läßt, erfährt er in einigen europäischen Ländern eine neue Blütezeit. In den Niederlanden gibt es 4000 staatlich geprüfte Heilkräuterhändler, in der Bundesrepublik Deutschland sind es 16.000; die Italiener verleihen ihnen ein Fakultätsdiplom. Das ist auch der Grund, warum ich meinen Sohn nach Italien geschickt habe, damit er dort sein Heilkräuterdiplom mache. Viele Jahre jedoch, bevor ich erfuhr, daß Italien es verstanden hat, dieses Unterrichtsfach zu bewahren und ihm seinen Platz an einer der ältesten und berühmtesten Universitäten zu sichern, hatte ich bereits Gelegenheit, alte italienische Heilkräuterrezepte zu entdecken. Die Gascogne hat in den zwanziger Jahren nach der großen italienischen Wirtschaftskrise und der sich daraus ergebenden furchtbaren Arbeitslosigkeit viele Emigranten der Halbinsel aufgenommen. Ich erinnere mich noch gut an diese Familien, die da in die Dörfer kamen, in denen man Bauernhöfe pachten konnte, denn zu dieser Zeit mangelte es im Gers noch an Nachwuchs, und viel Boden lag brach. Die italienischen Familien kamen mit ihrer armseligen Habe, mit dem großen Bett auf ihrem Karren, aus Piemont oder aus dem Süden. Sie waren mit zahlreichen und lärmenden Kindern gesegnet. Die Alten hingegen in ihren schwarzen Gewändern waren schweigsam und voll Würde. Alle machten sich unter den mißtrauischen Blicken der Gascogner an die Arbeit. Der Fremde bleibt in der Gascogne so wie anderswo immer der Fremde. Die „Makkaronis" galten fast als Eindringlinge, und die Bauern sahen daher diese Familien ein wenig schief an. Sie mokierten sich über sie, über ihre Speisen, besonders über diese Nudeln, die sie da zu den Mahlzeiten aßen und die bei uns völlig unbekannt waren.

Die Integration ging jedoch rasch vor sich. Die Emigranten waren fleißig und arbeiteten hart, und sie waren zu sehr mit uns verwandt, zu sehr dem gleichen Kulturkreis angehörend, der gemeinsamen Vergangenheit, als daß sie nicht innerhalb von zwei Generationen Teil der Gemeinschaft geworden wären. Es kam zu so vielen Heiraten zwischen den Neuankömmlingen und den Einheimischen, daß man heute keinerlei Unterschied mehr macht.

Eine dieser Familien, aus der Gegend von Siena stammend, ließ sich in der Nähe des Hofes meiner Großmutter in Gavaret nieder. Sie waren so arm, daß alle ihre Kinder bloßfüßig liefen. Obwohl auch wir sehr arm waren, staunten wir doch über diese Jungen und Mädchen in ihren geflickten Kleidern, die da durch den winterlichen Morast stapften. Ich sah zum ersten Mal die wahre Armut.

Aber da war auch der alte Bono, „Opa Bono", wie er bei uns hieß. Er war winzig, dürr und nervig wie eine Weinranke und trug einen weißen, aufgezwirbelten Schnurrbart. Er mußte unendlich alt sein, zumindest erschien es mir so, und doch machte er sich bei der Feldarbeit noch nützlich. Er schnitzte Spazierstöcke, fabelhafte, sich ringelnde Schlangen, deren flacher Kopf den Knauf bildete. Wir wurden schnell Freunde. Ich war einfach fasziniert von der geduldigen Geschicklichkeit dieser alten, rissigen Hände, die formgebend Span um Span aus dem Holz holten. Er brachte mir kleine italienische Lieder bei, von denen er eine ganze Menge kannte. Ich erinnere mich da an eines über den General Cadorna, das er in einer Sprache sang, die nicht gerade von der Reinheit Dantes war:

Il general Cadorna ha detto all Regina
se vel vedel Trieste, acheta cartolina![1]

Eine Lieblingsbeschäftigung des alten Bono war es, auf der Suche nach Heilkräutern Felder, Hügel und Wälder zu durchstreifen. In der gleichen Art wie mein Vater bog er die Blätter und Gräser zur Seite, um mit vorsichtigen Bewegungen Malve oder

[1] Der General Cadorna sagte zur Königin: Willst du Triest sehen, kauf dir eine Ansichtskarte! (Cadorna war Chef des italienischen Generalstabes im Ersten Weltkrieg.)

Efeu freizulegen, und so wie mein Vater legte er die gepflückten Blüten in eine Pappschachtel, die er unter dem Arm trug.

Ich begleitete ihn beim Sammeln, denn er erinnerte mich an meinen Vater, der nicht mehr war und dessen geliebten Schatten ich im Licht der Hügel immer wieder vor mir sah.

Bono bezeichnete die Heilkräuter mit anderen Namen, die seiner toskanischen Mundart entstammten, und er erklärte mir in seinem schlechten Französisch deren Eigenschaften. Und wieder stieg die alte, an die empirische Medizin gebundene Magie mit all ihrer beschwörenden Macht vor mir auf.

Er zeigte mir den Löwenzahn und meinte, daß er die Flecken aus den Augen verschwinden lasse und daß man Schätze entdecken könne, wenn man sich damit einreibe. Viel später habe ich dann bei der Lektüre eines Buches über Okkultismus erfahren, daß Plinius der Ältere, der in seiner 37bändigen Naturgeschichte die gesamte Wissenschaft der Antike zusammentrug, schon von geheimnisvollen Kräften gesprochen hat, die man erlange, wenn man sich die Glieder mit Löwenzahn einreibe. 1900 Jahre also nach dem römischen Naturforscher, der in seiner Heimat, in der Gegend um Como, Kräuter sammelte, fand sich dieselbe Tradition bei diesem alten, aus der Toskana emigrierten und in die Gascogne verpflanzten Bauern wieder. An einem Hochsommertag erzählte mir der alte Bono im Schatten einer dunklen Eiche von den Kräuterhändlern in Siena. Er beschrieb mir ihre Läden in den alten, gepflasterten Straßen, die Regale und die irdenen Töpfe mit den Mischungen und Präparaten. Er beschrieb mir den Duft in diesen „Laboratorien“, in denen der „Dottore“, der Kräuterdoktor, „ordiniere“. Fast fünfzig Jahre später sah ich sie selbst, als die Stadt Verona mich offiziell empfing und mir einen Orden verlieh.

Die „Laboratorien“ mit ihren vielerlei Gerüchen – ich habe sie gesehen, so wie der alte Bono sie mir beschrieben hatte. Sie waren mir vertraut, da meine ganze Kindheit von demselben Duft nach getrockneten Pflanzen erfüllt gewesen ist, von dieser Symphonie zarten Aromas. Die Hände meines Vaters und die Hände des alten Bono strömten diesen leichten, anhaftenden Duft aus, den ich bei den Kräuterhändlern in Italien wiederfand, die seit so vielen hundert Jahren Bewahrer der antiken Heilkräuterkunde sind.

Frankreich muß unbedingt dieses schöne Gewerbe schützen und erhalten, das unweigerlich zum Aussterben verurteilt ist, wenn die öffentliche Hand es nicht behütet. Das Parlament muß den idiotischen Erlaß von Vichy abschaffen und wieder ein Kräuterkundediplom einführen.

Der erste Gesundheitsminister, dem ich einen offiziellen Vortrag gehalten habe, war eine Frau. Nicht etwa Frau Simone Veil, sondern deren deutsche Kollegin, Frau Dr. Hellwig, und zwar während des deutschen Heilpraktikerkongresses, der im September 1976 in Mainz stattfand. An jenem Tag habe ich mit Genugtuung erfahren, daß bei unseren Nachbarn jenseits des Rheins die „Freie Medizin" staatliche Anerkennung gefunden hat, daß man für sie ein Diplom verleiht und ihr das Recht einräumt, ihre Stimme zu erheben. Und ich konnte auch feststellen, welchen Widerhall meine Bücher, meine Ideen und – sagen wir es ruhig – Maurice Mességué in der Bundesrepublik Deutschland finden. Noch ganz unter dem Eindruck dieser Erfahrungen habe ich das alles in mein „Bordbuch" eingetragen und gebe hier einige Seiten davon wieder:

Freitag, 24. September 1976: Nachdem der von den Veranstaltern des Kongresses gecharterte Lear-Jet auf dem Frankfurter Flughafen, einem der größten der Welt, aufsetzte, hatte ich gerade noch Zeit, in aller Eile einen mächtigen weißen BMW zu besteigen, der mich dann mit 140 km/h über die Autobahn nach Mainz und in das Hilton-Hotel brachte. Gerade Zeit, um meinen roten Rollkragenpulli und meine schwarzen Sandalen gegen einen braunen Anzug mit Krawatte zu vertauschen, und schon wurde ich zwischen den nicht allzu geschmackvollen lachsfarbigen Wänden der zur Taverne umfunktionierten ehemaligen Heiligengeistkirche mit erstaunlicher Wärme empfangen. In einer Ecke wechselte eine Musikbox ungeniert von den „Ponts de Paris" auf gute, füllige bayrische „Eins, zwei, drei-Musik" über. Nach zwei Ansprachen in deutscher Sprache begann, wie auch anderswo, der übliche Sturm auf das Buffet, Bier vom Faß, Aufschnitt, keine Nachspeise.

Kaum angekommen, konnte ich nicht gleich wieder abziehen, das wäre doch ein Affront für meine hochverehrten Freunde des Verbandes deutscher Heilpraktiker gewesen, die ja nichts dafür konnten, daß ich einen Augenblick lang versucht war, sofort wieder ins Hotel zu fahren und nach Fleurance zurückzureisen. Und das kam so: Es waren da ganz in meiner Nähe zwei Männer, die offensichtlich auf einen jener Totpunkte warteten, in denen Gespräche angeknüpft werden können. Und dieser Totpunkt kam. Der eine, ein respektabler, gepflegter Sechziger, hielt mir, seinen Bierkrug in der Hand, in einem durchaus verständlichen Französisch ungefähr folgende Rede:

„Lieber Monsieur Mességué, wir sind hier eigentlich nur als Gäste, weil wir einen der Teilnehmer gut kennen. Wir sind von weither gekommen, weil wir schon seit zwei Jahren den Wunsch haben, Sie kennenzulernen. Und zwar wollten wir, wenn man so sagen kann, Sie in einer freundschaftlichen Atmosphäre treffen, nicht in einer geschäftlichen. In einem freundschaftlichen Kreis, weil wir überzeugt sind, daß Sie uns da besser anhören und besser verstehen werden, ohne daß wir uns lächerlich vorkommen. Wir haben Ihre Bücher in deutscher Übersetzung gelesen und auch in Frankreich Gelegenheit gehabt, das Ausmaß Ihrer Popularität festzustellen. Sehen Sie, Sie sind sogar daran schuld, daß wir nicht ins Theater gehen konnten. Ich war einmal mit meiner Frau auf Urlaub in Paris“, fuhr mein Gesprächspartner fort, „und wir haben den Hotelportier ersucht, uns Karten für die Oper zu bestellen. Er konnte jedoch mehr als eine Stunde lang nicht telefonieren. Später erklärte man uns dann, daß die Leitungen von Hunderten von Radiohörern blockiert gewesen seien, die auf Grund einer Ihrer Sendungen bei der Rundfunkstation angerufen haben.[1] Vor zwei Jahren dann sind wir auf dem Umweg über Toulouse nach Spanien gefahren, da wir sehen wollten, warum eine so bedeutende Firma wie Grundig Gers gewählt hatte, um dort eine Fabrik zu errichten. Ehrlich, wir können das nicht verstehen, das ist doch so weit ab von allem! Aber lassen wir das; was wir Ihnen sagen wollten, ist folgendes: Sie kennen zweifellos

[1] Stimmt. Es handelt sich dabei um eine Sendung, die ich gemeinsam mit Anne-Marie Peyson im R.T.L. (Radio-Television-Luxembourg) machte und in der ich Zuhörerfragen beantwortete. Diese Sendungen erfreuten sich eines enormen Erfolges. R.T.L. bekam unglaublich viel Hörerpost und die höchsten Einschaltquoten.

die Pflanzen, ebenso scheinen Sie sich mit Geschäften auszukennen, denn sonst wären Sie nicht so bekannt, und Grundig wäre nicht in Ihre (!) Stadt gekommen. Vielleicht können wir uns also zusammentun. Aber vorher möchte ich Sie bitten, uns eine Frage zu beantworten."

Ich nickte, denn ich war doch zu neugierig zu erfahren, was mein freundliches Gegenüber nun wirklich wollte.

„Stimmt es denn wirklich, daß Kohl therapeutische Eigenschaften hat?" fragte mich nun der andere, der sich bisher damit begnügt hatte zuzuhören und sein Interesse und seine Zustimmung zum Gespräch nur dadurch zum Ausdruck gebracht hatte, daß er mit genüßlichen kleinen Schlückchen seinen Bierkrug leerte.

Kohl! Wie weit war ich doch entfernt von unserem festen, heimischen Kohl, dem „Capulet", wie wir ihn in der Gascogne nennen, der Grundlage unserer wohlschmeckenden Gemüsesuppe, die seit Jahrhunderten aus dem ländlichen Leben nicht nur der Gascogne, sondern auch eines großen Teil des Baskenlandes und des Languedoc nicht wegzudenken ist. Heute noch sehe ich unsere Bauern vor mir, wie sie da gegen sieben Uhr morgens sich über den Teller voll dampfender Suppe hermachen, der dann mit einem guten Schuß Weiß- oder Rotwein ausgeschwemmt wurde. Als ich noch ein Kind war, durfte ich manchmal von dieser „Weinsuppe" kosten, der man ohne viel nachzudenken die erstaunlichsten Wirkungen zuschrieb, etwa daß sie die Männlichkeit hebe, böses Fieber heile (aber welches?), gut gegen Magenbeschwerden oder Muskelschmerzen sei.

Je nach der Zeit, die man hatte, und der Wohlhabenheit der Familie wurde dann der bauchige Teller umgedreht und ein Stück Käse darauf verzehrt, wodurch man sich das Anrecht auf ein letztes Glas Wein erwarb. Ja, *Kohl!* Und nun wollte man mich ausgerechnet in Mainz über Kohl sprechen hören und fragte mich dümmlich, was ich von ihm als Heilmittel halte.

Kohl – du mein Freund und Begleiter der Bauern bei uns daheim und vieler anderer im weiten Europa, da stehst du nun auf aus meiner Vergangenheit gerade in dem Augenblick, in dem ich mich mitten im Prunk und in der Feierlichkeit einer öffentlichen Veranstaltung von großer Bedeutung, deren Ehrengast ich noch dazu bin, vielleicht der Sünde der Überheblichkeit schuldig gemacht und – wenn auch nur für einen Augenblick – vergessen hatte, woher ich komme, welche Heimaterde mich hervorgebracht hat. Mir von Kohl zu sprechen, hieß, mir sowohl die häusliche Küche als auch das verlorene Glück meiner Kindheit in Erinnerung zu rufen, den Heimatboden und die Wurzeln, die mich so tief mit ihm verbinden. Gleichzeitig erinnerte ich mich aber auch an mein erstes Unternehmen, damals, als ich noch gar nicht daran dachte, Heilpraktiker zu werden, sondern nur dann, wenn es notwendig war, bei meinen Mitmenschen die Rezepte meines Vaters anwendete und denen, die mir vertrauten, mit diesen Pflanzen Linderung, wenn nicht Heilung verschaffte.

Ich sehe mich nch an jenem Morgen in Montauban, als ich mich mit einem Kohlkopf unter dem Arm – tatsächlich, einem Kohlkopf! – zu einer berühmten Persönlichkeit der damaligen Zeit, einem Staatsmann, Admiral Darlan, ehemals Oberbefehlshaber der Flotte und designierter Ministerpräsident, auf den Weg machte, um zu versuchen, ihn von seinen Schulterschmerzen zu befreien. Auf der einen Seite Marschall Pétains Kronprinz, auf der anderen ich mit meinem Kohl, einem Bund Kresse und einem Ei. Mit diesem Dreigespann, das nichts miteinander gemein hatte als die Tatsache, daß es sich um natürliche Produkte handelte und daß sie in dieser Hungerszeit eher eine Seltenheit waren, war ich also bereit, gegen das anzukämpfen, was die Ärzte Periarthritis nennen: ein Schmerzzustand, der, wie ich später erfahren sollte, häufig auf traditionelle Behandlungen nicht anspricht. Es war mir damals gelungen, mit meinem aus Kohl und gehackter Kresse bestehendem Umschlag Darlan, dem ich mit meiner sonderbaren Behandlung ein Lächeln entlockt hatte, Erleichterung zu verschaffen. Weder mein Schicksal noch das Frankreichs wurden dadurch in andere Bahnen gelenkt.

Heute nun, inmitten dieses Kongresses der deutschen Heilpraktiker, bei dem man den Staatssekretär für Gesundheitswesen erwartete, wird der Kohl wieder zum Kernpunkt meines Interesses. Erstaunliche Rückblendung eines Lebens. Man kann seinem Schicksal nicht entrinnen, und meines wird durch die Pflanzen und den Kohl bestimmt.

Bleiben wir also beim Kohl, der mit all seinen Eigenschaften[1] gemeinsam mit den Karotten, dem Knoblauch und den Zwiebeln den Grundstock jedes Gemüsegartens bilden sollte. Schon für die alten Griechen war er eine fast heilige Pflanze, die hoch in Ehren gehalten wurde. Die Römer waren davon überzeugt, durch ihn die Nachwirkungen ihrer Orgien mildern und demnach mehr und ohne zu heftige Folgen trinken zu können. Plinius der Ältere erwähnt ihn voll des Lobes, und man kann ihn überall, durch alle Jahrhunderte hindurch, erwähnt finden. Meine Leser wissen, wie sehr ich ihn schätze und daß ich ihn vorzugsweise (vor allem Rotkohl, aber auch Grünkohl) als Saft, als Absud für Hand- und Fußbäder oder Umschläge oder zum direkten Auflegen verordne, also bei einer fast unendlichen Reihe von Fällen, die so verschieden sind wie Krampfadern, Geschwüre, Hämorrhoiden, Furunkel, Karbunkel, Ekzeme, Juckreiz, Flechten, Wunden, Verbrennungen, Gicht, verschiedenartige Schmerzzustände, Ischias, Nierenentzündung, Leberkoliken und im allgemeinen bei Leberleiden aller Art, Verstopfung, ferner als Wurmmittel, bei Halsentzündungen und Heiserkeit, bei Bronchitis, Laryngitis, Luftröhrenentzündung usw. Die Blätter werden seit Jahrhunderten als Wunderheilmittel verwendet. Reich an Vitamin A, B und C hilft Kohl auch gegen Blutarmut, wird als Darmstimulans verwendet und zur Behandlung von Rheuma und Neuralgien. Man kann gar nicht aufhören, seine Vorteile zu loben!

Das sagte ich auch meinen damaligen Gesprächspartnern. Ich hatte irgendwie den Eindruck, daß im Verlauf meiner Lobeshymnen auf den Kohl deren Gesichter immer strahlender wurden. Sie sogen meine Worte geradezu in sich auf, und ihre blauen Augen leuchteten und ihr Lächeln wurde immer breiter.

Ich mußte zu einem Ende kommen. Im Eifer des Gefechtes fielen mir Anekdoten über den Kohl ein, wie das alte holländische, wenig bekannte Rezept, wo Kohl mit Lehm verkocht zur Linderung von Rheumaschmerzen verwendet wird. Und um das noch zu unterstreichen, sagte ich ihnen, daß es finnischen Ärzten

[1] Siehe „Die Natur hat immer recht“ und „Das Mességué-Heilkräuterlexikon“ von Maurice Mességué, Verlag Fritz Molden.

gelungen sei, aus Kohl eine Antischilddrüsensubstanz, das Glukobrassizin, zu gewinnen, wodurch die hervorragenden Qualitäten des Königs unserer Gemüsegärten noch auf innersekretorischem Gebiet bestätigt wurden. Ich hatte zwar das Gefühl, noch nicht alles gesagt zu haben, was man über den Kohl sagen kann, aber immerhin genug, damit man sich ein klares Bild über seine Eigenschaften machen konnte.

„Ausgezeichnet", meinte mein erster Gesprächspartner, „das bestätigt vollkommen, was wir vermuteten. Wir sind Sauerkrauterzeuger – nicht irgendwelche –, unsere Marke ist sehr bekannt, und wir verkaufen sehr viel. Wir denken daran, die bei der Erzeugung abfallenden groben Deckblätter für therapeutische Zwecke zu verwerten, da ja die Menschen heute in zunehmendem Maße Pflanzen verwenden, um ihre Gesundheit zu erhalten. Was Sie uns dargelegt haben, bestätigt uns, daß wir richtig gesehen haben. Werden wir doch Geschäftspartner!"

Ich wußte nicht, wie ich mich diesem Vorschlag entziehen könne, der da mit größter Freundlichkeit und einem ausgesprochenen Gespür für „Big Business" gemacht worden war und den man wohl wie folgt zusammenfassen kann: „Wir verarbeiten schon jetzt Tausende von Tonnen eines Gemüses, von dem Sie selbst sagen, daß es seit dem frühesten Altertum ein Wundermittel ist. Wir machen daraus bereits ein bekömmliches Gericht, mit Ihrer Hilfe werden wir daraus auch ein Heilmittel machen!"

Diese Argumentation war unanfechtbar. Nach der ersten Verblüffung bemühte ich mich, meinen freundlichen Gesprächspartnern jegliche Illusion zu rauben. Ich konnte ihnen nicht so brüsk sagen, daß trotz meiner Vorliebe für Sauerkraut eine Geschäftsverbindung gar nicht in Frage käme, und nach langen Erläuterungen wurde ihnen klar, daß mit mir nichts zu machen sei. Bevor wir uns trennten, baten sie mich noch, einiges über Sauerkraut zu sagen, was ich auch liebend gerne tat, froh darüber, mich so billig aus der Affäre ziehen zu können.

„Erzeugt nur weiter euer Sauerkraut, meine Freunde, seid stolz auf seine Vorteile. Vergeßt nicht, daß Kapitän Cook seine Mannschaft trotz eines sechsunddreißigmonaten Aufenthaltes an Bord nur dadurch vor Skorbut rettete, indem er ihr ein- oder zweimal wöchentlich Sauerkraut zu essen gab. Und eßt nicht zuviel Wurst zu Sauerkraut, sie macht ein Gericht für unseren Magen schwer verdaulich, das an sich durch die vom Kohl ausgeschiedenen Milchfermente, die sich wohltuend auf die Verdauung und die Assimilierung auswirken, äußerst verdaulich wäre. Und dann", fügte ich noch hinzu, „vergessen Sie nicht die antiken Zubereitungsarten, und zaudern Sie nicht, die Salzlake zu wechseln, wenn der Mond günstig ist!"

Nach dieser letzten Bemerkung, die auf die beiden Fachleute einen gewissen Eindruck machte, trennten wir uns als gute Freunde mit dem Versprechen, uns in Fleurance wiederzusehen. Ich werde sie bei mir zu Hause die Gascogner Kohlsuppe mit eingemachter Gans kosten lassen.

Als ich nach zwei oder drei Miniwortgefechten ähnlicher Art schließlich wieder in mein Hotelzimmer zurückkam, wußte ich nicht recht, ob ich über diese Ahnungslosigkeit, mit der man mir derartige Geschäfte vorschlug, empört oder gerührt sein sollte. Ich habe es vorgezogen, mich geschmeichelt zu fühlen und in Erwartung der Kongreßsitzung am nächsten Tag schlafen zu gehen.

Samstag, 10 Uhr 30: In dem riesigen Raum der Rheingoldhalle, ganz allein auf der großen Bühne wirke ich wie ein Botschafter auf der Tribüne der UNO. Hinter mir pompöse Blumenarrangements, vor mir 2250 Ärzte und Heilpraktiker, die wie fleißige Schüler mit ihren Schreibblocks hinter den Mikrofonen an ihren Tischen sitzen. In der ersten Reihe eine distinguierte Dame, Frau Dr. Hellwig, Staatssekretär für Gesundheitswesen, die deutsche Simone Veil. An ihrer Seite Eckehard Scharnik, der Doyen der Heilpraktiker und Leiter der Heilpraktiker-Seminarschule, einer Privatschule, in der, wie mir der dreiunddreißigjährige, aus Hannover stammende kaufmännische Direktor Benno Kunz, der mit einer Französin verheiratet ist, in der Sprache des Wirtschaftsfachmanns erklärt, 75 bis 80 Prozent der zukünftigen Heilpraktiker ausgebildet werden.

Seit dem Vortag werden den Kongreßteilnehmern hohe Dosen der komplexen Theorien ihrer Heilpraktikerkollegen und der Erzeuger von pharmazeutischen Produkten eingegeben. Und nun bin ich an der Reihe, ich, der da ohne schriftliches Konzept in der

Sprache der Vernunft und des Herzens zu ihnen spreche, in der Sprache meines Vaters und meiner Ahnen aus dem Gers.

Nach den Gleichungen, den Parametern, den undurchdringlichen, chemischen Formeln werde ich sie vor all den Versuchungen der Zauberlehrlinge des 20. Jahrhunderts warnen:

„Es gibt eine Grenze, die niemals überschritten werden sollte", übersetzt die Dolmetscherin, „wenn Sie ernst genommen werden wollen, seien Sie seriös!" Und ich setze fort: „Die Stärke der Heilpraktiker liegt in der Behandlung von psychosomatischen Erkrankungen, wo sie außergewöhnliche Erfolge erzielen, die die medizinischen Behandlungen häufig übertreffen. Krebs jedoch und unheilbare Krankheiten müssen Ärzten und Chirurgen überlassen werden, damit der Heilpraktiker nicht Gefahr läuft, für einen Scharlatan gehalten zu werden. Ein Beispiel kommt mir von Herzen: Meine Mutter wurde vor vierzig Jahren an einem bösartigen Tumor operiert – heute fühlt sie sich wohlauf. Hätte damals ein Heilpraktiker vorgegeben, er könne Krebs heilen, hätte er sie nicht nur nicht geheilt, sondern man hätte wertvolle Zeit verloren, so daß jede Heilungsmöglichkeit für immer versäumt worden wäre."

Vor mir schüttelt eine Frau verneinend den Kopf, der Rest des Saales stimmt mir zu. Daraufhin schneide ich das Thema an, wie gefährlich es sein kann, wenn gewisse Heilpraktiker aus Reklamegier übertreiben und welche Gefahr der Medikamentenmißbrauch in sich birgt. Ich nütze die Gelegenheit, um nochmals den humoristischen Kommentar einer amerikanischen Zeitung wiederzugeben: „Wenn Sie krank sind, suchen Sie einen Arzt auf, das ist ganz normal, denn Ärzte wollen auch leben. Er wird Ihnen Medikamente verschreiben, und Sie werden diese in der Apotheke kaufen. Auch das ist normal, denn Apotheker wollen auch leben. Wenn Sie dann aber nach Hause kommen, werfen Sie die Medikamente weg – auch das ist normal, denn Sie wollen ja auch leben!" Der Scherz wirkt, man lacht. Aber ich füge gleich hinzu, daß gewisse Medikamente, wie etwa die Antibiotika, zahlreiche Menschenleben gerettet haben.

Nur einige Schritte entfernt von dieser Kongreßhalle wälzt der Rhein sein schwärzlich-schmutziges Wasser, ziehen schwere Flußkähne dahin und streiten Möwen wie alte Fischweiber an seinen Ufern. Ich hole eine neue Waffe aus meinem Arsenal: „Sind Pflanzen ungefährlicher als Medikamente? Innerhalb von fünf Jahren ist ihr Verkauf in Europa merklich gestiegen, Großunternehmen züchten da, wo früher nur Sonne und Regen herrschten, unter kräftiger Verwendung von Kunstdünger Thymian, Rosmarin und Salbei, besprühen diese mehr als zehnmal im Jahr mit Insektiziden. Was wird da mit der Herrgottsapotheke angestellt! Ich erinnere mich an die Rosen und Blumen bei uns am Land, wie schön sie dufteten. Die Rosen sind dumm und seelenlos geworden. Es ist vielleicht ungeschickt, die Wahrheit zu sagen, aber ich will sie nicht verheimlichen, ich bin eben ungeschickt und bin kein Konformist, sondern ein freier Mann."

Ich komme wieder auf die Pflanzen zu sprechen: „Man sollte einen Garten haben und sie selbst ziehen. Wenn Sie keinen Garten haben, so pflücken Sie die Pflanzen während Ihrer Spaziergänge auf dem Land selbst! Es liegt mir viel daran, meine Angst vor den ‚behandelten' und mein Vertrauen in die natürlichen Pflanzen mitzuteilen. Ich habe bereits einen Entschluß gefaßt, den ich auch am Vorabend Dr. Scharnick unter den Gewölben der ehemaligen Heiligengeistkirche mitgeteilt habe. Im Mai werde ich drei Tage nach Deutschland kommen, entweder nach Mainz oder München, und den Schülern der Seminarschule und all denen, die bereit sind, mit mir den Weg der Vernunft zu beschreiten, mein Wissen um die Pflanzen mitteilen.

Insgesamt erwartet man etwa 3500 Hörer. Ich bin bereit, dieses Erbe, das durch vier Jahrhunderte hindurch in der Familie Mességué weitergegeben wurde, mitzuteilen, damit es allen Menschen zum Vorteil gereiche."

Neun Monate später war ich also wieder in Mainz beim großen Kongreß der Pflanzenheilkunde, an dem alle Vereinigungen der deutschen Heilpraktiker teilnahmen. Und da löste ich mein dem Präsidenten des Heilpraktikerverbandes, Dr. Scharnick, gegebenes Versprechen ein und habe vier Vorlesungen von anderthalb Stunden vor einem Auditorium von 1200 Personen am Freitag und vor 1863 Personen am Samstag gehalten. Allein auf dieser riesigen 25 Meter langen Bühne vor diesem immensen Saal mit all den aufmerksamen Männern und Frauen, habe ich rückhaltslos meine Rezepte zur erfolgreichen Bekämpfung der Zwölffingerdarmgeschwüre, der Ekzeme oder der Impotenz und vieler anderer, hauptsächlich psychosomatischer Krankheiten preisgegeben, die ich mit Pflanzen besiegt habe.

Noch mehr als im vergangenen Herbst frappierte es mich, mit welch enormer Aufmerksamkeit und mit welchem Wissensdurst die Zuhörerschaft, die sich aus bereits etablierten Leuten zusammensetzte, meinen Ausführungen über die Eigenschaften des Bohnenkrautes, der Bärenklaue, des Schellkrauts, des Knoblauchs und des Rosmarins folgten und sich Notizen machten. Welche Selbstbestätigung war doch für den armen, schmächtigen Jungen aus dem bescheidenen Kanton Gers der kräftige Beifall, der mir nach meinen Ausführungen oder der Erzählung eines Erlebnisses mit Präsident Hériot oder Papst Johannes XXIII. gezollt wurde; oder auch, als ich die Antwort Winston Churchills zitierte, den ich gut kannte, da ich ihn an der Côte d'Azur behandelt habe: „An apple a day keeps the doctors away." (Ein Apfel pro Tag vertreibt den Arzt!) Als man Churchill an dieses Sprichwort erinnerte, meinte der alte Löwe mit grimmig vorgestreckter Zigarre: „Vor allem, wenn man richtig zielt!"

Den gelockerten Ton hatte schon der Bürgermeister von Mainz, Herr Fuchs, angestimmt, der wenige Tage später den Präsidenten der französischen Republik, Giscard d'Estaing empfangen sollte: Mit lächelnder Einfachheit lud Herr Fuchs bei der Kongreßeröffnung die Teilnehmer ein, tolerant zu sein. Er wünschte ihnen, sie mögen sich vom französischen „Savoir-vivre" durchdringen lassen, das am besten durch den Satz „Leben und leben lassen" umschrieben werde. Und er ermutigte seine Mitbürger, sie mögen doch mit Maß den blumigen Wein Hessens oder Ingelheims trinken, aus der Gegend, wo schon Karl der Große eine Winzerschule gegründet hatte.

In einer solchen Umgebung konnte ein Gascogner einfach nicht anders als sich wohlfühlen, um so mehr, als alle bemüht waren, mir ihre wärmste Sympathie zu zeigen, und das sowohl während der Arbeit, als auch nachher in jenen großen Räumen, in denen eine Art Gesundheitsmarkt eingerichtet worden war mit zahlreichen

Ständen der pharmazeutischen Industrie. Der Stand „Maurice Mességué“ gegenüber dem Saalausgang war ständig von einer begeisterten und ehrfürchtigen Menge belagert, die mich bat, meine Bücher mit einer Widmung zu versehen oder auch diesen oder jenen Rat bezüglich eines schwierigen Falles zu geben.

Für einen Franzosen hat eine solche Atmosphäre, eine solche Organisation etwas Unwahrscheinliches. Man muß das gesehen haben, um es zu glauben. In Frankreich sind die Heilpraktiker nicht offiziell anerkannt, in Deutschland hingegen stellen sie eine völlig anerkannte soziale Gruppe dar, deren Mitglieder ein staatliches Diplom erhalten, das ihnen nach einem zwei- bis dreijährigen Studium in einem Institut wie der bekannten Heilpraktiker-Seminarschule meines Freundes Dr. Scharnick von Ärzten ausgestellt wird. Die die Heilpraktiker betreffenden Gesetze sind sogar durch ein vom Bundestag bereits verabschiedetes Gesetz (es trat mit 1. 1. 1978 in Kraft) bedeutend erweitert worden. Wie weit ist man doch hier von der französischen Hinterwäldlerei entfernt, von der stupiden Illegalität, in der bei uns jene leben müssen, die heilen und lindern, ohne Ärzte zu sein. Der Vertrag von Rom und die Bestimmungen, denen zufolge innerhalb der Europäischen Gemeinschaft freie Berufsausübung zugesichert werden soll, muß doch auch für die Freie Medizin wirksam werden. Wird man es etwa den deutschen Heilpraktikern gestatten, in Frankreich zu praktizieren, während die französischen Kollegen noch nicht anerkannt sind? Damit erreichen wir wirklich den Gipfel der Absurdität. Man muß aber zugeben, daß eine Absurdität mehr oder weniger bei der empfindlichen und oft überholten französischen Gesetzgebung schon keine Rolle mehr spielt.

Mehr noch als anläßlich meines ersten Vortrages habe ich unterstrichen, wie streng bei der Zucht der Pflanzen vorgegangen werden muß und welche Gefahr verseuchte Pflanzen für den Verbraucher darstellen, gleichgültig, ob es sich dabei um eine nicht erkannte Umweltverseuchung handelt oder um die Verwendung von Insektiziden zwecks Produktionssteigerung.

Obwohl es sich bei meinem Publikum bereits um qualifizierte Fachleute handelte, konnte ich sie doch mit den formellen, durch zahlreiche Analysen untermauerten Beweisen, deren Ergebnisse ich ihnen unterbreitete, noch stark beeindrucken. Das ist eine sichere Reaktion, die darauf hinweist, daß in der westlichen Welt eine weitgreifende Bewegung ihren Anfang nimmt, eine bewußte Rückkehr zu den natürlichen Lebenselementen, und ich bin mit Recht stolz darauf, zu diesem Bewußtwerden beigetragen zu haben.

Diesmal wurde ich von keinen Sauerkrauterzeugern mit Diätideen angesprochen. Es mag auch sein, daß die Tatsache, daß mein Name auf dem Programm fünfmal aufschien[1], dazu beigetragen hat, einige Aufdringlinge von mir fernzuhalten, hingegen große Geschäftsleute dazu angeregt hat, sich mit mir zu treffen. Auf alle Fälle konnte ich äußerst interessante Kontakte aufnehmen. Ich weiß, daß sich der Heilkräuterverkauf in Deutschland in den letzten Jahren verfünffacht hat und daß diese Tendenz keine Anzeichen einer Umkehrung aufweist, ganz im Gegenteil!

Ein Vorschlag hat mich geradezu erschreckt: Man hat mich in Mainz ersucht, einer bedeutenden Erzeugungs- und Vertriebsfirma 2000 Tonnen Weißdornblüten zu liefern. Zweitausend Tonnen!! Das sind Zahlen, die besser als jeder Vortrag den Bedarf an den Pflanzen ausdrücken, die ich verteidige.

Der Weißdorn, dessen zarte weiße, reizvolle Blüten durch scharfe Stacheln verteidigt werden, stellt für viele Fälle ein ausgezeichnetes Heilmittel dar. Es war unnötig, meinem Gesprächspartner ins Gedächtnis zu rufen, daß die Hebamme Maria de Medicis diese Pflanze sehr viel verwendete, von der gesagt wird, sie sei der „Baldrian des Herzens“ und die man nicht mit dem Prunus spinosa[2], dem Schlehdorn, verwechseln darf, der auch ein Dornenstrauch ist. Er wußte so gut wie ich, daß die Weißdornblüte seit dem Mittelalter wegen ihrer Wirksamkeit bei Herz- und Nervenerkrankungen, wie hohem Blutdruck, Schwindelanfällen, Angstzuständen usw., bei Kreislaufstörungen sowie

[1] Zu dem für Sonntag vorgesehenen Vortrag ist es jedoch nicht mehr gekommen.
[2] Um den Weißdorn sicher von Schlehdorn zu unterscheiden, muß man wissen, daß die Blüten des Schlehdorns im Gegensatz zu denen des Weißdorns *vor* den Blättern auftauchen. Ihre Frucht ist bläulichschwarz, während der Weißdorn rote Früchte trägt.

insbesondere während des Wechsels oder gegen Arteriosklerose auf Grund ihrer Wirkung auf die Arterien sowie gegen Angina pectoris und rheumatische Erkrankungen Anwendung findet. Und damit habe ich noch nicht alles aufgezählt! Dort in Mainz, inmitten dieser geschäftigten und methodischen Menge, sah ich meinen Vater Camille vor mir oder Opa Bono, einen Korb am Arm, wie sie voll Sorgfalt längs der Hecken die Knospen oder die gerade sich öffnenden Blüten pflückten. Heute werden Hecken unter dem Vorwand besseren Wachstums beschnitten, man beschneidet also die Weißdornhecken und will gleichzeitig 2000 Tonnen Blüten! Das ist doch wirklich ein Beweis mehr, daß unsere arme alte Welt aus dem Geleise geraten ist.

Wie schon einmal in demselben Saal im vergangenen Herbst, wie jedesmal, wenn ich Vorträge halte oder Journalisten aus der ganzen Welt Interviews gebe,[1] verwandelte ich mich auch diesmal wieder zum Handelsreisenden der Gascogne, meiner herrlichen Heimat, wo der Göttertrank, der Armagnac, fließt. Und ich habe meinem Auditorium neuerlich gesagt, daß der Armagnac der einzige Alkohol sei, den ich nicht verbiete. „Trinken Sie ab heute nur mehr Armagnac, zögern Sie keine Sekunde, ihn auch Ihren Patienten zu verschreiben, wenn diese klug genug sind, nicht zu übertreiben!"

Nach meinem Vortrag machte mich eine meiner Dolmetscherinnen aufmerksam, daß ich das Wort Armagnac siebzehnmal ausgesprochen hatte. Übrigens war der Name dieser Dolmetscherin, die mit einem Herrn Larroze, Professor an der Universität Toulouse, verheiratet ist, sinnvollerweise Marie-Bruyère (Heidekraut). Das sind Zufälle, die man nicht erfindet und die mir daher so recht behagen. So wurde also vor 1500 Personen die Trauung der Naturpflanze mit dem Armagnac vollzogen, eine Liebes- und Vernunftehe, denn vor diesen Männern und Frauen, die trotz ihres Wissens begierig waren, noch mehr zu lernen, konnte ich nur die Sprache der Natur und des gesunden Menschenverstandes sprechen, auf alle Fälle jene, die mir am besten liegt.

[1] Darunter auch das kanadische Fernsehen und die größte Zeitung der Welt, die „Asahi" in Tokio mit ihrer Auflage von acht Millionen.

Wird das deutsche Beispiel in Frankreich Widerhall finden? Wird der Tag kommen, an dem die echten Heilpraktiker ein staatliches Diplom erhalten werden? Ich fürchte, daß dieser Tag nicht allzu nahe ist. Die Ärztekammern wachen eifersüchtig über die Gesetzestexte, die ihre Domäne abstecken, über das gefürchtete Gesetz von 1892 und die unglaubliche Verfügung von 1954.

Ich habe mich lange gefragt, warum wohl in Frankreich die Kräuterheilkunde so sehr in Vergessenheit geraten ist. Ich glaube, daß die Heilkräuter die unschuldigen Opfer des großen Reinemachens geworden sind, durch welches – glücklicherweise – eine Anzahl mittelalterlicher medizinischer Praktiken abgeschafft wurden. Man muß sich auch klar sein über die medizinischen Methoden, bevor die Labors aufkamen. Es genügt, sich zu erinnern, daß Mademe de Sévigné die Eigenschaften des Harnextraktes sehr lobte, den man gegen hysterische Anfälle, Epilepsie und Schlagfluß verwendete. Sie empfahl, die wundertätige Flüssigkeit möglichst der Blase eines rothaarigen Mannes zu entnehmen, da dies viel wirksamer sei.

Im 17. Jahrhundert zwangen eifersüchtige Männer ihre untreuen Frauen, mit Wein vermengte Asche von Schwalbenleber zu essen. Angeblich war dies ein unfehlbares Mittel gegen „Hörner“. Augenerkrankungen behandelte man mit Moschus und Kampfer und Nierenbeschwerden mit schön warmem Fuchsblut. Die Liste der Mittel, deren Hauptbestandteil Krötenleber, Schlangengalle und Herzen von Hähnen waren, ist endlos. Interessant ist jedoch die Verwendung, die die Vipern in der Medizin der gelehrten Herren der Sorbonne mit ihren Spitzhüten fand. In den Apotheken verwendete man sie damals in großem Ausmaß. Man „sammelte“ sie im Frühjahr, wenn sie wohlgenährt ihre alte Haut abgestreift hatten und begannen, die Spitzen der Gräser zu verzehren. So kann man in einem pharmazeutischen Codex der Zeit lesen, daß sie gut waren gegen bösartige Krankheiten, und zwar im allgemeinen gegen Vergiftungen und insbesondere gegen böse, pestartige Fieberzustände.

Schon Galenus, ein bekannter Arzt der Antike, behandelte Leprakranke, indem er ihnen Wein zu trinken gab, in dem er Vipern ertränkt hatte. Für den „internen“ Gebrauch wurden

Vipern zur Behandlung der bösartigen Räude verschrieben, denn sie halfen das Blut zu erneuern und verjüngten, wie es hieß, den Lebensichor. Sie wurden auch für Umschläge verwendet, waren unübertreffbar bei der Behandlung von Skrofeln, während ihr Herz und ihre Leber ein Spezifikum gegen epidemische Dysenterien waren. Wollen Sie vielleicht das Rezept des „Vipernpulvers“, das als tierisches Gegengift bezeichnet wurde? Es lautet: „Man nehme Vipern aus und ziehe ihnen die Haut ab. Hierauf trockne man sie über dem Rauch von Wacholderbeeren und zerstoße sie hienach zu Pulver. Hierauf nehme man drei Viertel dieses Pulvers und befeuchte es mit Stechpalmen- und Rosenholzöl und erhält hiedurch ein wunderwirkendes animalisches Gegengift. Schlangenpulver heilt innerhalb von drei Tagen frische Wunden. Es ist ausgezeichnet gegen Lauserkrankungen, Ohren- und Zahnschmerzen und in Form von Absud gegen Augenentzündungen.“

Um mit der Schlange, diesem bestaunenswerten Tier, zu Ende zu kommen, müssen Sie noch wissen, daß – o Wunder der Wirtschaftlichkeit – diese in ihrer Gesamtheit verwendbar war.

Wenn man auch noch so bereit ist, das Wunderbare anzuerkennen, muß es dennoch schwierig gewesen sein, Schlangenleber zu verarbeiten und eine Blutreinigungskur durch die Einnahme der weißen Asche von sechs Ringelnattern, die in einem wohlverschlossenen irdenen Topf verkalkt wurden, vorzunehmen.

Was nun die Chirurgie dieser Zeit betrifft, so läuft es einem kalt über den Rücken! Vor Ambroise Paré wurden Wunden mit glühenden Eisen oder kochendem Pech gereinigt. Philippe Erlanger erzählt, daß Maria de Medici ohne zu jammern vor dem versammelten Hof eine Kopfoperation an sich vornehmen ließ. Zähne wurden natürlich ohne Narkose gezogen, und es kam stets zu Abszeßbildungen, die wiederum zu Mittelohrvereiterungen und Mastoititis führten. Diese Abszesse behandelte man dann mit „Feuerknöpfen“, d. h. mit glühendem Eisen. Wir dürfen auch nicht vergessen, welche Unzahl von Frauen an Kindbettfieber gestorben sind, bis Semmelweis’ Entdeckung dem schließlich ein Ende setzte. Man wird nie genug Worte finden, um die Hölle zu beschreiben, die die Krankenhäuser von damals waren und welche Schlächterei die von Barbieren durchgeführten Operationen. Mit der Entdeckung der Anästhesie wurde ein Tor ins Paradies geöffnet.

Wir können den wahren Wissenschaftlern niemals genügend Dank zollen, die diese naiven und grausamen Praktiken, Ergebnis der puren Unwissenheit, zum Verschwinden gebracht haben. Unglücklicherweise wurden aber in das Großreinemachen, das die Umschläge mit Schlangengalle und Krötenspeichel hinwegfegte, auch die echte Wissenschaft der Heilkräuterkunde miteinbezogen. Die Ärzte, voll ihres neuen Wissens und der errungenen neuen Siege, überzeugt davon, die einzigen Träger der Wissenschaft zu sein und die einzigen vernünftigen Behandlungsmethoden anzuwenden, sahen auf die Heilkräuterläden wie auf die letzten Schlupfwinkel der Alchimie herab.

Die Dinge beginnen sich zu ändern, und das sehr rasch. Man ist dabei, die alte Pflanzenheilkunde, die die Mességués beibehalten und deren Geheimnisse sie in dem kleinen Winkel der Gascogne bewahrt haben, wiederzuentdecken. Sie ist keine zweifelhafte Spezialität mehr, die Zauberern, Knocheneinrichtern und anderen Verteilern von Kohlabsud oder Kressesuppen vorbehalten bleibt, wie Dr. Monier dies in seiner freundlichen Art ausgedrückt hat. Viele seiner Kollegen werden sich der Phytotherapie bewußt, und die Schulmedizin hat die Pflanze wiederentdeckt, die immer mehr zur Heilpflanze und Waffe im therapeutischen Arsenal wird.

Ja, die Pflanzenheilkunde wird, oder besser gesagt, sie ist bereits dabei, eine Industrie zu werden. Eben darin liegt auch Gefahr, und ich will auch erklären, warum das so ist.

4

Die Kräuter, die Mode und das Geld

Die „Wiederentdeckung“ der Wirksamkeit der Heilkräuter und Heilpflanzen stellt nunmehr ein gesichertes Faktum dar. Wie ich erfahre, hat das von dem großen Wissenschaftler und bemerkenswerten Menschen Jean-Marie Pelt geleitete Europäische Ökologie-Institut in Metz ein Forschungs- und Koordinationsprojekt organisiert, an welchem Universitätsprofessoren der Pharmazie, Forscher und Dissertanten teilnehmen. Dieses Projekt steht unter der Leitung des Direktors des Instituts für Human- und Gesellschaftswissenschaften Gustave Fisher. Seine Mitarbeiter sind die Lehrbeauftragte der Universität Paris V, Frau Stanem, und der Lektor für Medizin an der pharmazeutischen Fakultät von Nancy, Mortier. Für rund zwanzig französische Fachleute geht es darum, eine genaue Liste aller in Frankreich existierender „Hausmittel“ zusammenzustellen. Eine an alle Phytotherapeuten gerichtete Fragebogenaktion soll es ermöglichen, eine Fülle außergewöhnlicher Informationen nicht nur über Behandlungsmethoden und Rezepturen zusammenzustellen, sondern auch darüber, wie die Kontaktnahme mit den Patienten erfolgt und über die „Geheimnisse“ unseres Berufs, so es überhaupt welche gibt – was ich persönlich nicht glaube. Kurz über alles, was die Phytotherapie ausmacht.

Hat man dann sozusagen die Summe aller auswertbaren Informationen aus ganz Frankreich gesammelt, werden die Daten einem Elektronenrechner eingegeben. Pelt hofft, daß sich daraufhin Diplomarbeiten des dritten Studienabschnittes mit diesem Thema beschäftigen werden. Was für eine fabelhafte Entwicklung der Dinge! Wer hätte noch vor 25 Jahren gedacht, daß die Geistesgrößen der Universität und anderer Provenienz eine solche Initiative ergreifen würden? Heute findet das jeder ganz normal; eigentlich müßte ich schreiben: „natürlich".

Genauso normal und natürlich empfindet man das vor einigen Monaten bei einer Tagung an der Elfenbeinküste an den Tag gelegte Interesse der berühmtesten Ärzte Frankreichs für die Praktiken der afrikanischen Naturheiler. Dreihundert angesehene Ärzte, unter ihnen die Professoren Milliez, Sicard, Jouve, de Genes, Quéré, Coulomb, Payet und Sankale, deren Können und Ansehen außer Frage steht, nahmen an den „Medizinischen Tagen von Abidjan" teil. Es mag paradox erscheinen, daß die hohen Meister der Heilkunde und der Chirurgie gerade nach Afrika kommen, um dort die Bilanz der modernen Medizin zu ziehen, wo man doch in diesem Erdteil aus Mangel an praktischen Ärzten die Betreuung der Kranken im Busch Krankenpflegern anvertraut. Aber die Elfenbeinküste ist in vollem Aufschwung, und ihr Präsident Houphouet-Boigny, der im Kabinett von Félix Gaillard Gesundheitsminister war, hat das Land, an dessen Spitze er steht, von Grund auf geändert.

Ich spreche dem Präsidenten Houphouet-Boigny, den ich gut kenne, meine tiefe Hochachtung aus. Er führt sein Volk in bewundernswerter Weise sicher durch all die Fährnisse, die auf echte Demokratien vor allem auf den in Entwicklung befindlichen Kontinenten lauern. Und so erfolgt nach dem Willen des Präsidenten Houphouet-Boigny die Ausbildung der künftigen Ärzte des Landes an der ultramodernen zentralen Universitätsklinik von Abidjan. Das soll aber nun nicht heißen, daß man auf die von alters her überlieferten Behandlungsmethoden verzichtet.

Deshalb haben sich auch all die „großen Kapazitäten", wenn sie auch während dieser Tagung den afrikanischen Ärzten bei der Hinwendung zu wirksamen Techniken wie die Mikrochirurgie geholfen haben, für die Form der Heilkunde interessiert, wie sie manche Naturheiler des schwarzen Kontinents praktizieren: de facto also für die Wirkung tropischer Heilpflanzen.

Bei meinem jüngsten Aufenthalt in Abidjan vertraute mir ein

französischer Facharzt ganz offen an, daß es ihm unumgänglich erschiene, mit den eingeborenen Naturheilern zusammenzuarbeiten, damit man nun endlich in der Medizin weiterkommen könne.

Bis jetzt haben wir uns mit tropischen Heilpflanzen nur bei Untersuchungen kriminalistischer Art näher beschäftigt, und unsere Berichte haben zur Verurteilung von Leuten beigetragen, die töteten, obwohl sie eigentlich heilen wollten. Im Gegensatz dazu müssen wir nun feststellen, daß es zu Heilungen durch Verfahren kommt, von denen wir das nicht erwartet haben. Deshalb kann die Zusammenarbeit zwischen der empirischen Medizin Afrikas und der von uns praktizierten nur von Vorteil sein, denn die modernsten therapeutischen Mittel können einem Lande gute Dienste leisten, in dem eine Generation neuer Fachärzte sich eben darauf vorbereitet, die Gruppe der für die Gesundheit von 6 Millionen Einwohnern der Elfenbeinküste verantwortlichen 300 Ärzte zu verstärken.

In Kampala hat auf einer Tagung der hochoffiziellen Weltgesundheitsorganisation (WHO) ein Experte aus Mali, Dr. Mamadou Koumaré, sich nicht gescheut, „den Zusammenbruch des auf Gewinn ausgerichteten Monopols der modernen Medizin und Pharmazie in Afrika auf Grund des beharrlichen Festhaltens der Afrikaner – gleich aus welchem sozialen Milieu sie kommen – an ihrer traditionellen Medizin und den Heilkräutern“ vorauszusagen. Ich weiß nicht, ob die „moderne“ Medizin, das ist für die Afrikaner die Medizin und die Pharmazie der Ärzte und Pharmazeuten, zusammenbrechen wird oder nicht. Was ich aber hingegen bestimmt weiß, weil ich es zu wiederholten Malen an Ort und Stelle selbst nachprüfen konnte, ist die Tatsache, daß es der „traditionellen Medizin“ der Naturheiler und Zauberer recht gut geht. Sie blüht und gedeiht. Das beste Beispiel hiefür ist mein alter Kumpel Albert Atcho.

Ich konnte mich natürlich nicht – auch nicht für nur ganz kurze Zeit – an der Elfenbeinküste aufhalten, ohne einmal mehr[1] Albert

[1] Mein Sohn Didier hat die Erinnerung an meine ersten Besuche bei Atcho in seinem Buch „Die Kräuter meines Vaters“, Verlag Fritz Molden, 1974, festgehalten.

Atcho am Werk gesehen zu haben. Und so verließen wir also Abidjan und den Wolkenkratzer des Hotels Ivoire, um nach Bregbo zu fahren, auf der Suche nach Albert Atcho.

Aber ich erinnerte mich nur sehr undeutlich, welchen Weg wir nehmen mußten. Es folgte also eine lange Irrfahrt auf kleinen, engen, fast schnurgerade verlaufenden Straßen mit blutigroter Erdfahrbahn, von sattgrünen Bäumen beschattet, unter wolkenlosem Himmel. Endlich Kinder. Wir bleiben stehen und fragen sie, wo „der Medizinmann" wohnt, den ich besuchen möchte. Ihre aufmerksamen, hilfsbereiten Gesichter strahlen auf:

„Am Ufer des Meeres, am anderen Ende des Dorfes . . . es sind Fahnen beim Eingang."

Und endlich finde ich es wieder, das Haus des „Feticheurs", wie mein Chauffeur sagt. Immer noch dieselbe mit englischem Rasen bepflanzte rote Erde, aber jetzt schon ein wenig schäbig. Darum herum einige lange, niedrige Ziegelbauten, nur oberflächlich verputzt, was dem Ganzen einen bedeutsamen und soliden, wenn auch etwas summarischen Aspekt verleiht.

Im Schatten schütterer Palmen, am Ufer der schwammiggrünen Lagune, ein Schuppen mit Blechdach. Auf Holzbänken warten etwa dreißig Patienten. Am Türpfosten ein Schild mit den Ordinationszeiten: „Arbeiter am Samstag, Privatpersonen und Schüler am Mittwoch."

Und wieder überfällt mich der gleiche Eindruck: da stehe ich nun genauso da wie die Entdecker im vergangenen Jahrhundert, die nichts wirklich Afrikanisches entdeckt haben außer die rein geographische Lage der einzelnen Orte. Und zwar derart, daß sie Afrika eigentlich nicht „entdeckt", sondern „überdeckt" haben. Überdeckt mit europäischer „Kultur", um all jenen, die nach ihnen kamen, den Generälen, den Abenteurern, den Spekulanten, den Kaufleuten, genügend Zeit zu geben, einzudringen, zu besetzen und zu unterwerfen.

Aber lassen wir das . . .

All diese wartenden Kranken, legen sie nicht das beste Zeugnis ab für jene Omnipräsenz des einzig wirklich bodenständigen religiösen Glaubens an die Zauberkunst des Naturheilers? Und diese Gläubigkeit, dieser phantastische, unausrottbare Glaube kommt zum Ausbruch, wenn Albert Atcho, wie ein Römer in seine Toga gehüllt, in großartig königlicher Haltung auf uns zugeschritten kommt, uns willkommen heißt und dann seine Sprechstunde beginnt.

Unter Einsatz des magnetisierenden Blicks seiner schwarzen Augen läßt er einem nach dem anderen seine Hilfe angedeihen.

Dieser Frau hier mit dem eiförmig um den Kopf geschlungenen Tuch – als ob sie einen Blumentopf am Haupte trüge – verordnet er einen Kräutertee; mit einem Grasbüschel in seinen breiten Händen reibt er den Rücken eines Kindes ein; dann besprengt er einen großen Kerl mit Wasser, indem er versichert, das Feuer sei wie der Gram das Symbol des Bösen und des Hasses, die Frische des Wassers hingegen bedeute für ihn Heilung und Glück.

Man kommt von weither, um Albert Atcho zu konsultieren, und sein Ruf reicht weit über die Grenzen des Landes hinaus, wie es die Photographien und Diplome an den Wänden seines Speisezimmers bezeugen. In diesem Speisezimmer sieht es aus wie im „Hof der Wunder“.[1] Seine zwanzig Kinder, die kleinen Herzen von inniger und ängstlicher Freude erfüllt, kommen und gehen und betrachten ihren Vater anbetend, der sogar von Auguste Denise, dem ersten Regierungschef der Elfenbeinküste, den er von einer unheilbaren Krankheit geheilt hatte, Glückwünsche erhalten hat, oder von General de Gaulle, der ihm am 29. November 1968 den „Ordre national du mérite“ für der „traditionellen Medizin“ der Elfenbeinküste geleistete Dienste verliehen hat.

Der Atcho, den ich hier nun wiederfinde, ist ruhiger und noch selbstsicherer geworden. Es ist nicht zu leugnen, daß von diesem imponierenden Mann eine fast greifbare Ausstrahlung ausgeht. Auf jeden Fall ist sie deutlich wahrnehmbar. Denn auch er hat sich im Laufe der Jahre weiterentwickelt. Da er noch immer nur Kyama spricht, nickt er zustimmend mit dem Kopf, als seine dritte Frau uns erzählt, daß die von den Ahnen überkommenen Praktiken sich mehr denn je großer Beliebtheit erfreuen und Gegenstand einer Tagung in Aboisso waren; dort hat Professor Colom aus Dakar den „Feticheur von Bregbo“ entsprechend gewürdigt.

[1] Hof des Bettlerkönigs im mittelalterlichen Paris. A. d. Ü.

Nun beginnt auch die pharmazeutische Industrie sich für die Rezepte der schwarzen Zauberer zu interessieren. Die Forscher in den Labors möchten sie gerne testen und erproben. Man weiß, daß 80 Prozent der geheimnisvollen Substanzen, deren sich die „Zauberer" bedienen, mehr oder minder starke Gifte sind, die zu therapeutischen Zwecken verwendet werden. Aber es gibt auch noch ungeheuer viele, deren Zusammensetzung man nicht kennt: Lebenselixiere, empfängnisverhütende oder Manneskraft erhöhende Mixturen, Tränke, die die vitalen Funktionen aktivieren und so weiter.

Natürlich ist vieles von dem wahr, was über die „Wunder", die diese Kräutertränke bewirkt haben sollen, berichtet wird, aber vieles ist auch nur Legende; oft steckt auch die Angst dahinter, die Zauberer zu verärgern. Auf dem Rückweg in mein heimatliches Gers, von dem ich niemals länger entfernt bleiben will, erfuhr ich von einem meiner Freunde von der Elfenbeinküste, daß im kleinen Bagao zehn Personen bei einem sogenannten öffentlichen „Opfermahl" den Tod gefunden hatten. Dieses Mahl wurde von einem Marabut angeordnet, welchen Laman Kandé, Vater einer sehr großen Familie, um Hilfe und Beistand gebeten hatte, denn, so klagte er, „das Glück habe sein Haus verlassen". Laman Kandé ließ also für seine Brüder, seine zwei Frauen und seine Kinder ein Mahl bereiten und würzte zweifellos die Speisen mit irgendeinem „magischen" Pulver. Sicher ist jedoch nur, daß eine Viertelstunde darauf zehn Gäste starben und weitere vier im Koma lagen. Und dies geschah im Frühjahr 1977! Es ist wirklich unglaublich . . .

Auf meinen Reisen ins Ausland versäume ich es niemals, mich nach dort bekannten Heilpflanzen zu erkundigen, mich über die Tradition, die speziellen Eigenschaften, über ihren Verbreitungsgrad in der Bevölkerung und über das friedliche Nebeneinander von Schulmedizin und Pflanzenheilkunde zu informieren. Dreißig Jahre lang habe ich auf meinen Wanderungen an den entferntesten Orten der Welt bemerkenswerte Kenntnisse zusammengetragen, zahlreiche aufregende Zeugenaussagen gesammelt, und ich konnte fast überall die wunderbare Vitalität, das Weiterbestehen und das ewig Modernsein der Pflanzenheilkunde feststellen, die meistens bis an die Uranfänge der Völker zurückreicht. Noch in unseren

Tagen wird sie durch die mündliche Überlieferung der Weisen, der Stammeshäuptlinge und der „Zauberer", der „Naturheiler" oder der eingeborenen Ärzte weitergegeben, die neben dem orthodoxen Wissen ihren Glauben an die Heilkraft der Pflanzen bewahrt haben . . .

Jede meiner Reisen brachte mir neue Erkenntnisse, neue Beweise für die Universalität der Pflanzenheilkunde, und wie auf einer Art Suche nach Legitimität stieß ich auf eine Tradition, die von den Uranfängen der Zeiten zu uns heraufkommt, und auf eine eindrucksvolle Mannigfaltigkeit und zugleich Aktualität, die seit einem Vierteljahrhundert niemals so deutlich Platz gegriffen hat. Unbestreitbar scheint nach dem Zeitalter der Chemie – die versucht hatte, die Heilkraft der Pflanzen zu bestreiten und sich auf Medikamente mit chemischer Basis beschränkte – sich die Forschung neuerlich der so reichen und verschiedenartigen Pflanzenwelt zuzuwenden, deren verborgene Möglichkeiten uns immer wieder in Erstaunen versetzen.

Ich erinnere mich, vor einigen Jahren in Neu-Delhi mit einem alten Brahmanen lange diskutiert zu haben, der in der Pflanzenwelt sehr beschlagen war und mir ins Gedächtnis zurückrief, daß die sedativen und blutdrucksenkenden Eigenschaften des Rauwolfia genannten Strauches, die er den mehr als zehn Alkaloiden in seinen Wurzeln und Trieben verdankt und die jetzt von der modernen Therapeutik genutzt werden, schon seit alters her bekannt waren. Mit Hilfe der Rauwolfia widerstanden seit Tausenden von Jahren die Bewohner ungesunder Gegenden dem Fieber. Und diese Wunderpflanze wurde – und wird auch heute noch dort in diesen Gegenden – erfolgreich gegen Durchfälle aller Art, die sonst tödlich wären, angewendet, ebenso gegen Insektenstiche und Schlangenbisse. Wer könnte da bessere Argumente anführen?

Noch bevor die großen französischen Unternehmer sich dafür interessierten, habe ich in Afrika die außergewöhnlichen Resultate festgestellt, die man hier mit Pflanzen erzielen konnte, deren Heilkraft den Europäern noch wenig bekannt war. Wie im Falle der Rauwolfia handelte es sich um in gewisser Hinsicht dem Ephedrin ähnliche Alkaloide. Insbesonders im Hochland von Äthiopien sah ich Menschen Aufputschmittel wie zum Beispiel

Kat einnehmen, welche ihre Energie verzehn-, ja verhundertfachten und physische Leistungen ermöglichten, die als außergewöhnlich zu bezeichnen sind. Ohne Böses sagen zu wollen, ist es vielleicht doch angebracht, in den belebenden Eigenschaften des Kats einen der Gründe – nicht den einzigen natürlich – für gewisse außergewöhnliche Leistungen der berühmten Läufer des Negus, des früheren Kaisers von Äthiopien, zu suchen. Eine ähnliche Pflanze ist die Iboga in Gabun: sie hat die gleichen Eigenschaften. Das ist aber freilich noch nicht das gesamte Arzneimittelarsenal Afrikas, aber ich habe diese beiden Beispiele gewählt, weil sie nur wenig bekannt sind. Die Pflanzen werden nicht immer als „Pflanzen, die heilen" betrachtet, sondern oft als traditionelle Mittel, athletische oder meistens sexuelle Fähigkeiten zu steigern. Und das – versteht sich – mit Zustimmung des Zauberers. Ich war sehr beeindruckt, mit welcher Vorsicht letzterer bei der Dosierung der Iboga-Prisen vorging. Ich war erstaunt, im tiefsten Busch, weitab jeglicher Zivilisation, einer solchen Genauigkeit zu begegnen.

„Das kommt daher", erklärte mir ein Missionar, dessen Kenntnisse auf diesem Gebiet mir sehr nützlich waren, „daß ein Irrtum bei der Dosierung sowohl für den Interessenten als auch für den Zauberer selbst höchst fatal sein könnte. Zu hohe Dosen können schwere Störungen bewirken, die bis zur Bewußtlosigkeit reichen. Dies ist zwar nicht ernstlich beunruhigend und wäre für den Zauberer sogar eher günstig, weil es ihm noch mehr Macht verleihen würde, aber er läuft allerdings auch Gefahr, damit eine mehr oder minder lang anhaltende sexuelle Impotenz hervorzurufen. Dann aber, wie groß auch immer seine Autorität und seine Zaubermacht sein mögen, könnte sich der Zauberer nur schwer der Wut des frustrierten Burschen, der Frauen und der entehrten Familie entziehen."

An der Elfenbeinküste, im äußersten Norden an der Grenze zu Obervolta, hatte ich Gelegenheit, eines der zuverlässigsten Aphrodisiaka Afrikas studieren zu können: das Bouzac, ein weiteres Alkaloid. Alle großen Zauberer kennen und verwenden es unter Beigabe der stärksten Gewürze, zerriebener Kolanuß und verschiedener geheimnisvoller Zutaten, wie etwa geriebener Ziegenbock- oder Zebuhörner, getrockneter Hoden und männlicher Glieder von Tieren, zerstampft oder auf verschiedene Art verrührt.

„Jedenfalls", so vertraute mir die wunderbare Gattin des Präsidenten Houphouet-Boigny an, eine der schönsten Frauen, die ich kenne, „diese Zauberer sind nach wie vor sehr mächtig, und niemand würde sich allzu weit gegen sie vorwagen."

Letzten Sommer war ich wieder einmal in Mexiko. Lateinamerika ist wie die Antilleninseln reich an Heilpflanzen. In Oaxaca gibt es einen wunderbaren Heilkräutermarkt, wie es auch einen – aber das ist nur sehr wenigen bekannt – in Fort-de-France gibt, wo kreolische Apotheker Heilpflanzen feilbieten und gleich daneben berüchtigte Zauberer ihrerseits so allerlei Mittelchen verkaufen. Ebenso konnte ich in Madagaskar feststellen, daß der Kräutermarkt an die Qualität einer Apotheke heranreichte, deren Heilkräuterregale übrigens wohlgefüllt zu sein schienen. Ich hatte die mit einem Diplom der Fakultät von Montpellier ausgezeichnete Apothekerin gefragt: „Glauben Sie an die Heilkraft dieser Kräuter, die die Bauern pflücken und auf dem Markt verkaufen?"

„Ja, ich glaube daran, wie man hierzulande schon seit Jahrhunderten daran glaubt. Erkrankte ich morgen schwer, so würde ich meine Heilung bei den Pflanzen suchen. Bei den Pflanzen – und den Antibiotika natürlich", fügte die junge Frau vorsichtig hinzu und erzählte mir dann nach näherer Befragung folgende Anekdote:

Während des letzten Krieges konnte die Insel nur schwer mit Medikamenten versorgt werden; es gab fast keine Ärzte, da sie fast alle bei der Armee waren, und so war es ganz natürlich, daß man bei Unfällen und den verschiedensten Erkrankungen zu den überlieferten Behandlungsmethoden zurückkehrte. Um zum Beispiel Frakturen zu heilen, griff man auf Kräuterbrei zurück, mit dem man das gebrochene Glied umwickelte und in Ruhestellung hielt. Dieses Pflaster wurde bis zur Gesundung immer wieder erneuert. Es klingt fast unglaublich: die Brüche heilten nicht nur vollkommen, sondern bereits drei Jahre später war es nicht mehr möglich, im Röntgenbild die genaue Bruchstelle zu sehen. Dieses Zusammenwachsen, das so perfekt ist, daß man die genaue Stelle nicht mehr erkennen kann, wurde mir von allen Madagassen bestätigt, auch von Präsident Tserana selbst.

In Mexiko bin ich also lange auf den Kräutermärkten herumspaziert, habe den Heilkräutersammlern meinen Besuch abgestattet, den Nachkommen der alten Azteken oder Mayas, mit ihren faltigen Gesichtern, die da in erdverbundener Unbeweglichkeit erstarrt, aber voll von Weisheit und Wissen dasitzen. In Mexiko-City wie in Oaxaca habe ich Heilkräuter gesehen, die man schon seit zwei- oder dreitausend Jahren kennt: in Jutesäcken ausgestellt, werden sie zum Verkauf angeboten, obenauf eine Liste der Krankheiten, die sie heilen können. Diese Kräuter spielen heute noch eine bedeutende Rolle im Leben der Bauern in den Pueblos und auf den Haziendas.

In einem Dorf in der Nähe von Tepoztlan führten mich meine Freunde, als sie mein Interesse für die reiche Pflanzenwelt bemerkten, auf den Kräutermarkt. Dort wandte man sich an einen hinter seinen ausgebreiteten Waren thronenden, verschmitzt dreinschauenden Bauern. Er war ein seltsamer Mann von gedrungener Statur, ein „Kräutersammler", der, nachdem er meine gebräunte Haut gemustert und gefragt hatte, ob ich auch wirklich kein „Gringo" sei, sich dazu herbeiließ, auf meinen Fall näher einzugehen. Auf einer Auslegebank lag in herrlichem Farbenspiel und Duftgemisch jede Art von getrockneten, zerstoßenen und zerriebenen Kräutern, lose oder in Säckchen verpackt. Mit unendlicher Behutsamkeit, wie man sie nur sehr kostbaren Dingen angedeihen läßt, nahm der alte Indio sechs Säckchen in die Hand, hielt sie mir hin und begann langsam und ausführlich, mir ihre Vorzüge zu erklären. Da war ich doch wirklich sehr froh, mehrere Jahre hindurch der beste Schüler der Spanischklasse am Gymnasium von Lectoure gewesen zu sein. Das ermöglichte mir nämlich, kein Wörtchen dieser seltsamen Kommentare zu verlieren, die mir da zuteil wurden, um mich davon zu überzeugen, hier soeben das Geschäft meines Lebens gemacht zu haben. Und das war es, was mir mein seltsamer Apotheker empfahl:

Ein Säckchen „echten" Pulvers, um meine Frau zu zügeln. In der Gebrauchsanweisung stand: „Wenn du jeden Tag dieses Pulver auf deinen Körper gibst, so wirst du deine Frau zähmen. Sie wird dann sehr folgsam und unterwürfig sein. Sie wird dir niemals irgendeinen Vorwurf machen."

Ein Säckchen „Wie beherrsche ich meinen Mann". Im Gegensatz zum ersteren war dieses Pulver dazu bestimmt, den Mann zu „zähmen", der dann „immer gleich liebevoll, folgsam und unterwürfig sein und niemals Vorwürfe machen werde".

Ein Pulver „zum Schutz des Geldes". Es handle sich hiebei, versicherte mir der Verkäufer, um eine von den Alchimisten ausgeklügelte Formel; man müsse es zusammen mit Weihrauch anwenden, um den Duft des Geldes besser wahrnehmen zu können.

Das „echte Venuspulver" betreffe nicht nur die Liebe, sondern auch das Geld. Dieses Pulver, erklärte mir der alte Mexikaner, enthalte ein Spezialpräparat auf der Basis orientalischer Moschusarten, „die dir bei all deinen Unternehmungen mit den Fleischesgöttinnen der Nacht Glück bringen werden. Man muß nach dem Bad, bevor man sich an die Arbeit macht, seinen ganzen Körper damit bestäuben. Dieses Pulver bringt also Geld und Liebe".

Ein Säckchen mit dem düsteren Abbild eines Skelettes enthielt ein Pulver, das einen angeblich zum „Sieger über den Tod" machen kann. „Man muß sich damit Beine und Arme einpudern. Man kann es bei Nachtwachen und Gebeten benutzen, indem man daraus und mit Kerzenwachs eine Salbe macht."

Dann gab es schließlich noch ein wunderbares Pulver aus getrockneten Blumen, welches, bei Vollmond zermahlen, einem das hehre Geschenk der Liebe oder gute Freundschaft zuteil werden lasse. Nicht mehr, aber auch nicht weniger.

Ich habe natürlich sofort zugegriffen. Aber ich habe noch nicht versucht, die Macht dieser Wunderpulver nachzuprüfen. Ich möchte nur sagen, daß ich sie für etwaige Interessenten zur Verfügung halte. Und zwar in ihrer Originalverpackung.

Bedeutend seriöser und viel gewinnbringender war jedoch mein ausgedehnter Besuch von Kulturen ganz anderer, noch nie dagewesener Art, die mir helfen könnten, dieses so aktuelle und dringende Problem unserer Zeit zu lösen: Kräuter in großen Mengen und ohne jegliche Verseuchung zu produzieren. Ich werde noch später auf diese besonderen, dort bereits vor 1500 Jahren praktizierten Techniken zurückkommen.

Gegenwärtig führen in Frankreich mehrere Labors breitangelegte klinische Experimente mit Heilpflanzen durch. Für sie geht es darum, die Anwedung der Phytotherapie von einer „pharmazeutischen Überwachung" abhängig zu machen. Sie argumentieren folgendermaßen: „Die Schwärmerei für die Rückkehr zur Natur kann die Selbstbehandlung mit Heilpflanzen zu etwas Wunderbarem machen. Die empirische Zubereitung volkstümlicher Wunderdrogen auf Heilkräuterbasis bleibt aber nichtsdestoweniger eine heikle Angelegenheit. Die pharmazeutische Überwachung bietet daher eine gewisse Garantie für die Kräutertees. Die Zubereitung ist genauso heikel wie die Präparate selber. Alles muß also von ‚echten Wissenschaftlern' getan werden, und die Heilpflanzen müssen von nun an genauso im Experiment erprobt werden wie die Medikamente. Sie müssen toxikologischen Tests unterworfen werden."

Das ist deutlich: Aus dem Schattendasein der Hausmittelchen, der magischen Zaubertränke und der „Wunderpulver" auftauchend, tritt die Phytotherapie „voll Würde" in den Kreis offizieller therapeutischer Verschreibungen.

Im Spital verabreichen Ärzte und Professoren ausgewählten Patienten aus Heilpflanzen bestehende Produkte. Gegenwärtig behandelt man im Hôtel-Dieu mit therapeutischen Aufgüssen aus Kräutergemischen Patienten, die folgende Leiden haben: diffuse Arthrose, Rückenschmerzen, Koxarthrose, Ödeme, Verdauungsstörungen, Magenkrämpfe, neurovegetative Dystonien, Migräne, Leberleiden, Ängste, gesteigerte Emotivität, Schlaflosigkeit in jeder Form, Fettleibigkeit, Nierenkoliken, Herzinsuffizienz, Sphinkterinkontinenz, Varizen. Für die Ärzteschaft gibt man eine „Bibliographie der Heilpflanzen" heraus. Und im Text, in dem diese Produkte vorgestellt und vorgeschlagen werden, heißt es:

„Durch Anpassung der Tradition der Heilkräuter an die experimentelle Wissenschaft und durch deren experimentelle Erprobung werden die Anwendungsbedingungen einer neuen Heilkräutermedizin entdeckt. Wenn man Kräutertees den Rang verleiht wie Medikamenten, bietet die Phytotherapie ein verfeinertes therapeutisches Instrumentarium. Man kann also heute ruhig einen speziellen Kräutertee verschreiben: er wird von allen akzeptiert."

Beim nochmaligen Lesen dieses Absatzes bin ich nachdenklich geworden. Ich dachte an meinen Vater, den „Pflanzenmeister", wie er in der Johannisnacht die Pflanzen aus dem Kräutergarten des lieben Gottes pflückt, und auch an den alten Opa Bono und seine bescheidenen Rezepte . . . Wie würden sie alle erstaunt sein, wenn sie wüßten, daß gerade dieser Tage Direktoren europäischer Ökologieinstitute beschlossen haben, diese Traditionen und Überlieferungen auf Computerkarten zu speichern, damit dann die Studenten des dritten Studienabschnittes sie als Unterlagen für Dissertationen verwenden können! Was würden sie, diese bescheidenen und im verborgenen wirkenden Hüter des seit Jahrhunderten überlieferten Wissens, für Augen machen, wenn sie erführen, daß ihre Kräuter „zum Rang von Medikamenten erhoben . . . nunmehr zum verfeinerten therapeutischen Instrumentarium gehören" und „daß die Verschreibung eines speziellen Kräutertees heutzutage möglich und von allen anerkannt wird".

„Möglich und anerkannt", *weil* nunmehr erlaubt und von der unfehlbaren Hand des Arztes verschrieben! Bis dahin „unrein", ja sogar teuflisch, belächelt und mit Sarkasmen bedacht, wird die Heilpflanze nun etwas Bewundernswertes, und vor allem *erhält sie das Recht, heilen zu dürfen!* Durch offizielle Würdigung „in den Adelsstand erhoben", darf die Heilpflanze nun, sofern sie vom Arzt verschrieben wurde, Krankheiten heilen. Was Sünde war, wenn es der eine tat, ist Tugend geworden, wenn es der andere tut. O du tiefes Geheimnis des „Gutdünkens" des Ärztestandes und der Allmacht der Verordnungen!

Dieser Erfolg der Heilpflanzen, dieser Run auf die Heilkräuter bringt nun ein schweres Problem mit sich, und ich glaube, ich bin der erste, der dies entdeckt, aufgezeigt und bewiesen hat.

Es waren die Schweizer, die mich darauf brachten, als ihre Labors unter meiner Kontrolle verkaufte Pflanzen analysierten, für deren völlige „Reinheit" ich meine Hand ins Feuer gelegt hätte.

Aber leider waren auch all diese Pflanzen verseucht, genauso wie das Getreide, das Gemüse oder die Früchte, da sie ja mit chemischen Produkten der modernen Landwirtschaft „behandelt" worden waren.

So völlig überzeugt von den Heilkräften meiner Pflanzen, hatte ich alles, was durch die beim Anbau angewendeten Verfahren diese Heilkräfte beeinträchtigen, sie sogar gefährlich machen könnte, außer acht gelassen. Ich reagierte sofort, und zwar ganz brutal, indem ich alle Pflanzen vom Verkauf zurückzog, bei denen ich nicht selbst den Anbau überwacht hatte, indem ich alle meine Vorräte kontrollieren und analysieren ließ und indem ich mir schwor, nur mehr Pflanzen auf den Markt zu bringen, die ohne die geringste Beimengung, ohne Düngemittel, ohne Insektizid usw. hergestellt werden und deren Reinheit und zugleich wohltuende Wirkung ich auf Ehre und Gewissen garantieren könne.

Aber eine noch viel realistischere Frage stellte sich mir zwangsläufig in aller Deutlichkeit: Wenn schon „meine Pflanzen" so verseucht waren, trotzdem ich mir ja der Gefahr bewußt gewesen war und trotz aller Sorgfalt, die ich ihnen angedeihen hatte lassen, wie mag es nun erst mit den anderen aussehen?

Ich dachte an all diese Millionen Säckchen aller Art, die in allen Läden Frankreichs und der ganzen Welt angeboten werden, an alle diese Eisenkräuter, diese Lindenblüten-Minze-Mischungen, an alle diese Kamillen- und ähnliche Kräutermixturen, deren Konsum jeden Tag oder Abend mir bedrohlich erscheint, solange keinerlei Kontrolle der Herstellung noch des Verkaufes erfolgt. Wer könnte mit Sicherheit behaupten, daß all diese Kräuter auf Grund ihrer Anbaubedingungen, der Art und Weise, wie sie begossen werden, oder durch Düngemittel oder Pestizide nicht giftige Elemente enthielten, die ihre wohltuenden Kräfte null und nichtig machen?

Ich wollte es ganz genau erfahren und erfuhr es auch. Zusammen mit Pierre Pasquini habe ich beschlossen, eine Reihe von Tests vorzunehmen, die eindeutige Ergebnisse liefern, aber ohne irgendwelche Mitwirkung meinerseits durchgeführt werden sollten. Folgendermaßen wurde vorgegangen:

Mein Rechtsanwalt versicherte sich der Mithilfe Herrn Ferris, eines Gerichtsbeamten aus Nizza, der sich dann wiederum der Mitarbeit zwölf anderer Gerichtsbeamter in zwölf verschiedenen Städten versicherte, deren Namen ich gar nicht wissen wollte. Diese Amtspersonen begaben sich auf Antrag des zuständigen Zivilgerichtes in eine Apotheke *ihrer Wahl* und kauften dort jeder 50 Gramm Eisenkraut, Minze und Orangenblüten.

Sie versiegelten die Säckchen und schickten sie zur Analyse an beliebige Labors: die einzig gestellte Bedingung war, daß diese Labors durch das Landwirtschaftsministerium und das „Service National de Repression des Fraudes“[1] zugelassen sein müßten.

Die Ergebnisse all dieser Analysen wurden daraufhin an den Gerichtsbeamten in Nizza geschickt und dann von Herrn Pasquini überprüft. So verfügten wir über eine in den größten Städten Frankreichs durchgeführte Reihe von Tests; aber das war noch nicht alles: parallel zu dem, was in Frankreich geschah, fanden derartige Einkäufe und Analysen auch noch zusätzlich in Paris, Gent, Brüssel, Lüttich, Lausanne, Bern, Zürich und in Genf statt. Denn wenn wirklich Gefahr bestand, so war es ja unbedingt erforderlich, ganz genau über deren Ausmaß und Umfang Bescheid zu wissen. Ich muß zugeben, daß die mir übermittelten Ergebnisse mich zuerst in Erstaunen und dann in Schrecken versetzten.

Die Aufdeckung der Giftmengen, die jene Pflanzen enthielten, die man frei im Handel erwerben kann – und den Beweis dafür besaß ich ja nun –, erschütterte mich zutiefst. Wer hätte gedacht, daß die allgemein als Sinnbild der Reinheit angesehene Orangenblüte so viele toxische Substanzen enthalten könnte?

Um meiner ersten Warnung Nachdruck zu verleihen, erläuterte ich am 7. Oktober 1976 einem Bezirksinspektor, dessen Integrität und Entschlossenheit ich kannte, meine Besorgnis eingehend.

Ich sagte diesem Mann, daß ich mich nun plötzlich persönlich betroffen fühle, da ich ja seit so vielen Jahren gerade für den Schutz und die Bewahrung der Gesundheit meiner Mitmenschen kämpfte. Ich wüßte also demnach bereits einiges über die Gefahren einer neuen Verseuchung und dürfe dies nicht für mich behalten. Ich bestünde darauf, mein Gewissen von einer Last zu befreien.

Ich versicherte diesem Beamten gegenüber: „Machen Sie mit diesem Brief, was Sie wollen, ich für mein Teil werde mich erleichtert fühlen.“ Und das stimmt auch.

Als technischer Berater einer Gesellschaft, die Gewürzpflanzen

[1] Service National de Repression des Fraudes = Französisches Amt für Zollfahndung und Steuerhinterziehungsbekämpfung (A. d. Ü.)

verkauft, werde ich es mir niemals gestatten, schon um meinen Ideen und meinem Kampf gegen die Verseuchung treu zu bleiben, Pflanzen zu verkaufen, deren Gehalt an Chemierückständen aller Art, an Düngemitteln, an pilztötenden Pestiziden usw. auch nur die geringste Gefahr für die Gesundheit meiner Mitmenschen bedeuten könnte.

Aber haben auch all die anderen Personen, die Kräuter verkaufen, Apotheker oder Heilkräuterhändler, die ja auch der Gesundheit gegenüber allen kommerziellen Überlegungen den Vorrang einräumen müßten, dieselben Skrupel wie ich?

Wenn sie jedoch auch weiterhin Heilkräuter verkaufen, deren Gehalt an Rückständen chemischer Produkte manchmal in sehr hohem Maße die von der Weltgesundheitsorganisation tolerierten Mengen überschreitet, sind solche Produkte nicht nur für den Konsum ungeeignet, sondern gefährden auch noch die Volksgesundheit.

Ich werde natürlich keine Namen nennen. Und wenn andere durch den Verkauf von Kräutern, die ich persönlich niemals auf den Markt bringen würde, Geld verdienen, so ist das allein ihre Sache. Aber was ich nicht zulassen kann, ist, daß sie es zum Schaden unserer Gesundheit tun.

Ich möchte nur ein Beispiel erwähnen: die Orangenblüte. Ich hatte eine beträchtliche Menge davon vom Verkauf zurückgezogen, weil die Analysen mich nicht befriedigen konnten; alle von mir veranlaßten Analysen ergaben eindeutig die Schädlichkeit des Produktes. Und trotzdem konnte jedermann in irgendeine Apotheke, zu irgendeinem Kräuterhändler, in ein x-beliebiges Reformhaus oder in einen Supermarkt gehen, und keinerlei vorher durchgeführte Kontrolle informierte den Käufer darüber, daß er sich soeben eine Gefahr für seine Gesundheit eingehandelt hatte.

Ich erinnerte das „Service des fraudes“ brieflich daran, daß ich ihm alle diese von Fachleuten durchgeführten Analysen zur Verfügung stellen könne.

In meinem Brief schrieb ich: „Sie, die Sie im ‚Service des fraudes‘ mit der Überwachung solcher Angelegenheiten ganz Frankreichs betraut sind, wissen ja über all dies sicherlich besser Bescheid als ich. Auch diesmal darf ich nachfolgendes Erlebnis nicht verschweigen: Ich habe Gerichtsbeamte aus zwölf verschiedenen Städten damit beauftragt, in Apotheken ihrer Wahl Gewürzpflanzen, darunter Minze und Orangenblüten, zu kaufen. Ich ersuchte sie, diese durch Labors ihrer Wahl analysieren zu lassen, unter der einzigen Bedingung, daß letztere vom Landwirtschaftsministerium und vom ‚Service des fraudes' zugelassen sind. Nun hat man mir soeben die Ergebnisse übermittelt. Zweifelsohne weiß das ‚Service des fraudes' bereits darüber Bescheid, denn es hat ja sicherlich nicht auf mich gewartet, um darüber informiert zu werden. Wie dem auch immer sei, selbst wenn ich ‚offene Türen einrennen müßte', werde ich dennoch meine Aufgabe voll und ganz erfüllen.

Die in der Apotheke gekauften und analysierten Kräuter sind nicht nur für den Verbrauch ungeeignet, sie enthalten auch noch so hohe Dosen von organischen Chlorverbindungen, daß sie gefährlich sind.

Das wurde mir von weltberühmten Wissenschaftlern bestätigt, die diese Gefahr auf die Tatsache zurückführen, daß die organischen Chlorverbindungen eine große Persistenz (Verweildauer) sowie die Eigenschaft haben, sich an den Fetten festzusetzen.

Seit drei Jahren habe ich mehrere hundert Analysen machen lassen, deren Ergebnisse immer beunruhigender wurden.

Ich bin, wie Sie wissen, Heilpraktiker, und es liegt mir nicht, jemanden anzuzeigen. Aber angesichts der immer größer werdenden Gefahr, die das vermehrte Vorhandensein gefährlicher Chemikalien in den Konsumartikeln für die gesamte Menschheit bedeutet, kann ich mich auch nicht passiv verhalten.

Mir geht es einzig und allein darum, so lange zu kämpfen, bis man auf mich hört. Wenn die breite Öffentlichkeit wüßte, daß die meisten in den Apotheken wie übrigens auch in den Supermärkten oder Kräuterhandlungen verkauften Kräuter eine Gefahr für ihre Gesundheit bedeuten, welchen Skandal würde das verursachen! Einmal muß dies jedoch allgemein bekannt werden. Man muß es in Rundfunk und Fernsehen verkünden. Die Öffentlichkeit hat ein Recht auf Information!"

Ich schloß mein Schreiben, indem ich der Hoffnung Ausdruck verlieh, das Amt möge diesen langen Brief, den zu verfassen mir einzig und allein mein Gewissen diktiert habe, nach seinem Gutdünken verwenden. Meiner Vorstellung nach könne dies nur eine Aktion zum Schutz der Volksgesundheit sein.

Mit Bedauern muß ich jedoch feststellen, daß das „Service des fraudes" bis zum heutigen Tag kein allzu großes Interesse für das Problem des unkontrollierten Verkaufes dieser „vergifteten" oder gefährlichen Kräuter an den Tag gelegt hat. Natürlich verfügt diese Dienststelle, wie die meisten amtlichen Kontrollorgane in Frankreich, einfach nicht über genügend Personal und Mittel. Alles ist so, als ginge es gar nicht darum, unser höchstes Gut zu verteidigen: die Gesundheit der Bürger! Um wirksam vorgehen zu können, müßte man viel häufiger einschreiten und strafen.

Nach einem von der Schweizer Zeitschrift „Trente Jours" veröffentlichten Interview, in dem ich das Vorhandensein von organische Chlorverbindungen enthaltenden Pestiziden in Orangenblütentees angeprangert hatte, wurde diese Analysengeschichte wieder aktuell. Tatsächlich veröffentlichte das Kantonallabor von Lausanne, welches Kontrollen durchgeführt hatte, abschließende Ergebnisse, die ich durch einen an den Chefredakteur Alfred Loertocher gerichteten Brief berichtigen zu müssen glaubte, und zwar unter Beifügung unwiderlegbarer wissenschaftlicher Analysen[1].

Das Labor von Lausanne versicherte insbesondere: „Wenn es auch zutrifft, daß die Orangenblüten bedeutende Dosen von Pestiziden enthalten, so sind diese jedoch keinesfalls gefährlich, da sie während des Infusionsvorganges durch das Wasser nicht herausgeschwemmt werden."

Daraufhin ersuchte ich zwei sehr bekannte französische Labors, deren Spezialgebiet die Erforschung der Pestizide ist, Experimente bezüglich der Kräuteraufgüsse (Pfefferkraut, Minze, Orangenblüte) zu machen. Diese kamen nun zu weitaus anderen Ergebnissen als das Labor von Lausanne, da sehr wohl organische Chlorverbindungen (DDT – HCH – Lindan) im Aufguß nachgewiesen werden konnten. Es handelt sich zwar sicherlich nur um

[1] „Trente Jours", Schweizer Zeitschrift, herausgegeben in Lausanne, Juni-Nummer 1976.

geringe Mengen, aber man kann keinesfalls, wie es der Schweizer Chemiker getan hat, den Beweis eines „absoluten Nichtvorhandenseins von organische Chlorverbindungen enthaltenden Pestizidrückständen im Aufguß" erbringen. Überdies ermöglichen die Ergebnisse einer französischen und einer amerikanischen Untersuchung über die Wasserlöslichkeit der organischen Chlorverbindungen festzustellen, daß bestimmte Substanzen, insbesondere das Lindan und das HCH, eine sehr beträchtliche Löslichkeit haben, die überdies bei steigender Temperatur noch höher wird. Man darf sich also vernünftigerweise fragen, wie groß dann erst ihre Löslichkeit bei hundert Grad Celsius (Aufgußtemperatur) ist. Ohne fehlzugehen, kann man also sagen, daß sie (für Lindan und HCH) über 15.200 ppb[1] sein würde. Unter diesen Bedingungen erscheint es zumindest erstaunlich, daß man keinerlei organische Chlorverbindungen enthaltende Pestizidrückstände im Aufguß einer damit behandelten Pflanze findet. Das ist unmöglich.

Betreffs der organischen Phosphorverbindungen gibt die französische Untersuchung folgende maximale Löslichkeitswerte an:

Äthylparathion	25 mg/l	(25.000 ppb)
Methylazinphos	30 mg/l	(30.000 ppb)
Malathion	145 mg/l	(145.000 ppb)
Dichlorphos	10 g/l	
Dimethoat	25 g/l	

Diese Pestizide sind viel löslicher als die organischen Chlorverbindungen. Schließlich darf man nicht vergessen, daß Herbizide, die sehr gefährliche Pestizide sind, ebenfalls eine sehr hohe Wasserlöslichkeit haben, wie z. B.:

Diallat	40 mg/kg	(40.000 ppb)
Diuron	40 mg/kg	(40.000 ppb)
T-Säure 2,4,5	280 mg/l	(280.000 ppb)
D-Säure 2,4	900 mg/l	(900.000 ppb)
Natriumsalz D 2,4	45 g/l	

[1] ppb = Milligramm (= 0,001 gr) pro Tonne.

Viele Pflanzen werden mit diesen Substanzen behandelt, und man kann sich, ohne ein großer Gelehrter zu sein, unschwer vorstellen, wie gefährlich sie demnach wirklich sind.

Die D-Säure 2,4, ein äußerst starkes Gift, ist im Verhältnis von 900 mg pro Liter (900.000 ppb) löslich. Und gar das Natriumsalz D 2,4, das bei Zimmertemperatur eine Löslichkeit von 45 g pro Liter erreicht!

Wenn man all dies bedenkt, wird man leicht verstehen, daß ich mit den Untersuchungen der Chemiker des Kantonallabors von Lausanne auf keinen Fall übereinstimmen kann.

Ohne seine Zuständigkeit, seine Ernsthaftigkeit und seine Ehrlichkeit einen Augenblick bezweifeln zu wollen, glaube ich doch, daß hier Mängel vorliegen. Die Zahlen, die ich erarbeiten ließ, zeigen sehr deutlich, daß in Aufgüssen, für die man „behandelte“ Pflanzen verwendet hat, Pestizide vorhanden sind, die der menschlichen Gesundheit schaden können. Es ist gefährlich, ein so endgültiges Urteil abzugeben, wie es der sehr ehrenwerte Kantonalchemiker tut.

Das einzige, was ich genau weiß, ist, daß man nichts weiß!

Was mich betrifft, so habe ich, bei dem Versuch mehr zu erfahren, viel Geld für Analysen und Kontrolluntersuchungen ausgegeben. Ich hatte das Glück, in Frankreich hochqualifizierte Forscher zu finden, die auf diesem Gebiet wahre Autoritäten sind. Ich habe ihnen dabei geholfen, und sie haben die Sache, für die ich kämpfe, mit ihrem ungeheuren Wissen und mit streng wissenschaftlicher Genauigkeit unterstützt. In einer Mitteilung an die Teilnehmer an der Mittelmeertagung der Gesellschaft der Chemiefachleute Frankreichs erwähnten die namhaften Professoren Mestre, S. und A. Illes, J. Tourte und M. Campo vom Chemielabor der Pharmazeutischen Fakultät von Montpellier die Überprüfung der Pestizidrückstände in Gewürzpflanzen und Heilkräutern.

Während eine effektive Kontrolle in Frankreich und in den meisten anderen Ländern es der Landwirtschaft ermöglichte, Nahrungsmittel zu liefern, in denen immer weniger Rückstände vorhanden sind, wurden Produktion und Verkauf der Heilpflanzen und Gewürzkräuter seltsamerweise von der in Kraft befindlichen Gesetzgebung vergessen. Wie ich bedauerten auch die Forscher, daß diese Pflanzen keinerlei Kontrolle bezüglich eventueller Pestizidrückstände unterworfen wären. Vor allem auf mein Ersuchen hin haben sie Untersuchungen in dieser Richtung an Proben aus Algerien, Belgien, Ägypten, Spanien, Frankreich, Libanon, Marokko, Türkei und Jugoslawien vorgenommen.

Es wurden folgende Produkte untersucht: Anis, Weißholz, Basilienkraut, Heidekraut, Fenchel, Wacholder, Lorbeer, Lavendel, Majoran, Malve, Minze, Schafgarbe, Orangenblüte.

Von 42 analysierten Proben enthielten sieben Rückstände, deren Dosen als verschwindend klein eingestuft wurden. Die anderen enthielten ganz deutliche – also beunruhigend hohe – Prozentsätze von Rückständen organische Chlorverbindungen enthaltender Pestizide (63 Prozent positive Resultate), von organischen Phosphorverbindungen (100 Prozent positive Resultate), von Schwefel, und man fand sogar einen Mittelwert von 0,18 Milligramm DDT pro Kilo[1].

Weitere Details oder zusätzliches statistisches Material möchte ich Ihnen hier ersparen, aber das, was mir wesentlich erscheint, ist die Tatsache, daß diese hochspezialisierten Wissenschaftler in ihren Schlußfolgerungen auf die Notwendigkeit einer Kontrolle der Gewürzkräuter und Heilpflanzen bestanden haben, welche sich auf eine gesetzliche Regelung stützen solle, die es noch auszuarbeiten gilt.

Und sie vergaßen auch nicht, mir für die ihnen ermöglichte Durchführung dieser wichtigen Untersuchungen zu danken.

So ist nun zur Genüge der Beweis erbracht, daß Pflanzen, die heilen sollen, in Umlauf gebracht werden, deren Verseuchungsgrad fünf- bis zehnmal höher ist, als die von den Fachleuten für Volksgesundheit erstellten Normen es erlauben. Hätte es sich um Äpfel, Birnen oder Möhren gehandelt, so wäre deren Verkauf verboten worden. Wenn es sich aber um eine sogenannte „Heilpflanze" handelt, so geschieht gar nichts. Das ist unglaublich!

Die Gesellschaft, die die Heilkräuter unter meinem Namen

[1] 1972 hatte Prof Hermberg in Kamillenblüten einen DDT-Gehalt von 0,59 mg/kg gefunden.

verkauft, hat durch mich bereits sehr viel Geld verloren, da ich verlangt habe, daß große Lagerbestände vom Verkauf zurückgezogen werden. Meine Mitarbeiter bewiesen mir mühelos – weil es eben nur allzu wahr ist –, daß diese Orangenblüte, dieses Pfefferkraut, diese Malve, die ich vernichten ließ, bedeutend weniger verseucht waren als gleichartige Pflanzen, die andere Händler auch weiterhin ihren Kunden anboten.

Und es stimmte, bedauerlich, aber es stimmte! Doch in dieser Angelegenheit kann ein Maurice Mességué nicht wie jeder x-beliebige Händler vorgehen. Da die Gefahr nun einmal aufgedeckt war, mußte eben eine neue Front im ewigen Kampf gegen die Verseuchung eröffnet werden. Und auf Grund von all dem, was ich bisher bereits für mein Lebenswerk getan habe, mußte ich auch diesmal wieder ohne zu zögern mich an die Spitze dieses neuen Kreuzzuges stellen. Was auch immer dies mich kosten mag!

Von nun an gibt es also offizielle Normen für den tolerierten Verschmutzungsprozentsatz, wie sie in diesem oder jenem Land von den verantwortlichen Gesundheitsbehörden festgelegt werden, und meine eigenen Normen: die „Mességué-Normen", die bedeutend niedriger sind. Meine einzige Sorge ist es nun in der Tat, die utopische Nullgrenze zu erreichen und so zu jenen Heilkräutern, Gewürzen, Pflanzen, Gemüsen oder Früchten ohne die geringste Verseuchung zurückzukehren, die mich mein Vater lieben gelehrt hat, die ich dann selbst kennen und zum höchsten Wohle aller jener, die mir zu Tausenden ihre Gesundheit anvertraut haben, verwenden gelernt habe.

Das beste Beispiel für diese Skrupel kann sicherlich anhand des Pfefferkrauts gezeigt werden. Ich mag sie sehr gerne, diese schlichte Gebirgspflanze, die Sonne und Wärme liebt. Zum einen, weil sie eine der Lieblingspflanzen meines Vaters war, und dann, weil ihre seit jeher bekannten aphrodisischen Eigenschaften ihr einen besonders großen Bekanntheitsgrad[1] verleihen, vor allem in

[1] Pfefferkraut, im französischen Volksmund auch „Eselspfeffer" genannt, hat auch die Eigenschaft, die Nahrungsmittelverarbeitung zu fördern und Darmgase zu vertreiben. Es ist ein „Karminativum", wie man früher einmal in den alten Apotheken oder in der etwas verstaubten Ausdrucksweise der guten alten Landärzte von Anno dazumal zu sagen pflegte. Maurice Mességué empfiehlt diese

diesem Jahrhundert, wo alle Dinge, die mit Sex zu tun haben, überall groß und breit abgehandelt werden, ohne daß man aber sagen könnte, daß wir heute auf diesem Gebiet begabter wären als unsere Ahnen. Wie mein Vater Camille habe ich das Pfefferkraut zusammen mit Bockshorn und Bärenklau bei der Behandlung gewisser Fälle von Impotenz verwendet. Freilich nicht bei allen. Aber ich kann mit Stolz auf einige spektakuläre Erfolge verweisen.

Ich kaufte also einen großen Posten Pfefferkraut von mir persönlich bekannten Sammlern und ließ ihn analysieren. Die eine Untersuchung wurde in einem sehr renommierten französischen, die andere in einem Schweizer Labor vorgenommen, und die Ergebnisse schienen vollkommen zufriedenstellend zu sein. Meine Mitarbeiter ließen dann noch eine dritte Kontrolle vornehmen. Nicht aus Argwohn, sondern fast aus Routine, und weil sie sehr genau wissen, wie empfindlich ich in diesem Punkt bin. Und wachsam! Diese dritte Analyse erbrachte dann tatsächlich einen anderen Prozentsatz an Rückständen, sicherlich noch weit unterhalb der offiziell zugelassenen Normen, aber doch bedeutend höher als bei den beiden vorangegangenen Analysen. Diese Pflanze konnte jedoch auf jeden Fall verkauft und gefahrlos konsumiert werden.

Gegen die Meinung aller faßte ich aber den Entschluß, diese Partie Pfefferkraut vom Verkauf zurückzuziehen. Nicht nur in Frankreich und in der Schweiz, sondern auch in Belgien, Italien, Deutschland usw. In Ländern also, in denen es eine Kontrolle gibt, ebenso wie in Ländern, in denen auf dem Gebiet der Heilpflanzen diese Kontrolle mittels Analyse praktisch nicht existiert. Das bedeutete natürlich einen schweren Verlust, da wir unsere Depotinhaber entschädigen mußten. Ich aber war beruhigt.

Pflanze – wie auch Thymian oder Basilikum – immer als Würze, und zwar womöglich roh, passend zu so verschiedenen Speisen wie stärkehältige Gemüse, Saubohnen, grüne Bohnen, Trockenerbsen, Linsen, verschiedenste Suppen, Ragout, Wild, Grillgerichten, Salaten. Nach dem Kochvorgang wird das Pfefferkraut gemahlen, gehackt oder stückweise dazugegeben. – Übrigens ist das Pfefferkraut immer auch wirksamer Bestandteil der revitalisierenden Cremes der Kosmetikserie „Herbes Sauvages“, die in den Labors aus wildwachsenden Kräutern hergestellt werden.

Nicht die Gesetzgeber sind es, die meine Handlungen motivieren und meine Reaktionen auslösen. Es sind weit tiefere Beweggründe. Mich ergreift ein schwer definierbares Gefühl, fast ein Unbehagen, wenn ich an einen möglichen Verstoß gegen meine mir selbst auferlegte strenge Haltung denke, die ein Leben lang mein guter Stern gewesen ist. Im vorliegenden Fall waren mir meine persönlichen Vorstellungen wichtiger als die offiziell zugelassenen Prozentsätze, mein Gewissen wog schwerer als die Wissenschaft.

Ich strebe ja nicht danach, mir im Handel mit Pflanzen einen Ehrenplatz zu erringen, aber die Pflanzen bedeuten mir so viel in meinem Leben, und mein Kampf gründet sich auf zu ernste Dinge, als daß das nicht zwingende moralische Verpflichtungen mit sich brächte.

Als Anekdote am Rande möchte ich heute bekennen, daß einer meiner überzeugten Anhänger in Genf nicht nur einige Partien unserer vom Verkauf zurückgezogenen Kräuter (Pfefferkraut, Salbei, Orangenblüten usw.) aufbewahrt hat, sondern auch noch eine bestimmte Zahl von bei Kräuterhändlern, Apotheken, Spezialgeschäften und Reformhäusern, die unsere Produkte nicht führen, getätigte Käufe. Alles dies wurde zusammen mit den Kontrollanalysen aufbewahrt und geordnet und ist dazu bestimmt, die berechtigte Neugier all jener zu befriedigen, die ja nicht unbedingt meinen Worten Glauben schenken müssen: die Konsumenten. Denn sie sind es, die ich verteidige, die Konsumenten, die in unserem Fall ja sogar oft Kranke sind.

Ich gebe mich keinen Illusionen hin, und ich weiß: wie vorsichtig, wie streng man auch immer sein mag, die Gefahr von Rückständen ist immer gegeben in diesem Jahrhundert, in dem die Verseuchung praktisch überall herrscht und die erstaunlichsten Wege nimmt.

In vier wesentlichen Punkten nehme ich es ganz genau:

1. Die Pflanzen dürfen keinerlei chemische Behandlung erfahren haben, weder beim Anbau noch zu ihrer Konservierung, denn – ich wiederhole es immer wieder – sie könnten sonst mehr schaden als nützen.

2. Sie müssen in geeigneten Böden gewachsen sein.

3. Sie müssen im richtigen Augenblick und zur richtigen Jahreszeit gepflückt werden, um so das Höchstmaß ihrer Heilkraft zu erhalten und zu bewahren.

4. Man soll vermeiden, sie in durchsichtigen Verpackungen zu konservieren oder zu lagern, da das Tageslicht ihnen ein Gutteil ihrer medizinischen Wirkung nimmt.

Ich weiß, daß es sehr schwer ist, einen Franzosen oder eine Französin davon zu überzeugen, daß der Thymian „schlecht" ist, daß die Orangenblüte – Inbegriff der Reinheit – heute die vergiftetste und die gefährlichste aller Blüten ist – aber es ist die Wahrheit . . .

5

„Da fragen Sie besser den lieben Gott“

Man muß sich nur einmal ins Gedächtnis zurückrufen, was Seveso war – vorher.

Irgendwo in der Gegend der Bassa Brianza, in der Nähe von Mailand, in jenem schönen Landstrich, in dem schon Stendhal gerne wandelte, um nach schönen Bäuerinnen Ausschau zu halten, war Seveso ein Ort wie jeder andere. Ein kleines, ruhiges Städtchen mit seinen Arbeiterhäuschen, seinen Mammas, seinen Bambinis, die auf der Piazetta spielten, seinem normalen Tagesablauf.

Und ganz in der Nähe war da eine chemische Fabrik, wie es so viele gibt im industrialisierten Norden. Eine „Icmesa“-Fabrik, die Deodorants und ein Herbizid mit dem barbarischen Namen „Trichlorophen“ herstellte. Es handelt sich hiebei um ein weitverbreitetes Mittel, das man lange Zeit auch in Frankreich erzeugt hat und in den Vereinigten Staaten und in Europa noch produziert. Derartige Fabriken gehören ja heutzutage bereits zum gewohnten Landschaftsbild. Man weiß sehr wohl, daß sie Rauch ausspucken, aber man beachtet es schon gar nicht mehr. Die Verschmutzung ist schon ein normaler Bestandteil unseres täglichen Lebens geworden.

Und dann plötzlich, am Samstag, dem 10. Juli 1976, am Nachmittag, stößt die Icmesa-Fabrik eine große weiße Wolke aus, die so ganz anders ist, so seltsam, die langsam den Himmel über der Stadt bedeckt. Und zugleich breitet sich ein unangenehmer Geruch aus, der, wie die Zeugen sagen, Brechreiz hervorruft.

Diese weiße Wolke bedeckte ganz Seveso, wo die Kinder spielten und zusammen mit ihren erstaunten „mammas" das Gesicht gegen den Himmel wandten, um das Schauspiel zu verfolgen. Da ihre Augen zu brennen begannen und sie plötzliche Übelkeitsanfälle überkamen, holten die Mütter ihre Kinder ins Haus, um dort abzuwarten, bis die seltsame übelriechende Wolke sich verziehen würde. Aber die weiße Wolke hatte ihr Werk bereits getan. Sie hatte sich auf der Haut des Körpers bereits festgesetzt. Sie hatte Bäume, Gärten und Gräser berieselt und war in die Erde eingedrungen. Lautlos und sanft war der Tod auf Seveso herabgestiegen.

Und der Tod hatte einen Namen: er hieß „Dioxin".

Dioxin ist ein furchtbares Gift, ein äußerst starkes Gift – 500mal wirksamer als Strychnin, 10.000mal stärker als Zyanid!

Und das Dioxin „entstammt" aus dem Trichlorophen, dem Herbizid, welches die Fabrik herstellt: es entsteht ganz einfach dann, wenn die Temperatur 160° übersteigt. Dann verwandelt sich das Trichlorophen in Dioxin, so wie Wasser in Dampf.

An jenem Samstag, dem 10. Juli, um 12 Uhr 40, löste ein Fabrikationsfehler ein plötzliches Hinaufschnellen der Temperatur aus, ein Ventil explodierte und jagte eine weiße Wolke in den Himmel, die nach letzten Berechnungen 130 kg Gift enthielt, eine ausreichende Menge, um Tausende Menschen zu töten.

Alle Techniker werden – die Hand am Herzen – versichern: So etwas hätte nicht passieren dürfen! Wenn alle Vorsichtsmaßregeln getroffen sind, *kann dies einfach gar nicht geschehen.* Nur: „das geschieht" nun eben einmal, weil früher oder später, an diesem Tag oder an einem anderen, doch ein Irrtum geschieht. Ein Computer spielt verrückt, ein Ventil gibt nach, eine Schweißnaht bricht, ein Mensch irrt sich – und schon kommt es zur Katastrophe. Dann sinkt auch das wunderbarste Atomunterseeboot wie damals die „Titanic", die als „unsinkbar" galt; der mit den neuesten Finessen der Technik gebaute Düsenjäger zerschellt auf dem Boden, und wenn der Irrtum eben in einer Fabrik passiert, in der ein Herbizid hergestellt wird, dann entsteht ein tödliches Gift, 500mal gefährlicher als Strychnin!

Im übrigen wußte man sehr wohl über die Gefährlichkeit des

Dioxins Bescheid. Die Amerikaner hatten es in Vietnam erprobt, wo es Tausende Hektar Wald vernichtet hatte.

Aber das hatte nicht verhindert, daß man in Seveso eine Fabrik errichtete und daß man einen Fabrikationsprozeß in Gang setzte, durch den man dieses Herbizid herstellte, das sich in Trichlorodiphenyldioxin oder auch TCDD oder auch ganz kurz Dioxin verwandeln kann. Ein Produkt, das den Italienern wohlbekannt ist und das sie auch fürchten, hatten sie doch, es ist kaum zu fassen, als einziges Mitgliedsland des Gemeinsamen Marktes seit 1970 die Verwendung des Herbizids T 2.4.5 in ihrem Lande verboten, da man es verdächtigte, dieses zu so trauriger Berühmtheit gelangte Dioxin, wenn auch nur spurenweise, entstehen zu lassen.

Vom leichten Wind der Bassa Brianza getragen, hat das furchtbare Dioxin sein Werk getan. Es hat Erde, Gewässer, Tiere, Pflanzen und Menschen vergiftet.

Ein außergewöhnliches Ereignis hat sich also da abgespielt und plötzlich die Ohnmacht der Spezialisten, die mangelnde Voraussicht der Behörden, die Sorglosigkeit der Industrie und Finanzgruppen an den Tag gebracht.

Nachdem sie zuerst versuchten, das Unglück herunterzuspielen, wurden die Verantwortlichen von Panik erfaßt, und um den allgemeinen Wirrwarr noch größer zu machen, erinnerte man sie daran, daß die Icmesa-Fabrik von Seveso mehr oder minder mit der Givaudan-Gesellschaft verbunden ist. 1941 hatte ein Forscher der Givaudan ein besonders wirksames Bakterizid entwickelt: das Hexachlorophen. Seit seiner Entdeckung wußte man, daß dieses Produkt giftig ist, und es wurde gewiß erst sehr sorgfältig erprobt, bevor man es in den Handel brachte. Ich möchte aber dennoch nicht verschweigen, daß die Untersuchungsergebnisse erst – 27 Jahre später, nämlich 1968, veröffentlicht worden sind! Dieses Hexachlorophen wurde auch bei der Toiletteartikelherstellung sehr viel verwendet. Und 1972 war es in Frankreich für den Tod von etwa 40 Babys verantwortlich. Es war dies die tragische Affäre um das Talkumpuder, welche die Öffentlichkeit bewegte und deren Akte von der Justiz nun neuerlich geöffnet wird, um endlich die durch die Anfechtung der Gutachten so erschwerte Entschädigungsfrage zu entscheiden.

Das Hexachlorophen der Givaudan-Gesellschaft, das Dioxin der Icmesa-Gesellschaft und das T 2.4.5, ein hochwirksames Herbizid, haben alle das gleiche Grundprodukt: Trichlorphenol. Und so wird die Panik der Verantwortlichen erst richtig verständlich.

Daraufhin beschloß man die totale Evakuierung der Stadt und eines 115 Hektar großen Gebietes rund um die verrufene Fabrik.

Innerhalb der direkt betroffenen Zone und vorsichtshalber noch in einem Umkreis von insgesamt 250 Hektar Fläche entfernte man jede Vegetation und verbrannte sie; dann bestreute man den Boden mit einem staubfixierenden Mittel, um so zu versuchen, die Verseuchung einzukreisen. Man zerstörte alle Gebäude und natürlich auch die Fabrik, deren Schuttmassen tief ins Erdreich vergraben wurden.

Aber das alles ist noch gar nicht so schwerwiegend, noch nicht so dramatisch. Die wahre Tragödie betrifft vor allem die Menschen. Während ich diese Zeilen schreibe, habe ich die Fotografien der „Kinder von Seveso" vor mir liegen, die man in Italien die „Bambini con il cappuccio" – die „Kinder mit der Maske" – nennt.

Es sind furchtbare Bilder. Ich wünschte mir, daß alle Verantwortlichen, alle Menschen, die in Forschungslabors arbeiten und dort mit chemischen Formeln hantieren, alle Politiker, die Entscheidungen über die Lebensbedingungen treffen, alle Finanzleute und Industrielle, die chemische Produkte aller Art herstellen und verkaufen, die Bilder dieser Kinder ständig vor Augen hätten. Daß die Augen dieser Kinder durch die Löcher ihrer Gazemasken sie ansehen mögen, durch diese weißen Masken, die ihnen unser Chemiezeitalter verpaßt hat.

Die Kinder von Seveso leiden an einer schrecklichen Krankheit. Sie sind von der Chlorakne befallen, deren Charakteristikum Ödeme im Gesicht, an Armen und Händen sind: eine schreckliche, eitrige Aufgedunsenheit, die von Leibschmerzen und Appetitverlust begleitet wird.

Die kleinen Kinder von Seveso, die in leichten Kleidchen und mit nackten Beinen im prallen Sonnenlicht spielten, wurden von dem Gift natürlich besonders betroffen. Sie haben die toxischen

Substanzen aufgenommen – insbesondere Chlor –, welche der Körper nun durch die Haut wieder auszuscheiden trachtet, die sich daraufhin an jeder Pore mit Pusteln bedeckt, was ununterbrochenes Brennen und Juckreiz bedeutet. Außerdem greift das Dioxin auch noch die Leber an, und es kommt zu einem gefährlichen Abmagern.

Im Falle einer durch Dioxin verursachten Chlorakne scheint überdies auch noch die Medizin so ziemlich machtlos zu sein. Die Fachärzte geben zu, daß es keine spezifische Behandlung gibt. Doktor Fernando Cislaghi, Chefarzt an der Kinderabteilung des Niguarda-Krankenhauses von Mailand, in dem die Kinder von Seveso behandelt werden, sagte es offen: „Wir haben mehrere Behandlungsmethoden versucht, aber eine echte Besserung trat nicht ein. Wir können nur zuwarten. Die Wissenschaft steht vor einem Rätsel."

Ein bekannter italienischer Dermatologe antwortete auf die Frage meines Freundes, des Journalisten Victor Franco, nach den Heilungschancen der Kinder von Seveso: „Da fragen Sie besser den lieben Gott."

Als einzige Behandlung bleiben da nur Gazeverbände, Masken, die „cappuccios" also. Alle zwölf Stunden bereitet man eine Mischung aus Antibiotikasalbe und Kamille und tränkt damit eine Maske. Die „bambini" müssen diesen Verband sechs Stunden lang tragen. Dann nimmt man ihn ab und läßt die gequälte Gesichtshaut sechs Stunden ausruhen.

Sie haben richtig gelesen: eine Mischung aus Antibiotikasalbe und *Kamille*. Unsere gute, alte Freundin, „das einfache Heilkraut" unter den Heilkräutern, schlicht und wohltuend. Andere gute Eigenschaften ihrer schönen Blüte – mit den 13 länglich gekerbten Blütenblättern als Krönung einer gelben Scheibe Kronenzacken – sind weit besser bekannt. Seit jeher kennt man schon vor allem die verdauungsfördernde, laxative, weichmachende, harntreibende Wirkung des Kamillentees. Man weiß, daß ein Absud wirksam die Kolik bekämpft und mit Erfolg bei Magenkrämpfen und Bauchschmerzen, bei Neuralgien, ja selbst bei Hysterie angewendet werden kann. Aber bereits weniger bekannt ist, daß die Kamille Kalk, Kalium, Phosphor und Schwefel enthält; daß sie, wie die

Arnika, unbestreitbar wundheilende Eigenschaften besitzt und schließlich als weichmachender Breiumschlag die Eiterung aktiviert.

So kommt es, daß man sich in diesem ganz besonders gelagerten Fall, in dem die Schulmedizin und die ausgeklügeltesten Medikamente nur ganz wenig helfen können, darauf besinnt, daß die Natur immer recht hat. Man wendet sich an die Heilkräutermedizin, um bei ihr Mittel und Wege zu finden, den unglücklichen Kindern von Seveso Linderung zu verschaffen.

Seit dem furchtbaren Unfall schickt man die kleinen Opfer von einem Spital ins andere.

Als erste „Versuchskaninchen" der ersten großen europäischen chemischen Verseuchungskatastrophe werden sie zum Spielball machtloser Gesundheitsbehörden und hilfloser Ärzte. Sie „leben" mit ihren „cappuccios", ihrem ununterbrochenen Juckreiz, kleine Parias der Industriegesellschaft, unschuldige Opfer, die sicherlich bald lästig werden und die man, weil man sie nun einmal nicht heilen kann, allen neugierigen Blicken entzogen in irgendeiner Anstalt verschwinden läßt.

Kann man sich überhaupt vorstellen, was dieses schreckliche Erlebnis, diese aufgezwungene Lebensweise mit nicht enden wollenden Schmerzen, dieses Bewußtsein, plötzlich schrecklich auszusehen und Widerwillen zu erregen, auf Kinder in zartem Alter für Auswirkungen haben kann?

Sie werden „wild", immer reizbarer und nervöser. Sie weinen bei nichtigem Anlaß, „sie wälzen sich heulend auf dem Boden ...".

Ob sie gesund werden? „Da fragen Sie besser den lieben Gott", antwortet da der Mann der Wissenschaft und wendet seine Augen ab.

Aber wir müssen und sollen diese „bambini con cappuccio", diese kleinen Märtyrer von Seveso, diese mit Pusteln und Schwellungen bedeckten, mit Gazemasken verhüllten Gesichter voll ansehen: sie sind das „Produkt" unserer Verblendung, unserer Gedankenlosigkeit, unserer Geldgier.

Sie sitzen nun in einer Reihe mit den „Kindern von Minamata", diesen kleinen Japanern, welche durch das Quecksilbermethyl der Fabrik der „La Chiso Corporation" für ihr ganzes Leben zu tragischen, willenlosen Geschöpfen mit zerstörtem Gehirn geworden sind.

Diese Kinder – die „Kinder mit den Masken" von Seveso und die behinderten Kinder von Minamata –, durch die ganze Breite der Erde voneinander getrennt, erheben gegen dasselbe Verbrechen Anklage. Ihre Körper tragen die gleichen Wundmale und Zeichen ein und desselben Wahnsinns.

Denn von Wahnsinn muß man wohl hier sprechen.

Angesichts der plötzlich über Seveso hereingebrochenen Tragödie und des Niedergehens der tödlichen Wolke lassen die machtlosen „Gelehrten" die Köpfe hängen und heben die Hände gen Himmel: „Es wird noch Jahre dauern, bis wir die Situation völlig durchschauen werden", gesteht Professor Aldo Cimmino von der Mailänder Universität.

Ein Forschungsdozent des CNRS, der Dioxinfachmann Nguyen Dang Tam, erklärte: „Niemand kennt eine wirksame Methode. Das einzige, was man tun kann, besteht darin, das Gebiet zu isolieren und dort niemals mehr hinzugehen."

So kam es, daß der Mensch wie in grauer Vorzeit, als er vor den großen Naturkatastrophen davonlief, auch vor dem Dioxin die Flucht ergriff – vor diesem Ungeheuer, das doch ein Produkt seiner eigenen „Intelligenz" ist. Er hat eine neu entstandene Wüste, die erste von Menschen geschaffene europäische Wüste, verlassen.

Aber die Ohnmacht der Gelehrten reicht noch viel weiter. Sie sind nicht nur unfähig, die Erde von Seveso zu „entseuchen" und vorauszusagen, wie lange es dauert, bis sie wieder bewohnbar wird, sie können nicht einmal die tatsächlichen Auswirkungen der Dioxinvergiftung voraussehen!

Zuerst leugnete man den wahren Umfang des Unglücks, und die evakuierte Bevölkerung kehrte in die verseuchte Zone zurück, indem sie einfach die Absperrungen mißachtete. Man nahm dieses „unsichtbare Pulver" auf die leichte Schulter.

Und dann plötzlich entdeckte man das Gift auch weit außerhalb der abgesperrten Zone. Es hatte sich ausgebreitet, war weitergewandert und hatte auch die Umgebung von Seveso verseucht. Man entdeckte es in weiter entfernten Dörfern, in Randgemeinden.

Nun untersuchte man auch dort die Schulkinder. Große Bestürzung: 401 von 7000 Kindern waren ebenfalls krank! Und 2000 müssen erst noch untersucht werden. Wie viele Fälle werden noch hinzukommen?

Man entnahm Proben in einem noch weiter entfernten Umkreis. Abermalige Bestürzung. Man fand einen Dioxingehalt, der 40mal höher war als die für den menschlichen Organismus tragbare Menge. Man fand als Ablagerung auf dem Balkon einer Schule eine Dosis, die 70 Menschen hätte töten können. Man fand Dioxin im Gemüse. Selbst im Stadtzentrum von Mailand war es vorhanden.

Von da ab lebten die Bewohner der Bassa Brianza in Angst. Würden sie früher oder später die Auswirkungen des Giftes zu spüren bekommen? Aber das große Fragezeichen, die Hauptsorge betrifft die schwangeren Frauen. Man weiß, daß das Dioxin beim Tier „teratogen" wirkt – das heißt, daß es zur Geburt von mißgebildeten Monstern führt. Es ist also nur logisch anzunehmen, daß es auch für den menschlichen Fötus gefährlich ist.

Es erfolgten jedoch im Laufe des Monats Jänner fünf Geburten von Babys, mit denen die Mütter zum Zeitpunkt der Katastrophe bereits schwanger waren. Sie waren also zwei bis drei Monate vorher gezeugt worden und waren vielleicht deswegen auch nicht so gefährdet. Ihre Geburt und die sogleich eingeleiteten Untersuchungen wirkten ein wenig beruhigend. Elenia, Tochter der Franca Tagliabue, und Emanuel, Sohn der Carla Tomé, sind gesunde Kinder. Und die Tomés wohnten sogar ganz in der Nähe der ‚Icmesa'-Fabrik: in weniger als 500 Meter Entfernung.

Man erinnerte sich ja noch sehr gut an die Contergan-Tragödie: an die mißgebildeten Kinder mit verstümmelten Gliedmaßen – die Opfer dieses teuflischen Produktes. So kann man die Angst der künftigen Mütter von Seveso nur zu gut verstehen, und auch die Erleichterung, die diese ersten normalen Geburten ausgelöst haben. Man wartet nun auf die Geburt der unmittelbar nach der Katastrophe gezeugten Kinder, und auch darauf, in welchem Zustand diese Babys von Seveso in einem Monat, in einem Jahr sein werden. Es unterliegt gar keinem Zweifel, daß das Dioxin, vor allem im zweiten und dritten Schwangerschaftsmonat, den Fötus angreifen kann, versichern die Fachärzte. 31 Frauen aus Seveso haben in nahe gelegenen Kliniken vorsorglich Abtreibungen vornehmen lassen, andere im Ausland; die genaue Zahl der durchgeführten Eingriffe ist augenblicklich nicht exakt feststellbar. Einige dieser Fötusse wurden in deutschen Laboratorien einer Analyse unterzogen. Bis jetzt hat man noch kein nennenswertes Ergebnis erzielt.

Was nun? Ein Genetiker der Universität von Mailand gestand es offen ein: „Vielleicht wird man erst in 20 oder 30 Jahren, eine Generation später, das wahre Ausmaß der Katastrophe überblikken können."

Dies ist nur eine andere Art, dasselbe zu sagen wie sein Kollege: „Nur Gott allein weiß es." Nun hat man zwar in Vietnam das Auftreten von durch Dioxin verursachten Leberkrebs mehrere Jahre nach der Verseuchung feststellen können, die Langzeiteffekte des Gifts sind aber praktisch noch unbekannt. Die Leber ist das gefährdetste Organ, aber Dioxin kann auch noch die Nieren, das Blut, die Lungen beeinträchtigen und schwere Herzschäden auslösen.

Aber während man darauf wartet, daß Gott – und die Zeit – Antwort geben, was tut man in Seveso?

Vor allem steht man Wache. Man stellt Soldaten mit Schießbefehl vor die Stacheldrahtverhaue, mit denen die Gefahrenzone abgeschirmt ist. Dann hat man es unternommen, die verseuchte Erde neuerlich mit Bulldozern abzutragen. Diese Tonnen und abermals Tonnen von Steinen, Lehm, Tierkadavern und Vegetationsresten werden in Säcke gefüllt oder, wenn man die Verseuchung als nur gering einschätzt, offen auf Lastwagen weggebracht. Dabei sind Zwischenfälle natürlich nicht zu vermeiden. So haben im März 1977 etwa 100 Personen einen halben Tag lang die Autobahn, die von den aus Seveso kommenden Lastwagen benützt wird, blockiert und lauthals den Grund ihres Zorns verkündet: „Eure Lastwagen sind verseucht und verbreiten unterwegs Substanzen, die noch verseuchter sind. Die Erde rieselt von den Lademulden, und unsere Felder am Rande der Autobahn werden ebenfalls verseucht. Wir wollen nicht sterben oder vergiftetes und gefährliches Gemüse erzeugen."

Die Behörden mußten nicht nur Maßnahmen versprechen, die einen geeigneteren Transport gewährleisten, sondern auch eine sorgfältige Untersuchung über die tatsächlichen Risken, die die Lastwagen für die betroffene Bevölkerung bedeuten. Erst dann gaben die Protestierenden die Autobahn frei. So stehen die Dinge also. Und dabei geht es hier nur um den Transport. Es gibt aber noch viel schwerwiegendere Probleme. Was soll man mit den Säcken machen, die die unbestreitbar verseuchten Überreste enthalten?

Ganz einfach! Man wird sie verbrennen. Man wird ein riesiges Krematorium bauen, einen Spezialofen mit einer Leistung von 10 Millionen Kalorien, der die „Behandlung" von 80 Tonnen Pflanzen und 120 Tonnen Erde pro Tag ermöglicht. Die Geldmittel hiefür liegen schon bereit, und der Ofen wird 1980 in Betrieb genommen werden können. Ausgezeichnet! Nur eine Kleinigkeit bleibt da zu bedenken: um wirksam arbeiten zu können, müßte der riesige Ofen eine Temperatur von mehr als 250° C haben. Da aber nun in der Masse der zu zerstörenden Materialien eine enorme Menge von Trichlorophen vorhanden ist und dieses Trichlorophen, sobald es auf 160° C erhitzt wird, sich in Dioxin verwandelt, riskiert man ganz einfach, daß das „Unternehmen Seveso" wieder von vorne beginnt, diesmal aber auf industrieller Ebene.

Die Industriellen und Gelehrten, die dieser Lösung den Vorzug geben, behaupten, daß keinerlei Risiko dabei wäre. Dasselbe sagten sie auch vor der Katastrophe. Wie dem auch sei, die guten Bürger von Seveso, die durch dieses gespenstige Ereignis mehr als nervös sind, haben deutlich zu verstehen gegeben, daß sie am Ende ihrer Geduld sind. Und sie haben lautstark gegen die Errichtung des Monsterofens zur „Reinigung" der Region protestiert. An einem Samstag sah man in den Straßen von Mailand einen seltsamen Aufmarsch: Zuerst kamen Motorradfahrer in weiß-gelben Anzügen, wie sie die Techniker in der verseuchten Zone tragen, ihre Gesichter hinter Gasmasken verborgen, gefolgt von der Menge, die „Wir haben die Nase voll" skandierte und riesengroße Spruchbänder mit sich führte, mit Aufschriften wie: „Seveso darf nicht die Mülldeponie der Lombardei werden" oder

„Wir sind bereits Dioxinversuchskaninchen, aber wir wollen nicht zu Verbrennungsöfenversuchskaninchen werden“.

Die Einwohner von Seveso haben die richtige Formulierung gefunden: Wir wollen nicht die Versuchskaninchen für eine Technik, für eine Wissenschaft abgeben, die töten oder schwer verstümmeln kann. Nicht einmal im Namen des allmächtigen „Fortschrittes“.

Man versuchte den Dioxinstaub abzusaugen, ihn dann mit hochwirksamen Detergentien zu waschen. Aber diese Methode wurde vom Leiter des Forschungslabors für atmosphärische Verschmutzung beim Italienischen Forschungsbeirat, Arnoldo Liberti, angezweifelt. Er weiß sehr wohl, wovon er spricht; er glaubt, daß dieses Verfahren keinerlei wissenschaftliche Genauigkeit zuläßt und daß man das Dioxin vernichten könne, indem man es mittels verschiedener Produkte „fixiert“ und es dann UV-Strahlen aussetzt. Sieben Monate nach der Katastrophe wurde das Hilfsangebot Libertis und seines Teams immer noch nicht angenommen.

Und was nun? Jetzt heißt es eben warten! Warten, wie es mit der Chlorakne der „bambini con il cappuccio“ weitergeht. Warten, was letztlich Mutter Natur, die große Heilpraktikerin, die *natura medicatrix*, tun wird, um den Wahnsinn und die Dummheit der Menschen wiedergutzumachen.

Denn man glaubt, man hofft, daß gewisse Mikroorganismen des Unterbodens das Dioxin zersetzen können. Man weiß nur nicht genau, wie schnell das vor sich geht. Die größten Optimisten glauben, daß es in der am schlimmsten betroffenen Zone zirka 14 Jahre dauern wird, bis man in Seveso wird wieder wohnen können. Dies entspricht jedenfalls den Beobachtungen, die man in den Vereinigten Staaten hat machen können, wo in Missouri eine breite Zone von einer ähnlichen Verseuchung wie in Italien betroffen wurde. Erst nach 14 oder 15 Jahren konnte man keinerlei Spuren des Gifts mehr im betroffenen Boden finden! Also werden Seveso und seine Umgebung zumindest 14 Jahre lang tote und todbringende Wüste sein.

Und es besteht keinerlei Hoffnung, die natürliche Zersetzungsgeschwindigkeit zu beschleunigen. Man muß der Natur freien

Lauf lassen, ihre reinigenden Mikroorganismen zu entsenden. Sie wird in angemessenem Tempo, mit Hilfe der Luft und der UV-Strahlen, ans Werk gehen und da, wo wir Tod gesät haben, allmählich wieder Leben erblühen lassen.

Aber wieviel potentielle Sevesos gibt es noch in Europa – in Frankreich, in Deutschland, in der Schweiz, in den Niederlanden, in Großbritannien und anderswo auf der Welt? Wieviel kleine Städte leben nicht auch schon heute im Schatten von Fabriken, die chemische Produkte herstellen? Wieviel potentielle Dioxinwolken existieren vielleicht schon auf der Welt?

Man hat uns nur so nebenbei mitgeteilt, daß man in Frankreich seit 20 Jahren Trichlorphenol, aus welchem im Falle eines menschlichen oder technischen Versagens das furchtbare Dioxin entstehen kann, hergestellt habe, ohne daß es jemals zu einem Zwischenfall gekommen wäre. Weit davon entfernt, mich zu beruhigen, erschreckt mich diese Enthüllung, weil es ja über kurz oder lang *statistisch gesehen* einmal *zwangsläufig* zu einem solchen Versagen kommen muß. Es ist nur eine Frage der Zeit, wann dieser Zwischenfall eintritt: ganz wie beim Russischen Roulette!

Unannehmbar und unfaßbar ist aber die Tatsache, daß man in unmittelbarer Nähe von Dörfern Fabriken errichtet, in denen bei einem Unfall ein Gift entstehen kann, welches 500mal stärker ist als Strychnin und gegen das *es kein Gegengift gibt!*

Unannehmbar und unfaßbar ist aber auch die Tatsache, daß Behörden, Wissenschaftler und Techniker, Geldgeber und Unternehmer beschlossen haben, eine solche Fabrik zu bauen und ein Produkt herzustellen, welches, „wenn ein Unglück geschieht", eine ganze Gegend voller Leben und Glück für – bestenfalls – 15 oder 20 Jahre in eine Wüste verwandelt.

Seveso, das war mehr als nur eine simple Katastrophe. Es war „der Blick in den Abgrund" und ein Elektroschock. Es hat uns ganz hautnah entdecken lassen, in welch wahnwitziger Zeit wir leben und daß wir uns bereits daran gewöhnt haben! Es hat die öffentliche Meinung „aufgeweckt". Deswegen berührt mich der Brief eines Schweizers auch so tief, der sich die Mühe nahm, seiner Zeitung folgendes zu schreiben: „Maurice Mességué hatte recht. Er hat nicht erst die Katastrophe von Seveso abgewartet, um die tödlichen Gefahren und die unglaubliche Gefährdung anzuprangern, die solche Produkte wie das Dioxin für die heutige Welt bedeuten können." Auch dieser Brief hat mich letztlich dazu bewogen, meinen Kampf zum Schutz des Lebens und also auch der Natur fortzuführen.

Vor allem berührt mich das, was dieser unbekannte Leser am Ende einer unerbittlichen Demonstration als letzte Bemerkung schreibt, indem er das Wesentliche eines Briefes wiederholt, den ich am 25. Juni, also sechzehn Tage vor der Katastrophe, an die Zeitung geschickt hatte. „Das ist der Beweis dafür", schreibt M. L. A. aus Neuchâtel, „daß man solchen von der Intuition geleiteten Persönlichkeiten wie Maurice Mességué mehr Gehör schenken sollte."

Er hat recht. Aber es sind eben die von der Rationalität der Wissenschaft verblendeten Gelehrten und Ärzte, die zu allem nein sagen, was nicht von ihnen ausgeht. Sie sind die Mächtigen, und das um so mehr, wenn zu allem Überfluß auch noch „höhere Interessen" mit im Spiel sind . . .

Die tote Erde von Seveso, die vergifteten Gewässer, die verbrannten Pflanzen und Bäume, die furchtbaren Gesichter der entstellten und hinter Masken verborgenen Kinder und das Totschweigen der Tragödie einer der schönsten Gegenden Italiens haben die breite Öffentlichkeit aufgeschreckt, die nun sah, wie die Welt von morgen beschaffen sein wird, wenn man wie Goethes Zauberlehrling sagen muß „die ich rief, die Geister, werd' ich nun nicht los!". Sie sah nun, was ihre Kinder, was alle Kinder Europas bedroht, wenn man weiterhin toxische Substanzen herstellen, mit Giften hantieren, all die Gifte des Industriezeitalters in den Himmel jagen und in die Gewässer abfließen läßt!

Doch es mußte erst zur Katastrophe kommen, damit die Welt endlich aufwachte. Sie weiß nun, daß nach Hiroshima, nach Minamata auch Seveso einer der großen Augenblicke der Wahrheit für die Menschheit gewesen ist.

Von allen Seiten werden wir mit großen Worten überschüttet, mit weisen Aussprüchen, die geradewegs von der Sorbonne zu kommen scheinen, aus dem Munde gelehrter Doktores, mit spitzen oder viereckigen Hüten.

„Umwelt“, „Biotop“, „Ökosystem“, „Ökologie“ . . ., wie gut zu wissen, daß „Ökologie“ von den griechischen Wörtern *oikos* (Haus) und *logos* (Wissenschaft) abgeleitet wird. Die Ökologie ist also die Wissenschaft von der Funktion der Lebewesen in ihrer natürlichen Umwelt.

Auch ich habe die immer größere Bedeutung der Ökologie für unsere moderne Welt längst begriffen. Offen zutage trat diese Bedeutung übrigens auch anläßlich der Gemeinderatswahlen im März 1977, bei denen die Kandidaten, „die sich als Vertreter des Umweltschutzgedankens präsentiert hatten“, eine beträchtliche Zahl der Stimmen auf sich vereinigen konnten, und zwar auf Kosten der organisierten Parteien. Für mich kam die große Breitenwirkung dieser Bewegung, der Anklang, den der Wahlkampf der „grünen“ Kandidaten beim Publikum gefunden hatten, keineswegs überraschend. Auf Grund all dieser vielen Versammlungen, der ungeheuren Leserpost, all dieser Appelle, die mir zugegangen waren, habe ich schon seit langem die Bedeutung des Phänomens der „Ökologie“ erfaßt, lange bevor dieses griechisch aufgeputzte Wort in den allgemeinen Sprachgebrauch übergegangen war! Und ich bin ganz sicher, daß alle Bauern der Welt schon immer über die „Umwelt“ Bescheid gewußt haben.

Gemäß hochgelehrter Definition ist Umwelt „das Milieu, welches dem Lebewesen die Erfüllung folgender Grundbedürfnisse gewährleistet: Luft, Nahrung und Unterkunft“.

Wenn ich mir das beste Beispiel für die Anpassung eines Lebewesens an seine Umwelt vor Augen halten möchte, brauche ich mich nur an meine Kindheit zu erinnern:

Damals in der Gascogne, wenn Ostern herankam und man uns die Abreise der Glocken nach Rom verkündete, in der *ten creychent*, der „wachsenden Zeit“, kam der Zeitpunkt für die Aussaat von Bohnen und Mais.

Heute, zu einer Zeit, in der die Konserve die Supermärkte beherrscht, kann man sich gar nicht mehr so richtig vorstellen, welche Bedeutung die Bohne, die echte, einzige, kleine rötliche Bohne aus der Gascogne, einmal gehabt hat. Alle Bauern der Gascogne meiner Jugend sprachen voll begieriger Vorfreude vom *panêt é mounjétos*, von Brötchen und kleinen Bohnen.

Übrigens hat man in diesem sehr wenig mystischen, aber sehr gläubigen Lande der Bohne einen religiösen Namen gegeben: *mounjo,* und das heißt „Klosterfrau“, weil die runde, glatte, gascognische Bohne einer Rosenkranzperle gleicht.

In allen Haushalten der Gascogne gab es im Winter die *estouffat,* Eintopf mit Knoblauch und gebratenem Speck, die man in einem irdenen Topf in der heißen Asche langsam schmoren ließ, oder auch das cremige *cassoulet* mit eingemachtem Gänsefleisch.

Diese rötliche Bohne – die *mounjéto* –, die man auf dem zuerst mit großen Ginsterbesen reingefegten Dreschboden mit einem Dreschflegel bearbeitete, mußte jedoch erst einmal ausgesät werden. Und das war keine leichte Sache, denn davon hingen Zukunft und Qualität der Ernte ab.

Wenn die Osterwoche herannahte, mitten in der „wachsenden Zeit“, wenn die Säfte der Erde in den „Schwammkulturen“ emporzusteigen begannen, kam man auf den Bauernhöfen zusammen und breitete auf dem Küchentisch die für die Aussaat bestimmten Bohnen aus; man traf sorgfältig die Auswahl und fragte sich: Ist die Erde auch bereits genügend erwärmt?

Man diskutierte, berechnete, zögerte. Da gibt es warme Plätzchen, aber auch Felder, die wieder kälter sind als andere . . . Man muß seiner Sache ganz sicher sein, bevor man mit dem Anbau beginnt, denn eine gefährdete Ernte bedeutet ein Unglück. Daher beschloß man, die „Honorine“ herbeizurufen, diese oder jene Nachbarin, die die Gabe besaß, über die richtige Bodentemperatur Bescheid zu wissen.

Die Frau kam, begab sich auf die Felder, lüpfte dann ihre Unterröcke und setzte sich mit konzentriertem Gesichtsausdruck und nacktem Hinterteil mitten in die Erdschollen. Sie ließ eine Zeit verstreichen und verkündete dann ihren Spruch. Die Erde ist bereit. Sie ist gerade richtig temperiert. Ihr könnt anpflanzen!

Ein andermal wieder riet sie, noch einen oder zwei Sonnentage zuzuwarten. Ich kann mich an keinen einzigen Fall erinnern, daß diese durch echtes „Einfühlungsvermögen“ und besonders subtiles Wissen mit der „Umwelt“ verbundenen Frauen sich geirrt hätten.

Sie waren auf wunderbare Weise an die „Umwelt“ – an ihre

Umwelt – angepaßt. Sie waren ein Teil davon, und sie lebten in ihr auf so natürliche Weise wie eine Biene oder eine Eiche. Heute aber gibt es sie nicht mehr, diese natürliche Weisheit, diese Anpassung, dieses Sicheinfühlen in die Umwelt, welches diese Frauen bei mir daheim besaßen, die buchstäblich mit ihrem Körper die Temperatur der Erde maßen.

Doktor Maurice Strong, der Direktor des Umweltschutzprogramms der Vereinten Nationen, hat seinen „Umweltzustandsbericht" vorgelegt. Ich habe ihn gelesen. Dieser Untersuchungsbericht ist sicherlich der umfassendste, der je über dieses Thema gemacht worden ist, aber er ist auch sehr beunruhigend. Doktor Strong sagt: „Es tritt immer klarer zutage, daß durch das Ansteigen des Verbrauches fossiler Brennstoffe, durch die vermehrte Errichtung von Kernreaktoren, durch die Belastung der Umwelt mit mehr als tausend neuen künstlichen chemischen Substanzen pro Jahr Gesundheit und Wohlbefinden der Menschen bedroht sind."

Ja, Sie haben schon richtig gelesen: Tausend neue chemische Substanzen pro Jahr!

„Es wird immer offenkundiger", meint Doktor Strong, „daß die auf dem mächtigen Instrumentarium der Wissenschaft und der Technik beruhenden menschlichen Aktivitäten ein solches Ausmaß und eine solche Intensität erreicht haben, daß sie einen Großteil der Elemente der Biosphäre, die für die Erhaltung des Lebens nötig sind, beträchtlich verändern."

Doktor Strong zählt unter anderem folgende Gefahren auf: klimatische Veränderungen, Verschmutzung der Meere, Verunreinigung der Nahrungsmittelkette, Verschmutzung des Wassers und Beeinträchtigung der Ozonschicht, die unseren Planeten schützt.

Ich möchte hier nur über das Problem der Verseuchung und Beeinträchtigung der Umwelt durch chemische Substanzen sprechen, das heißt über so plötzlich brutal über uns hereinbrechende Tragödien wie die Katastrophe von Seveso und über das meiner Meinung nach noch mehr zu fürchtende, wenn auch weniger spektakuläre Phänomen der andauernden und immer mehr um sich greifenden Verwendung von Herbiziden, Pestiziden und Entlaubungsmitteln – das heißt letzlich: über all die kleinen

Sevesos, die sich immerfort in unseren Wäldern, in unseren Gärten und auf unseren Feldern ereignen.

Denn – es ist wirklich unglaublich – das zu so trauriger Berühmtheit gelangte Trichlorphenol, dessen fehlerhafte Herstellung für die uns bereits bekannten Verwüstungen verantwortlich ist, ist ein Bestandteil eines Unkrautbekämpfungsmittels, des T 2.4.5, welches man ungestraft über unsere französischen Wälder hatte versprühen dürfen. Ja es wurde sogar vom INRA (dem nationalen agronomischen Forschungsinstitut) unter verschiedenen Handelsbezeichnungen gesetzlich zugelassen. Diese Produkte sind also erlaubt. Ihrer gesetzlichen Zulassung wurde nach am erwachsenen Menschen durchgeführten Tests über den Giftigkeitsgrad stattgegeben. *Hat man aber auch wirklich den Risken Rechnung getragen, denen Kinder und alte Leute ausgesetzt sind, deren Toleranzschwelle natürlich weit niedriger ist, und die Möglichkeiten einer Akkumulierung in den Nahrungsmittelketten bedacht?*

Innerhalb des Gemeinsamen Marktes, ausgenommen Italien, wo der Gebrauch streng verboten ist, setzt die einzige heute in jedem Land existierende gesetzliche Regelung übrigens den Dioxingehalt im T 2.4.5 mit 0,1 Promille fest. Die EG erachtet dies als ungenügend und sucht nach Möglichkeiten, die gesetzliche Regelung bezüglich der Produktion toxischer chemischer Substanzen innerhalb der Gemeinschaft zu verschärfen. Auch wird eine Untersuchung durchgeführt werden, um die Standorte derjenigen Unternehmen festzustellen, die chemische Produkte herstellen, welche eventuell Dioxin enthalten. Es ist auch höchste Zeit!

Als ich vierzehn Tage vor der Katastrophe von Seveso öffentlich einmal mehr auf die tödlichen Gefahren aufmerksam machte, welche so hochaktive Gifte wie die D-Säure 2,4 und das Natriumsalz D 2,4, beides Dioxinderivate, für die Welt bedeuten, habe ich vor allem Ärgernis erregt, bestenfalls höfliches Interesse. Und als einziger gegen alle und nur mit den mir zur Verfügung stehenden bescheidenen Mitteln warnte ich doch die Menschen vor einer der Formen selbstmörderischen Wahnsinns der modernen Welt. Man möge mich nicht mißverstehen. Ich weiß sehr wohl, daß die amerikanische Armee in Vietnam zur Vernichtung der Wälder, in denen sich die Vietnamesen versteckt hielten, ein Entlaubungsmittel verwendete, dessen Dioxingehalt 30 Teile pro Million betrug, während die europäische, also auch die französische gesetzliche Regelung – wie ich oben bereits erwähnt habe – kaum 0,1 Teile pro Million toleriert. Und ich weiß auch, daß andere, weniger – ja fast niemals – kritisierte Produkte bei hoher Dosis oder bei unüberlegtem Gebrauch genauso gefährlich sind.

Und die Haltung der Behörden in dieser Affäre? Sie verrät Widersprüchlichkeiten, die es aber doch endlich zu überwinden gilt, das heißt, daß man endlich eine Entscheidung treffen müßte.

Das Landwirtschaftsministerium, das sich wie Buridans Esel zwischen Wasser- und Futtereimer nicht entscheiden kann, gibt zwar zu, daß das T 2.4.5 ein gefährliches Produkt ist, aber erklärt es auch sogleich als „für die Wirtschaft notwendig".

In einem an die Präfekten gerichteten Rundschreiben des Ministeriums steht folgende perfekte Analyse der Gegebenheiten des Problems, deren Lösung gemäß Doktor Strong für die Menschheit und die „Aufrechterhaltung des Lebens" dringend und lebensnotwendig ist: „Unter den gegebenen Umständen sehen sich die Behörden mit einer Alternative konfrontiert, die so beschaffen ist, daß, wofür immer man sich auch entscheidet, dies schwerwiegende Konsequenzen haben wird: entweder heißt es, enorme Risken für den Menschen und seine Umwelt einzugehen oder die wirtschaftlichen Produktionsbedingungen so zu beeinträchtigen, daß man sie sozusagen dem Untergang preisgibt."

Sagen wir es ganz offen: das Ministerium scheint sich bereits für „diese enormen Risken für den Menschen und die Umwelt" entschieden zu haben. Denn selbst nach dem Drama von Seveso wurde das in Frage stehende Produkt in Frankreich nicht verboten. Die Hubschrauber streuen auch weiterhin das Unkrautbekämpfungsmittel über die Wälder aus, und die Gärtner können immer noch die Herbizide mit T 2.4.5. kaufen, um damit ihre Gärten zu roden. Es scheint, daß die „Verantwortlichen" – fast möchte man schreiben: die „Unverantwortlichen" – des Ministeriums keinen Augenblick an die Gefahren des Dioxins – dieses Trichlorphenolproduktes – gedacht haben. Seit Seveso weiß man, daß Dioxin durch Hitzeeinwirkung auf das T 2.4.5. entsteht. Es würde also genügen, wenn mit T 2.4.5. in Berührung gekommenes Holz in einem Kamin brennt, damit dann aus diesem Kamin Dioxin ausströmt. Noch einfacher: Es würde genügen, daß ein Gärtner ein Feuer, in dem mit T 2.4.5. behandeltes Buschwerk verbrannt wird, anzündet oder daß ein Waldbrand in einem mit T 2.4.5. besprühten Wald entsteht. Und welche Mengen da freigesetzt würden!

So können morgen schon, mitten im Sommer, französische Wälder sich in wahre Dioxinfabriken verwandeln.

In dem Hitchcock-Film „Der unsichtbare Dritte“ gibt es eine bemerkenswerte Szene. Man sieht, wie der Held des Films, Cary Grant, von einem gedungenen Mörder per Hubschrauber verfolgt wird und sich in ein Maisfeld flüchtet, das ihn verbirgt. Daraufhin beginnt der Hubschrauber ein toxisches Produkt, eine weiße Wolke zu versprühen, die dem Unglücklichen den Atem nimmt, so daß er daraufhin halb erstickt und geblendet flüchten muß.

Welch symbolisches Bild! Dieser giftversprühende und menschenjagende Hubschrauber ist das perfekte Sinnbild dieses mörderischen Wahnsinns, der unsere Felder bedroht.

In Frankreich wird das Versprühen von Entlaubungsmitteln aus der Luft trotz des Widerstandes der Naturschutzverbände, der Gemeinden oder der Landwirte regelmäßig durchgeführt. Aber wenn ein Bürgermeister entschlossen ist, seinem Beruf wirklich gerecht zu werden, wenn er die Wähler zu „sensibilisieren“ versteht, wenn die Öffentlichkeit ebenfalls entschlossen ist, etwas zu unternehmen, kann dieser Berieselungstechnik Einhalt geboten werden.

Das Beispiel des Limousin hat bereits gezeigt, was die Entschlossenheit lokaler Mandatare und ihrer Wählerschaft erreichen kann, wenn sie auch zu handeln gewillt sind:

Die Affäre beginnt an jenem Tag, an dem der Bürgermeister von Mailhac-sur-Benaize in der Basse-Marche, im Departement Haute-Vienne, von einer für die Unkrautbekämpfung mittels Hubschrauber spezialisierten Gesellschaft folgende an ihn gerichtete Information erhält: „Wir sind befugt, vom 1. September an eine Herbizidbehandlung auf ihrem Gemeindegebiet vorzunehmen.“

Bestürzung seitens des Bürgermeisters!

Und wo? Im Wald von Mondon, präzisiert die betreffende Gesellschaft.

Der Wald von Mondon – 146 Hektar liegen im Gemeindegebiet – gehört seit einigen Jahren einer Gesellschaft, die ihren Sitz in Paris hat. Sie läßt Fichten und Tannen anpflanzen, und die Besprühungsaktion hat den Zweck, die Laubbäume, die sich „unerlaubt" unter diese Pflanzungen gemischt haben, zu zerstören.

Der Bürgermeister informiert die Bevölkerung, die unruhig wird. Man erfährt, daß das für die Besprühung vorgesehene Produkt T 2.4.5. ist – das in Vietnam verwendete Entlaubungsmittel!

„Das ist doch nicht möglich!" erklärt der Bürgermeister. „Rund um die Wälder liegen mit Mais und Gemüse bebaute Felder, die natürlich zwangsläufig mit betroffen sein werden. Überdies fließt unser Fluß, die Benaize, durch den Wald. Das Produkt wird dann auch ihn verseuchen. Es wird kein Wild mehr geben und keine Schwämme! Und das Gift kann dann auch noch in den Mondon-See gelangen, die Hauptattraktion der Gegend."

Ein Landwirt, der in der Nähe des Waldes auf 100 Hektar Boden biologischen Ackerbau betreibt, gerät in Panik: „Diese Aktion ist eine Katastrophe für mich! Ich dünge nur mit Algen und natürlichem Mist. Dieses Entlaubungsmittel wird meine Kulturen völlig vernichten!"

In der Tat weiß man ja, daß der T 2.4.5.-Ester ein sehr flüchtiges Produkt ist, das man noch 600 Meter vom besprühten Ort entfernt findet.

Daraufhin stürzt sich alles in den Kampf. An einem vorherbestimmten Tag versammelt sich die Bevölkerung und beschließt, die Aktion mit allen Mitteln zu verhindern. Man will eine aus Menschen bestehende Straßensperre errichten, um die Tankwagen aufzuhalten, will sich an den Hubschrauber hängen, um ihn am Aufsteigen zu hindern.

Der Bürgermeister legt seine Schärpe an und stellt sich an die Spitze seiner „Gemeindekinder". „Um", wie er sagt, „dieses Massaker an Tieren und Pflanzen zu verhindern, werde ich mich mitten im Wald aufstellen: dann können sie ihren Schmutz nicht herunterschütten, ohne meine Schärpe und die Tricolore zu beflecken!“

Um ihren Bürgermeister geschart, hielt die Bevölkerung von Mailhac-sur-Benaize (40 Einwohner) den ganzen Tag über Wache, alle Augen zum Himmel gerichtet. Zwei Gendarmen beobachteten friedfertig die Aktion. Aber es tauchte kein Hubschrauber auf. Von der Entschlossenheit der Bürger von Mailhac sichtlich beeindruckt, hatte die Gesellschaft beschlossen, das Unternehmen abzublasen.

Aber Gesellschaften haben so ihre Möglichkeiten. Durch ihre Niederlage gewitzigt, versuchte sie es nun mit einer neuen Taktik.

Nachdem man den Bürgermeistern von zwei Gemeinden der Gegend eine einfache Postkarte geschickt hatte, auf der stand, daß eine Besprühungsaktion auf ihrem Gemeindegebiet stattfinden werde, aber ohne Angabe von Ort und Zeit, startete man die Aktion unter Ausnützung des Überraschungseffektes.

Eines schönen Sonntags wurden plötzlich die beiden kleinen Gemeinden Château-Chervix und Nouzier von Hubschraubern überflogen, die 160 Hektar Wald mit Entlaubungsmittel besprühten. Tag und Stunde waren sorgfältig gewählt worden: die gesamte Bevölkerung befand sich gerade bei einer Versammlung des Landwirtschaftsvereins.

Einige Tage später fand dann die dritte Schlacht des „Entlaubungskrieges im Limousin“ auf dem Gebiet der Gemeinde Châtenet-en-Dordogne statt.

Nach Erhalt der berühmten Postkarte alarmierte der Bürgermeister die Bevölkerung und telefonierte mit seinen Kollegen in den Nachbargemeinden. Am Tag X versammelten sich mehrere hundert Menschen vor dem bedrohten Wald, zusammen mit Abordnungen der Naturschutzverbände, des Landwirtschaftsverbandes, der Jagd- und Fleischereiverbände usw. Angesichts dieses Massenaufmarsches mußte der Hubschrauber erneut den Rückflug antreten.

Vor der Presse, den Umweltschutzbewegungen, den Naturschutzverbänden, den Jagdverbänden und den Mandataren des Departements angegriffen, beteuerte die für die Besprühung verantwortliche Gesellschaft, nur im guten Glauben gehandelt zu haben. Sie mache ja nur ihre Arbeit, erfülle ihre Verträge und übe ihre Funktion, die ja darin besteht, für forstwirtschaftliche Unternehmen gesetzlich erlaubte Produkte zu versprühen, immer im Rahmen der Gesetze aus.

Und die betreffende Gesellschaft hat auch tatsächlich in keiner Weise die Gesetze verletzt. Sie besitzt eine Genehmigung, die ihr das permanente Überfliegen gestattet, und das verwendete T 2.4.5 ist in den von den Pflanzenschutzstellen empfohlenen Dosen gesetzlich zugelassen.

Hier stoßen wir natürlich wieder auf die vom Landwirtschaftsministerium in seinem Rundschreiben erwähnte „Alternative": Entweder „Risken für den Menschen und seine Umwelt" oder „Umwälzung der Wirtschaftsbedingungen".

Nur muß man aber eines bedenken: die Menschen wollen nun einfach nicht mehr, daß man sich für „das enorme Risiko" entscheidet und sich für die Verteidigung der Wirtschaftsinteressen ausspricht! Nein! Die Menschen machen da einfach nicht mehr mit! Sie dulden es nicht mehr, daß man Gift verbreitet, das jegliches tierische und pflanzliche Leben im Wald zerstört, das einen Fluß verschmutzt, das ihre Kinder vergiften kann, nur um die Interessen forstwirtschaftlicher Unternehmen oder chemischer Industriebetriebe zu wahren. Immer öfter glauben die Menschen nun – und sagen es auch laut –, daß die Bestimmung des Waldes nicht darin liegt, daß die Menschen *davon*, sondern daß sie *darin* leben. Immer häufiger empören sie sich über diese Praktiken, diese Entscheidungen, diese Ermächtigungen, diese Erlässe, die von einem – anonymen – Beamten ausgehen und die Verwendung eines gefährlichen Produktes erlauben, das ein an einem schönen Morgen plötzlich am Himmel auftauchender Hubschrauber über ihre Felder, Wälder, Flüsse und Kinder versprüht.

Die Luft, das Wasser, die Bäume und die Tiere machen sie von nun an zu ihrer ureigensten Sache, die allen gehört, sozusagen ihr Familieneigentum ist. Nun wissen sie Bescheid, haben es verstanden und werden es einer weit entfernten Regierungsstelle, namenlosen Bürokraten, nun einfach nicht mehr erlauben, über ihre Köpfe hinweg darüber zu entscheiden, was mit dieser Luft, diesem Wasser, diesen Bäumen und diesen Tieren geschehen soll!

Nach diesen Schlachten des Entlaubungsmittelkrieges gab der Verband für Naturforschung und Naturschutz des Limousins folgendes Kommuniqué heraus:

„Kein Privatmann darf wissentlich die Freiheit oder das Eigentum eines anderen beeinträchtigen, ohne rechtlich verfolgt zu werden, was nur recht und billig ist. Hingegen darf man ungestraft im Rahmen dieser Besprühungsaktionen die an die zu besprühenden Gebiete angrenzenden Besitzungen berieseln – mit allen Risken, welche dies beinhalten kann –, ohne daß die Eigentümer davon verständigt werden! Was nun die Aktionen betrifft, die im Limousin stattfanden, so haben sie alle bei vielen Anrainern amtlich festgestellte Schäden angerichtet. In unserem sehr stark in kleine Parzellen unterteiltem Gebiet muß man derartige Besprühungsaktionen aus der Luft rigoros verbieten, außer es kann mit den Anrainern Einigung erzielt werden."

Zwangsläufig herrschte an oberster Stelle über diese Mobilisierung der öffentlichen Meinung, über diese – und das ist nicht zuviel gesagt – Revolte, die die Bevölkerung in Aufruhr versetzt hatte, größte Aufregung. Der Präfekt des Departement Corrèze erließ in aller Eile einen Erlaß, in dem es hieß:

„Es darf keine Besprühung aus der Luft in weniger als 10 Meter Entfernung zu den angrenzenden oder inmitten der zur Berieselung vorgesehenen Zone liegenden Besitzungen und nicht unter 50 Meter entfernt von allen anderen in Paragraph 2 des interministeriellen Erlasses vom 25. Februar 1975 erwähnten Örtlichkeiten durchgeführt werden.

Die zu behandelnde Fläche ist, unter Einhaltung der festgelegten Mindestabstände, durch eine sichtbare Markierung abzustecken.

Unabhängig von den gebräuchlichen Markierungszeichen muß die vorgesehene Signalisierung mittels großformatiger Schilder durchgeführt werden, die weithin sichtbar am Rande der Landungsplätze und der zu behandelnden Parzellen, vor allem an allen Zugangsmöglichkeiten, angebracht werden. Diese Schilder sollen die Aufschrift: ‚Achtung! Chemische Nadelholzvernichtung, Zugang verboten bis zum . . .' tragen.

Diese Schilder müssen noch 14 Tage nach Beendigung der Besprühungsaktion an Ort und Stelle verbleiben."

Das ist ja alles gut und schön! Aber das zu trauriger Berühmtheit gelangte T 2.4.5., der Träger des Dioxin, ist immer noch vorhanden! 60×40 Zentimeter große Schilder werden nicht verhindern können, daß das Produkt in Gemüsegärten, Flüsse, Quellen, Grundwasser, biologische Anbauflächen, in Haut und Lungen der Kinder gelangt! Chemische Produkte scheren sich den Teufel um Erlässe der Verwaltungsbehörden.

Die Auswirkungen des D 2,4 und des T 2.4.5 auf alles, was da im Walde lebt, sind bekannt. Sie wurden vom Labor für Tierbiologie der Universität von Clermont-Ferrand auf Ersuchen des Jagdverbandes des Puy-de-Dôme untersucht.

Die Biologen experimentierten mit Wachtel-, Rebhuhn- und Fasanversuchstiergruppen, die einer einzigen Besprühung mit dem Produkt ausgesetzt wurden, und zwar mit einer vom Hersteller empfohlenen Normaldosis.

Das Experiment erbrachte folgendes Resultat: Eine große Anzahl von Embryos sterben bereits in den ersten Tagen des Brutvorganges. Viele derjenigen, die dabei noch einmal davongekommen sind, weisen solche Mißbildungen auf, daß sie nicht ausschlüpfen können oder eindeutig steril sind. Es gibt aber ein noch viel beunruhigenderes Phänomen: die Wirkung dieser Produkte geht noch viel weiter. Wenn man nun daran geht, Eier der wenigen Tiere, die aus diesen ersten Experimenten übrig geblieben sind, auszubrüten, so schlüpfen in dieser zweiten Generation nur 50 von 100 (obwohl die Eier diesmal überhaupt nicht „behandelt" wurden). Wie mag es da erst den für den Menschen nützlichen Insekten ergehen? Was geschieht zum Beispiel mit den Bienen, die sich innerhalb der mit T 2.4.5 besprühten Waldzone befinden?

Die Verordnung vom 25. Februar 1975 bezüglich der Besprühung und Verwendung von Pflanzenschutzmitteln besagt:

„Behandlungen mit für Bienen als gefährlich erachteten Produkten sind verboten, welche Behandlungsweise auch immer verwendet wird. Dies gilt für:

- Obstbäume während der Blütezeit;
- natürlich gewachsene Bäume oder Reihenbäume während der Saftsteigeperiode;
- alle von Bienen während der Blüte angeflogenen Kulturen."

Befinden sich blühende Honigpflanzen unter diesen Bäumen oder inmitten der Kulturen, die mit diesen Produkten behandelt werden sollen, so müßten sie vor der Behandlung gemäht oder ausgerissen werden, präzisiert die Verordnung.

Sehr gut! Aber, wenn die Entlaubungsmittel über die Nadelbäume versprüht werden – über den neuen Nutzwald, der überall an Stelle des alten naturbelassenen Laubwaldes tritt –, so sind diese doch mitten in der Saftsteigeperiode. Daher kommen auch die Bienen regelmäßig dorthin, die dann das T 2.4.5 in die Stöcke bringen und so auch diese verseuchen können!

Ich erwähnte auch, als ich von meiner Gascogne erzählte, daß es dort die „Bienenjäger" und die auf uralten Zeiten zurückgehende tiefe Verbundenheit von Bauern und Bienenstöcken heute nicht mehr gäbe. Verantwortlich für dieses große Bienensterben ist klarerweise das Besprühen aus der Luft mit Pestiziden, Herbiziden und anderen Pflanzenvernichtungsmitteln.

Ich möchte nur einen ganz konkreten Fall erwähnen, durch den man den Umfang des Unheils auf nationaler Ebene ermessen kann: Ein Bienenzüchter aus dem Cher, Herr Quinet, versichert, daß in den 20 Jahren, in denen man nunmehr Pestizide in der Nähe seiner Bienenstöcke versprüht, *7,500.000 (in Worten: Sieben Millionen fünfhunderttausend) Bienen, das ist die Population von 150 seiner 400 Bienenstöcke, zugrunde gegangen sind.* Der Massenmord an Bienen in Europa ist wirklich erschreckend. Er geschieht übrigens *methodisch und jährlich wiederkehrend.* So wird das Bienenmassaker zu einem wohlorganisierten Phänomen.

Erst kürzlich wurde eine unerwartete Ausweitung der toxischen Auswirkungen des Dioxins bekannt. Ochsen und Kühe in Michigan wurden von einer seltsamen Krankheit befallen. Man entdeckte schließlich, daß sie sich vergiftet hatten, als sie die Holzstangen der Einfriedung ableckten, die zur Erhöhung ihrer Haltbarkeit mit einem Spezialprodukt angestrichen worden waren. Und dieses Produkt mit einem barbarischen Namen enthielt Dioxin. Es war im Staate Michigan zum Verkauf gar nicht zugelassen, in einem Staat, in dem die Hausfrauen lieber Fleisch essen, das aus Nachbarstaaten stammt. Man kann es ihnen nicht verdenken!

Aber nicht nur für Tiere und Insekten besteht akute Vergiftungsgefahr. Auch der Mensch ist gefährdet.

Man weiß, daß das Besprühen aus der Luft trotz aller Vorsichtsmaßnahmen nicht kontrolliert und genau dosiert erfolgen kann. Schon allein die extreme Parzellierung verhindert dies. Selbst ein oder zwei Kilometer vom besprühten Punkt entfernte Kulturen sind betroffen. Gemüseanbau, Obstkulturen werden zwangsläufig verseucht und ihre Produkte gefährlich. So mußten ganze Ernten vernichtet werden. Aber wieviel durch Besprühung aus der Luft verseuchte Produkte wurden dennoch bereits verkauft und konsumiert? Und wie viele Vergiftungen, „deren Ursprung man nicht kennt", werden von diesen T 2.4.5-Derivaten verschuldet?

Die Besprühungsaktionen aus der Luft werden im Sommer durchgeführt, zur Zeit der Brombeerreife. Wie viele Hecken werden da durch die schädlichen Wolken berieselt! Und wie viele Kinder essen dann diese Brombeeren am Wegesrand, an der Grenze zu den besprühten Zonen? Wie viele kleine Jungen und Mädchen speichern dann in diesen Tagen das furchtbare Trichlorphenol in ihrer Leber, nur weil sie am Sonntag „im Walde spazierengingen"?

Am 26. April 1975, gegen 17 Uhr, überfliegt ein Hubschrauber ein mehrere Hektar großes Rapsfeld im Departement Cher. Mit einer Besprühungsvorrichtung ausgestattet, versprüht er ein Pestizid zur Vernichtung der Kornkäfer. Keine zwanzig Meter davon entfernt befindet sich ein Pensionistenheim mit 90 Insassen, die gerade Vesperbrot essen. Die alten Leute schauen interessiert dem Ballett der Hubschrauber zu, welche die Umgegend „begießen". In diesem Alter langweilt man sich ja oft, und eine Kleinigkeit genügt schon zur Unterhaltung. Am Abend bekommt einer der Insassen, Georges Chailloux, ein achtzigjähriger Pensionist, Erstickungsanfälle. Man bringt ihn ins Spital von Issoudun, doch trotz aller Bemühungen stirbt er noch in der Nacht unter fürchterlichen Erstickungsanfällen. Am nächsten Morgen werden auch andere Insassen, zwei achtzigjährige Frauen, von Übelkeit und Atemnot erfaßt. Man bringt sie ins Spital von Bourges, wo sie einige Tage später sterben.

In ihrem Bericht kamen die Experten zu dem Schluß, daß beim

Tod des Georges Chailloux, der, das muß auch gesagt werden, im Ersten Weltkrieg eine Gasvergiftung erlitten hatte und daher auch geschwächt war, das Pestizid sehr wohl mit eine Rolle gespielt hat. Übrigens kam es zu keiner gerichtlichen Verfolgung der Sache, da während des Besprühungsvorganges kein technischer Fehler begangen worden war. Und daher mußte die Genossenschaft, die die Hubschrauber einsetzte, keine Schäden anerkennen, die das in Frage stehende, in einem großen französischen Labor hergestellte Pestizid an Menschen verursacht hatte. Ein „technischer Fehler" liegt also nicht vor. Sicherlich! Die betreffende Gesellschaft hat sich nichts vorzuwerfen. Sie hat ihre Genehmigungen, und das Produkt ist zugelassen. Wie aber steht es mit dem „moralischen Fehler"? Wer spricht von ihm, wer prangert ihn an? *Wer ist sich seiner überhaupt bewußt?*

Der Pilot des Hubschraubers, der Direktor der Gesellschaft, die ihn bestellt, der Hersteller, der das Produkt fabriziert, und der Beamte im Ministerium, der dessen Gebrauch genehmigt, erinnern mich wahrlich an die Piloten der Bombenflugzeuge, an die Generäle, an die Hersteller der Bomben, an die Staatschefs, die ganze Städte mit all ihren unschuldigen Einwohnern in Schutt und Asche legen lassen – und das mit ruhigem Gewissen. Sie drücken nur einfach auf einen Knopf. Sie tun ihren Job. Was weiter geschieht, wollen sie gar nicht wissen! Im Krieg ist das eben so.

Aber können im eben erwähnten Fall die Urheber von alldem überhaupt ein „ruhiges Gewissen" haben und sagen: „Das geht mich nichts an"? Sie tun das, was sie tun müssen, jeder an seinem Platz, jeder auf seinem Fachgebiet, der Pilot in seinem „Berieselungs"-Hubschrauber, der Direktor, vor sich die Verkaufsziffern, der Hersteller in seinem Labor, der Bürokrat in seinem Büro. Und wenn alte Menschen in Spitälern zusammenbrechen, nur weil sie in den Himmel gesehen haben, wenn kleine Jungen leberkrank sind, nur weil sie Brombeeren gegessen haben, wenn Millionen von Bienen sterben, weil sie T 2.4.5 gesammelt haben, was können sie da schon dagegen machen? Sie haben ihre Aufgaben, ihre Verantwortlichkeiten. Es geht ja wohl doch darum, „die Wirtschaft nicht zu erschüttern". Es geht in Wahrheit aber darum, Verantwortung zu tragen! Als Bürgermeister, als Mitglied des Departementrates oder als Mitglied der Kammer für Handel und Industrie bin ich ja von nun an nur allzusehr mit den täglichen Verantwortlichkeiten konfrontiert, um nicht auch die wirtschaftlichen Notwendigkeiten sehr ernsthaft in Betracht zu ziehen, und erst recht diese pauschale Nichtzuständigkeit verschiedener Leute, die Aktionen anordnen, die – jede für sich vielleicht harmlos – eines Tages durch das ungewollte Auslösen eines schicksalhaften Prozesses zu einer Todeskette werden können.

Im Cher wie in Seveso tut ja nur jeder seinen „Job". Und dann, eines schönen Tages, kommt es zum bekannten „technischen Fehler", und die Katastrophe deckt das wahre Ausmaß des „moralischen Fehlers" auf, den niemand hat sehen wollen. Dann plötzlich schüttelt jeder den Kopf und sagt, „daß er das nicht gewollt habe". Jeder schlägt sich an die Brust, angesichts der „bambini con il cappuccio", der toten Landstriche. Und dort, wo einst die stolze Fabrik so klaglos arbeitete, regiert nun die Angst.

Man muß doch endlich einmal begreifen, daß diese akuten Vergiftungsfälle bei Mensch und Tier noch nicht einmal die schwersten oder beunruhigendsten Folgen der Verseuchung durch Pestizide und Phytozide sind. Das schrecklichste Unheil ist der wiederholte Angriff künstlicher Substanzen auf die natürliche Umwelt, die auf Grund ihrer so außerordentlichen Vielschichtigkeit so besonders verwundbar ist. Die brutale Veränderung Hunderter Hektar Vegetation zieht unabwendbarerweise Störungen der anderen Umweltfaktoren nach sich: der Bakterienpopulation, der Mikrofauna, der kleinen Tiere, des Wildes, der Bodenbeschaffenheit und so weiter.

Selbst wenn man glaubt, daß übermäßiger Einsatz chemischer Mittel für eine bestimmte landwirtschaftliche Produktion wirtschaftlich rentabel ist, muß man doch einsehen, daß sie auf lange Sicht unvernünftig und schließlich gefährlich ist für die verschiedenen Formen des natürlichen Gleichgewichts.

Denn solch „kleine Affären", wie die im Limousin oder im Cher, die gibt es überall in Frankreich und sowohl in West- als auch in Osteuropa und – natürlich in ganz anderen Dimensionen – auch in Amerika. Ja selbst in Afrika, wo durch chemische Methoden in der Landwirtschaft intensive „Entwaldung" und

Hochertragsproduktionen ebenfalls schon die ersten Anzeichen einer industriellen Umweltverschmutzung bemerkbar sind.

Erst durch Addition und Multiplikation all dieser Erscheinungen kommt es zu „diesen immer größer werdenden, vom Menschen verschuldeten Risken für die Umwelt und zu dieser deutlich spürbaren Veränderung der einzelnen Elemente der Biosphäre, die für die Erhaltung des Lebens" – wie Dr. Strong sagt – „notwendig ist".

Diese Akkumulierungseffekte der Verseuchung und der vernunftwidrigen Praktiken in der Hochertragslandwirtschaft sind, wie die Experten versichern, bereits auch im Ökosystem spürbar.

Manche Meteorologen sind davon überzeugt, daß die großen Dürrekatastrophen, von denen Afrika und Indien kürzlich betroffen wurden, sowie die nur sehr mäßigen Ernteergebnisse in der Sowjetunion und in China die Symptome ein und derselben Klimaveränderung sind.

Man weiß, daß der Mensch gerade dabei ist, seine Erde zu vergeuden oder zu vergiften. Man konnte errechnen, daß zehn Prozent der produktiven Gebiete der Welt bereits nicht mehr vorhanden sind. Die Bebauung steil abfallender Hänge, die Abholzung, die Kulturen auf durch Abbrennen der Wälder gewonnenen Flächen oder die Anwendung vernunftwidriger Methoden in den Tropen oder in der Wüste ruinieren die Böden; genauso wie eine Produktion, die sich auf den Anbau von Sorten stützt, die nur auf Grund ihrer hohen Erträge gewählt wurden. In der ganzen Welt hat man die große Vielfalt der traditionellen Sorten durch diese speziell ausgewählten Sorten ersetzt.

Diese systematische Hinwendung zur Monokultur und deren erstaunliche Entwicklung hat zugleich auch das Risiko einer Mißernte erhöht. Und natürlich kann man sich dagegen nur durch den massiven Einsatz von Kunstdünger und Pestiziden wehren, die die Böden vergiften und die „Umweltfaktoren" und infolgedessen das natürliche Gleichgewicht stören.

Man weiß, daß die unkontrollierte Abholzung der Wälder im Himalajagebiet dazu beiträgt, die Überschwemmungen am indischen Subkontinent zu verschlimmern.

Man weiß, daß die geradezu schwachsinnige Anwendung landwirtschaftlicher Techniken der gemäßigten Zonen bei den tropischen Böden Brasiliens und des Sudans zu Erosion und Unfruchtbarkeit durch das Zutagetreten eisenhaltiger Erde geführt hat.

Man weiß, daß durch die Technik des „Abbrennens" ganze tropische Wälder auf den Philippinen vernichtet wurden und daß Indonesien in ganz katastrophaler Weise durch Erosion gelitten hat, nachdem man steil abfallende Hänge bebaute.

Das Problem also, das sich stellen wird – das sich bereits stellt –, ist das der Nahrung. In den kommenden 25 Jahren wird die Erde mehr Nahrung produzieren müssen als im Laufe der letzten 500 Jahre. Denn wir sind eine Spezies, die sich rasend schnell vermehrt!

Es gibt heute ungefähr 3,8 Milliarden Menschen. Bis zum Ende dieses Jahrhunderts werden es zumindest 6,5 Milliarden sein. Wie alle Fachleute der Welt wissen, wird dieses Wachstum fürchterliche Probleme mit sich bringen, denn wie soll man die nötigen Mittel beschaffen, um das Überleben der Bevölkerung zu gewährleisten?

Man wird enorme Bevölkerungsmassen hauptsächlich in den am wenigsten „produktiven" Regionen der Erde, in Indien, Asien, Südamerika, Afrika, ernähren müssen. Dazu kommt noch ein anderes ernstes Problem, nämlich das der massiven Verlagerung der Bevölkerung vom Land in die Städte.

Diesbezüglich gibt es erschreckende Zahlen. Wußten Sie, daß es innerhalb einer Generation in den entwickelten Ländern zu einer Vergrößerung der Stadtbevölkerung um 450 Millionen kommen wird und um 1500 Millionen in den Entwicklungsländern?

Diese ungeheuren Massen können dann nur durch Intensivwirtschaft ernährt werden. Nun wissen wir aber, daß man in den armen Regionen die bebaubaren Böden vergeudet, unfruchtbar macht, und zwar in überbevölkerten Gebieten, wo es auf Grund der Ausbeutung des Bodens zu Wüstenbildung, Erosion und Versalzung kommt. In Regionen, in denen Überfluß herrscht, vergiftet man Böden und Gewässer, gefährdet durch übermäßige chemische Verschmutzung das natürliche Gleichgewicht der Umwelt.

Eines der ersten Bücher, das sich den Problemen der Umwelt und der Verschmutzung widmete, war „Stiller Frühling" von Rachel Carson. Sein Erfolg war weniger auf die technische Information, die es gibt, zurückzuführen, als auf die einfache Feststellung, die elementare Beobachtung, die bereits schon im Titel zum Ausdruck kommt: Die Tiere beginnen von der Erdoberfläche zu verschwinden. Mit bewundernswerter poetischer Kraft sagt der Titel alles, was jeder von uns selbst feststellen kann: die Erde ist still geworden im Frühling, weil die Vögel tot sind, vergiftet durch Pestizide und Herbizide.

Alle jene, die älter sind als 40 Jahre, erinnern sich noch an die Schmetterlinge über den Sommerwiesen, an die von Insekten umschwärmten Hecken, an die vom Gepiepse der Vögel erfüllten Wälder im Frühling. Sie erinnern sich auch an all die Hasen und das viele Flugwild, die man beim Spaziergang querfeldein aufscheuchte.

Heute ist es in den Feldern „still" geworden, und die Kinder können nicht mehr das Leben der Tiere und Insekten beobachten, wie es vor dem Auftauchen der Chemie in der Landwirtschaft der Fall war.

Auch hier ist das statistische Material schrecklich. Das Naturschutzkomitee des Europarates hat einen Bericht veröffentlicht, in dem festgestellt wird, daß 36 Säugetierarten und 57 Vogelarten in Europa vom Aussterben bedroht sind. Mehr als 1400 Pflanzen sind sehr selten geworden und „laufen Gefahr, sehr schnell von der Erde zu verschwinden".

Darum freute es mich sehr, als mir während eines kurzen Aufenthalts auf der Insel Martinique einer meiner amerikanischen Freunde erzählte, daß ein sehr leistungsstarkes Wasserkraftwerk beinahe nicht gebaut worden wäre – wegen einer Handvoll Läusekraut . . .! Wie erstaunlich, wenn man bedenkt, daß in Amerika doch sonst immer alles dem Nützlichkeitsstandpunkt untergeordnet wird, aber dennoch eine wahre Begebenheit.

Als die Experten den im Tal des St.-John-Flusses gewählten Standpunkt für die Errichtung einer kolossalen Wasserkraftzentrale näher untersuchten, entdeckten sie einige Halme Läusekraut, einer wild wachsenden Pflanze, die im Aussterben begriffen ist. In so einem Fall sagt jedoch das amerikanische Gesetz ausdrücklich: Im Aussterben begriffene Tiere oder Pflanzen dürfen keinen durch bundeseigene Mittel finanzierten Projekten zum Opfer fallen. Das eben war aber bei dem in Frage stehenden Kraftwerk der Fall, das gemäß dem niedrigsten Voranschlag die Bagatellsumme von 600 Millionen Dollar hätte kosten sollen.

Die Anhänger des Ökologiegedankens sind sehr glücklich und stolz darüber, die Regierung „einiger weniger verrückter Gräser wegen“ vor ein so heikles Problem gestellt zu haben. Sie glauben zu Recht, daß man „kämpfen“ müsse, um soviel wie möglich von dem, was es in der Natur gibt, vor blinder Vernichtungswut zu bewahren. Ich weiß nicht, ob die Energiefachleute und Ingenieure das letzte Wort haben werden oder nicht. Jedenfalls wurde der Kraftwerksbau einstweilen aufgeschoben. In der Zwischenzeit versucht man, die seltene Pflanze anderswo anzusiedeln, und man hofft, damit zu einer weisen Entscheidung gelangt zu sein.

Weltweit gesehen ist die Zerstörung der Fauna und Flora noch ärger als auf unserer bescheidenen nationalen Ebene. Der Mensch hat bereits für immer und ewig mehr als 300 Meerestierarten[1] ausgerottet – auch der Walfisch ist bereits extrem gefährdet. Tiger, Gepard und bestimmte Antilopenarten zählen zu den im Aussterben begriffenen Wildtieren. Mehrere Krokodilarten wurden in den letzten 50 Jahren ausgerottet. Wilderer dezimieren auch noch die allerletzten Exemplare.

Man weiß heute, daß es um das Jahr 1650 in der Welt an die 4000 Säugetierarten gegeben hatte. Etwa hundert davon sind bereits vollkommen verschwunden, hundertzwanzig von der Ausrottung bedroht. Von 8500 Vogelarten, die zum gleichen Zeitpunkt noch existierten, gibt es etwa hundert nicht mehr, und zweihundert andere sind von der Ausrottung bedroht: davon etwa 60 allein in den Ländern der EG, wo 221 Arten zahlenmäßig im Rückgang begriffen sind, während bei nur 125 Arten ein Ansteigen der Populationen feststellbar ist. Und es war nicht schwer festzustellen, daß gerade die Verseuchung der Umwelt, durch die ihr Futter

[1] Gemäß der Ansicht der Experten des Umweltprogramms der Vereinten Nationen sind 369 Arten bereits ausgestorben.

vergiftet wurde, und die Zerstörung ihrer Zufluchtsorte weit mehr Schaden anrichteten als alle Jäger mit ihren Gewehren.

Auch Frankreich hat seine „vom Aussterben bedrohten Tiere“: Braunbär, Luchs, Fischotter, Biber, Damhirsch, einige regionale Raubvogelarten, Storch, Uhu, Wolf, Lachs und an die 40 andere Arten.

In weniger als einem halben Jahrhundert hat der Mensch auf der Erdoberfläche und in den Tiefen der Gewässer mehr Tierarten ausgerottet als unsere Vorfahren seit Anbeginn der Menschheit.

Lange glaubte man, daß die Vermehrung, die Lebenskraft, die große Vielfalt der Tiere unerschöpflich sei, daß das Leben in großzügigster Weise alles wieder ausgleiche und jeden Schaden wiedergutmache.

Es ist widersinnig zu glauben, daß sich alles wieder von selbst einrenken kann. Diese Schäden sind genauso irreparabel wie die systematisch betriebenen Ausrottungen. Man denke ferner an die „industriell betriebene“ Fischerei, die die Ozeane leerfängt wie Fischbehälter . . . Dazu kommen noch die uns nur allzu bekannten verschiedenen Ausrottungsformen durch die Verschmutzung. Die Besprühungsaktionen aus der Luft, die Hunderte Hektar Wald buchstäblich von all dem „reinigen“, was da kreucht und fleucht, wie auch die tückische Verseuchung durch die Ansammlung von Pestiziden auf den Feldern, organischen Chlorverbindungen, die langsam, aber sicher Fauna und Mikrofauna ausrotten.

Unsere Bauern – wie auch die Bauern anderer Länder – werden sehr erstaunt sein zu erfahren, daß die durch die Herbizide angegriffenen Mikroben sich bereits neu formieren, kämpfen, und daß einige von ihnen schließlich doch davonkommen. Sie sind ganz einfach richtig gierig nach diesem Gift. Englische Wissenschaftler haben festgestellt, daß die verschiedenartigsten Mikroben auf mit Herbiziden fast gesättigten Böden schon wieder bestens gedeihen.

Auf nationaler Ebene ist manchmal nur sehr schwer festzustellen, wer da nun wofür verantwortlich ist. Und in der Tat handelt es sich auch um ein weltweites Phänomen, das man auch auf weltweiter Ebene angehen muß. Einer meiner norwegischen Geschäftsfreunde, dessen an heftigen Migräneanfällen leidende

Gattin ich vor etwa zehn Jahren behandelt habe, hat mir erzählt, daß auch sein Land, das man doch zunächst von dieser Geißel verschont glaubte, verschmutzt werde, und zwar durch verschiedene Abfälle, die als Schwebstoffe in der Luft durch die von England, Deutschland und der UdSSR kommenden Winde nach Norwegen getragen werden. Man hat schwere Schädigungen der Bäche und Seen durch Stickstoffoxyd, Schwefel und Chlordiphenyl festgestellt, und auch der Wald, hauptsächlichste Einnahmequelle des Landes, gilt schon als gefährdet. Die von den Winden über die Meere und die Weiten des Landes hinweggetragenen verschmutzenden Mikroelemente werden durch die Berge gerade über Norwegen zum Stillstand gebracht und durch den Regen zum Boden herabgeführt. „Dies stellt für uns eine Gefahr dar, deren Bedeutung die Welt nicht zu erahnen scheint", schreibt mir ein Freund und berichtet, welche umfangreichen Untersuchungen durchgeführt werden, um die Gründe für dieses unerbittliche Übel zu analysieren, von dem sein Land betroffen wird, das ja gar nichts dafür kann, und um zu versuchen, die Ursachen zu bekämpfen.

Was nun das Meer betrifft, so gibt es dort eine besondere Art der Verschmutzung – eine von vielen –, deren unheilvolle Auswirkungen wir alle sehen konnten: die Ölpest, die Meere und Küsten erstickt, mit dem kläglichen Schauspiel der zu Tausenden in dieser heimtückischen, klebrigen Brühe sterbenden Vögel. Wenn die sogenannte „Entgasung" der Öltanker, die ihre Tanks auf offener See entleeren, nur um Zeit (und daher Geld) zu gewinnen, und Unfälle in der Größenordnung der „Torrey Canyon" so weitergehen, wird es binnen 20 Jahren im Ärmelkanal oder in der Nordsee keine einzige Meeresvogel- oder Seehundart mehr geben.

Wenn wir noch die Verschmutzungen hinzurechnen, die von den Flüssen ins Meer geschwemmt werden – denken wir doch an all die „Ausscheidungen" der Großstädte (Waschmittel, Öle, die tausenderlei von der Industriegesellschaft erdachten und verwendeten chemischen Produkte) –, so müssen die Ozeane, die bereits jetzt unsere Mülleimer sind, bald Ozeane ohne Leben sein. Schon kann man entlang der Küsten einen augenfälligen Rückgang der Meeresorganismen und -flora beobachten. Das ist bereits der Anfang einer „Meereswüste" . . .

Zu einem späteren Zeitpunkt werde ich noch auf das Problem des Wassers – des Meerwassers und des Süßwassers – zurückkommen, das zweifelsohne eines der Hauptprobleme der nächsten zehn Jahre darstellen wird.

Die einzige Antwort auf das Verschwinden der bedrohten Tier- und Pflanzenarten besteht in ihrer Bewahrung in den „Reservaten", in der Errichtung von Naturparks und Schutzgebieten. Man nennt das dann „biogenetische Naturreservate".

Diese Bezeichnung gefällt mir zwar ganz und gar nicht, aber es handelt sich hiebei um ein höchst notwendig gewordenes Unternehmen. Frankreich hat 19 Regionen zu solchen Naturschutzgebieten erklärt, Italien 14, und es ist vorgesehen, den Schutz der Flora und Fauna auf ganz Europa auszudehnen. Dies soll mittels einer Art „Konvention" geschehen, welche auf diesem Gebiet die europäischen Staaten zu einer übereinstimmenden Vorgangsweise verpflichtet. Den Vereinten Nationen sollte es zukommen, die Verhältnisse in Afrika und Zentralamerika zu kontrollieren.

Das Beispiel der Camargue zeigt sehr gut, wie vielfältig die Gefahren und Aggressionen sein können, welche ein „natürliches Milieu" erleiden kann, und welche Maßnahmen gesetzt werden müssen, um dessen Schutz zu gewährleisten.

Die Camargue ist ein ökologisches Wunder – aber ein bedrohtes Wunder. Dieses außergewöhnliche Flußdelta, wo Wasser und Land so nahtlos ineinander übergehen, daß man nicht mehr genau weiß, wo das eine anfängt und das andere aufhört, ist im Osten vom riesigen Industriekomplex der FOS umgeben und im Westen von Feriendörfern und Touristenscharen.

Die Camargue, von deren Poesie wir ja alle ein Stückchen in unserem Herzen tragen: diese Herden schwarzer Stiere mit ihren mondsichelförmig gebogenen Hörnern, diese Reiter mit ihren Lanzen, die Zentauren gleich mit ihren weißen Pferden verwachsen sind. Sie scheinen aus dem Wasser aufzutauchen wie aus mystischer Vergangenheit. Mistral und Aubanel entdeckten und feierten diese sonndurchglühte und salzige Erde, wo noch, inmitten von Schilf und rosa Flamingos, der alte Stieropferkult weiterlebt.

Da aber kam die Industrie und zerstörte den Traum. Reis- und

Spargelfelder haben die letzten „Manades“[1] eingekreist. Und ihre letzten Hüter und auch die letzten rosa Flamingoschwärme sehen tödliche Gefahren auf sich zukommen: die chemischen Abgase der FOS und die riesigen Parkplätze, die für die Touristenströme im Sommer errichtet wurden, und auch das „wilde Camping“.

Der FOS-Komplex wird innerhalb einiger weniger Jahre 9000 Tonnen schwefelhältiger Gase in den Himmel der Provence jagen. Trotz des Mistrals, der, wie die Ingenieure versichern, „schon alles bereinigen wird“, werden diese Schadstoffe die Camargue verseuchen.

Dann gibt es da auch noch die Verschmutzung durch die Abwässer von Lyon und Valence, die in das Delta kommen und sich dort ablagern, und auch noch von Zeit zu Zeit – trotz strenger Richtlinien – die Flugzeuge der Militärbasis von Istres, die gerade über dem Reservat die Schallmauer durchstoßen und so den Bestand der rosa Flamingos dezimieren.

Aber die wahre Geißel der Camargue sind die Touristen, die „wilden Zeltler“, die sich gierig auf das Naturerlebnis ins Reservat ergießen, um sich entweder dort mit Flamingoeiern vollzustopfen oder die Vögel zu filmen.

Früher oder später wird die Verwaltung des Nationalparks der Camargue sich doch entschließen müssen, die Dämme zu sperren, über welche 83.000 Hektar des Reservats zugänglich sind, und dies trotz der zu erwartenden Proteste der Händler, die vom Touristenstrom leben. Hier werden auch meine Kollegen, die Bürgermeister der betroffenen Gemeinden, ein Wörtchen mitzureden haben: sie müssen nur den Mut haben, bei ihren Entscheidungen das höhere Interesse im Auge zu behalten. Hier sind der Demokratie Grenzen gesetzt und autoritäre Lösungen notwendig. „Denn“, wie François Dupuis schreibt, „für alle das Recht zu verlangen, ihre Würstchen inmitten der rosa Flamingos zu braten, kann nur ein Zerrbild der Demokratie sein.“

Die „Würstchenesser“ der Camargue, die ihre Butterbrotpapiere zwischen den Nestern verstreuen, die Piloten der Mirage-

[1] Rinder- und Pferdeherden, die unter der Aufsicht berittener Hirten stehen. (A.d.Ü.)

Düsenjäger, die ihr „peng“ über den Gelegen und den Tierherden losdonnern lassen, diese „wilden“ Touristen, die die Natur verpfuschen, verschmutzen auf ihre Weise die herrliche Landschaft genauso wie die Garagenbesitzer von Lyon, die ihr Altöl in die Abflußkanäle abrinnen lassen, obwohl sie doch genau wissen, daß sie damit die Camargue vergiften. Hier zeigt sich deutlich, worin meiner Meinung nach die größte Gefahr besteht: *Der Mensch von heute liebt die Natur nicht mehr oder versteht es nicht mehr, sie zu lieben – weil er keinen Respekt mehr vor ihr hat.*

Dieses „Bewußtsein, daß noch etwas heilig ist“, von dem der moderne Mensch sich distanziert, kann er nun auch im „Mysterium der Natur“ nicht mehr wiederfinden. Übrigens erschreckt das Wort Mysterium den Menschen von heute oder verwirrt ihn.

Ich aber habe immer die Göttlichkeit der Natur tief empfunden. Ich war für ihr Mysterium, für ihre Macht, immer äußerst empfänglich.

Seit meiner Kindheit stehe ich voll Respekt und Anbetung vor dem Schauspiel der Natur. Ich verdanke dies großteils meinem Vater, der die Gabe des Entzückens und der Dankbarkeit angesichts der Schöpfung und ihrer vollendeten Harmonie besaß.

Mein Vater war ein wenig wie der gute Bernardin de Saint-Pierre, der verkündete, daß „die Natur so gut sei, daß sie alle ihre Erscheinungen zu einem Vergnügen für uns mache“, und der in ganz naiver Weise bewunderte, daß „sie uns Melonen anbiete, die bereits in Scheiben geteilt und so dazu bestimmt seien, von einer ganzen Familie gegessen zu werden“, oder daß „sie uns das Schwarz der Flöhe auf dem Weiß der Haut leicht ausnehmen lasse“.

Wie mein Vater habe auch ich ein wenig von einem Franziskanermönch an mir und bin „bereit, Gott in allen Dingen zu preisen“ oder die „Harmonien in der Natur“ zu feiern, wie es im 18. Jahrhundert geschah.

Ich lese gerne und immer wieder die ersten Seiten der „Etudes de la Nature“ des obenerwähnten Bernardin de Saint-Pierre: „Begeben Sie sich in eine Gegend, von der aus man die ersten Strahlen der aufgehenden Sonne erblicken kann . . .“

Noch heute kommt es vor, daß ich seinem Rat folge und mich in der Morgendämmerung auf meine Hügel „begebe“. Die Schönheit der Welt hört nicht auf mich zu entzücken, mehr noch als in meiner Jugend bin ich empfänglich für das Wunder des Lebens, für diese außerordentliche „Logik in allem Lebendigen“, das uns umgibt.

Ich denke, wir haben diese Bewunderung und diesen Respekt vor dem Lebendigen bereits verloren. Wir sind ein wenig wie kleine Lausejungen, die im Begriffe sind, an den Mechanismen einer Präzisionsuhr herumzuwerken. Der Mensch ist gerade dabei, diese wunderbare Maschinerie des Lebens auf Erden in Unordnung zu bringen, dieses vollkommene chemische Gleichgewicht, das einige Milliarden Jahre gebraucht hat, um die ersten Blaualgen im Urmeer herzustellen. Einmal gestört, ist es keineswegs sicher, ob wir es auch wieder in Ordnung bringen können. Das heißt, ganz einfach gesagt, daß es zur Frage wird, ob wir auf einer „zur Wüste gewordenen“ Erde überhaupt überleben können.

Cousteau hat das Geheimnis der berühmten „Osterinseln“ gelüftet, jener Inseln – die verlorensten von allen – mitten im Pazifischen Ozean, weit entfernt von allen Kontinenten. Er entdeckte, warum diese Inseln, einstmals fruchtbar, mit üppigem Pflanzenwuchs und bewohnt, heute eine felsige Wüste sind, wo man nur die riesigen Steinkolosse findet, die dem Ozean den Rücken kehren. Der Grund für diese Verlassenheit ist menschliche Dummheit. Von Ozeanien kommend, landeten Völkerstämme auf den grünen Osterinseln, ließen sich dort nieder, rodeten, legten Kulturen an und vermehrten sich. Sie beuteten den Boden rücksichtslos aus. Sie schlägerten blindlings. Sie vermehrten sich gegen alle Vernunft unmäßig. Und unabwendbar kam der Tag heran, an dem auf den „zur Wüste gewordenen“ Inseln ohne Pflanzen und Bäume – und folglich auch ohne Tiere – die Menschen, die zu viele waren und Hunger litten, einander ausrotteten. Das geschah vor weniger als einem Jahrhundert. Man findet ihre Gebeine zu Tausenden aufgetürmt in den Höhlen der Inseln.

Heute sind die düsteren Osterinseln, in deren Wüste sich die großen rätselhaften Steingesichter erheben, Zeugen des Wahnsinns der Menschen, die sie schufen.

Jedoch auch die Erde, sagt Cousteau, der einzige bewohnbare

Planet des Sonnensystems, ist eine Insel mit ihren bebaubaren Feldern, ihrer Flora, ihrer Fauna, ihren Gewässern und ihrer Luft, und das alles in beschränkten und erschöpfbaren Mengen. Der Planet Erde, verloren im Ozean der Galaxis, kann schon morgen, aus genau den gleichen Gründen wie die Osterinseln, eine tote Insel werden, im Weltall dahintreibend, mit ihren Wüsten, ihren vergifteten Ozeanen, ihren regungslosen Göttern und den Gebeinen ihrer letzten Bewohner, die einander im letzten großen Massaker umgebracht haben . . .

Wir müssen uns bewußt werden, daß wir dieses Wahnsinnswerk, das die Einwohner der Osterinseln ins Verderben geführt hat, bereits in Angriff genommen haben.

Der „Count down" hat begonnen. Wenn wir uns nicht in acht nehmen, wenn wir nicht rechtzeitig aufwachen, können wir, wenn wir eines schönen Morgens aufwachen und nach dem Schicksal der Erde fragen, nur wie der Arzt in Seveso sagen: „Da fragen Sie besser den lieben Gott!"

6

Die Philosophie des Gärtners

Das Leben ist schön! Trotz Seveso, trotz Krankheit, Leiden und Tod, trotz Bosheit und Dummheit der Menschen ist das Leben wunderbar, und wir müssen es lieben.

Der Fluch, der auf den Menschen von heute liegt, scheint in der Tatsache begründet zu sein, daß sie unfähig geworden sind, das Leben zu lieben, *es zu erkennen:* ganz einfach eine Blume zu betrachten, stehenzubleiben, um eine Rose anzusehen. Die Zen-Philosophen sagen, um der Weisheit teilhaftig zu werden, genüge es, jeden Tag eine Rose anzuschauen. Sie wollen damit sagen, daß die Betrachtung der Rose dem Menschen Ruhe und Frieden vermittelt und so die innere Unruhe zum Schweigen bringt; daß das wunderbare Schauspiel der Rose, in ihrer Vollendung ein Meisterwerk der Natur, für Seele und Geist des Menschen zu einer unerschöpflichen Quelle des Entzückens und der Meditation wird.

Wir sind natürlich keine Weisen aus dem Fernen Osten. Wir sind Menschen des westlichen Kulturkreises mit unseren eigenen Gewohnheiten und Sitten – und ich glaube sogar, daß die heutige Mode, die so viele Menschen zu den exotischen Sekten und Philosophien hintreibt, völliger Unsinn ist. Alle diese jungen Leute, denen ich in den Straßen unserer Städte begegne, während sie ihre Glöckchen schwingen und „Mantras" (so lautet der Fachausdruck) vor sich hinsingen, erscheinen mir wie Unglückliche, die sich auf gefährlichen Wegen verirrt haben. Man kann sehr gut Weisheit und Seelenfrieden finden, ohne sich als Lama oder als buddhistischen Priesterschüler zu verkleiden. Man kann sehr leicht lernen, eine Rose zu betrachten, ohne sich den Schädel zu rasieren und an den Eingängen zur Metro das Tamburin zu schlagen. Mein Vater pflegte einen richtigen Rosenkult. Auf seine Weise hatte er so die Meditationsmethode vor dem „Universum der Rose" wiederentdeckt oder erfunden. Wie oft sah ich ihn unbeweglich vor einer schönen weißen oder roten Rose stehen, buchstäblich im Gebet versunken angesichts des Mysteriums der Schönheit in dieser perfekten Geometrie, die sich im Licht des Gartens voll entfaltete.

Ich weiß nichts über Zen – ich bin ja nur der Sohn meines Vaters –, aber wie er verstehe ich es zu beten, verstehe ich es, eine Rose zu betrachten. Auf meinem Schreibtisch steht immer eine Rose und auch in meinem Schlafzimmer. Ich weiß, daß ich ihr Vorhandensein nicht missen kann und daß ich mich „besser" fühle, ruhiger und beruhigter, wenn ich – auf meine Art – vor ihr meditiert habe.

Aber die Rose ist nicht nur ein „Schauspiel" oder ein Meditationsobjekt. Die Rose ist etwas Lebendiges, sie ist auch eine Quelle wohltuender Wirkstoffe. Sie schenkt uns nicht nur ihre Schönheit und ihren Duft. Sie spendet uns auch noch Gesundheit.

Seit jeher steht die Rose im großen Arzneibuch. Sie ist zweifelsohne die älteste und zugleich die schönste „Freundin" des Menschen. Wie weit auch immer man in der Geschichte zurückblickt, stößt man immer auf die Rose und feiert ihre heilbringenden Eigenschaften. Man fand noch vollkommen erhaltene Rosen im Grabe Tut-ench-Amuns: 3000 Jahre alte Rosen, von der Hand einer bitterlich weinenden, kindlichen Ehefrau dorthin gelegt . . .

Es waren die Kreuzfahrer, die die Rose aus dem Orient[1] mitbrachten, wo die arabischen Ärzte sie schon seit jeher verwendeten. Avicenna verordnete bei Blutspucken „Azucar", Rosenmarmelade. Im Mittelalter und auch in der Renaissance aßen die Schwindsüchtigen Rosenblätter, eingelegt in Honig, in den Saft unreifer Trauben oder in Orangensaft. Das Rezept der „conserva

[1] Auch die Nelke stammt aus dem Orient; der heilige Ludwig soll sie mitgebracht haben. Die Welternte, 4 Milliarden Nelken pro Jahr, ist durch den übermäßigen Gebrauch chemischer Produkte zur Produktionssteigerung bereits verseucht.

rosarum solida" ist bis in unsere Tage erhalten geblieben, und die Rosenkonfitüre „conserva rosae rubrae" steht noch im Arzneibuch des Jahres 1884.

Mein Vater verwendete den Rosenblätteraufguß, um Halsschmerzen, Ausfluß aus der Nase und Bronchienauswürfe zu behandeln sowie Durchfälle, Dysenterie und Darmentzündungen. Ich empfehle ihn jenen, deren Darmflora durch übermäßige Einnahme von Antibiotika zerstört wurde. Und auch anfällige Kinder, Stadtbewohner und alte Leute, deren Bronchien durch die permanente Verschmutzung in den Großstädten angegriffen sind, sollten regelmäßig einen konzentrierten Aufguß und Rosensirup einnehmen – oder Rosenhonig, den schon Bauderon in seinem Arzneibuch aus dem Jahre 1641 empfahl – oder auch „Azucar", die Rosenkonfitüre des Avicenna, mit der dieser berühmte arabische Arzt schon im 10. Jahrhundert den „Bluthusten" behandelte.

Aber die Rose ist vielleicht noch wirksamer, wenn man sie äußerlich anwendet. Die Rose, Sinnbild der Schönheit, ist ein probates Heilmittel gegen Akne, Mitesser, Seborrhöe und all die kleinen Hautleiden, die so vielen jungen Leuten Komplexe machen, wenn sie im Spiegel ihre häßlichen Pickel betrachten. Ihnen allen rate ich: Vermeiden Sie doch diese chemischen Produkte, die der lebendigen Haut nicht freundlich gesinnt sind, die die Empfindlichkeit der Unter- und Oberhaut nicht ‚verstehen'. Greifen Sie zum Rosenwasser, um Ihre Akne zu heilen und zu lindern. Und wenn Ihnen die Augen weh tun, wenn Ihr Hals entzündet ist, Ihr Mund schmerzt, benutzen Sie doch Rosenwasser als Augentropfen und zum Gurgeln.

Aber, ich bitte Sie inständig, verwenden Sie natürlich nur reine Rosen, die nicht chemisch behandelt wurden! Pflücken Sie Ihre Rosen und ziehen Sie Ihre Rosenstöcke selbst. Pflanzen und schneiden Sie sie eigenhändig! Züchten Sie Ihre roten Rosen, so wie der Herr sie geschaffen hat, berührt nur von Sonne und Morgentau. Pflanzen Sie sie in gelockertem Erdreich, und, wenn der richtige Zeitpunkt gekommen ist, pflücken Sie sie bei trockenem Wetter. Schneiden Sie den Kelch ab, entfernen Sie die Staubgefäße, behalten Sie nur die Blütenblätter und lassen Sie sie im Schatten rasch trocknen. Bewahren Sie sie wohlgeschützt auf, in einer Blechdose oder in einem gut verschlossenen, lichtundurchlässigen Glasbehälter. Wenn das so gewonnene Präparat gut gelungen ist, behält es seine Farbe, und sein Duft scheint mit zunehmendem Alter noch intensiver zu werden. So brauchen Sie nicht zu synthetischen oder verfälschten Essenzen zu greifen, die zwar keinerlei therapeutische Qualitäten haben, dafür aber um so giftiger sind.

Eine meiner „Marotten", eine meiner einfachen Ideen sieht so aus: Die Menschen des zwanzigsten Jahrhunderts haben ihre Gärten gegen Gehsteige eingetauscht und so ihre Philosophie verloren. Ich aber möchte die Gärten wieder zu Ehren bringen – auch die Gemüsegärten!

Ich möchte, daß alle Gartenbesitzer fünf Quadratmeter ihres Gartens dem Anbau von Heilpflanzen widmen, von „echten" Gemüsen und Blumen. Das heißt, daß sie wieder das „Kräutergärtlein des Herrn Pfarrers" von ehedem besitzen.

Dieses „Kräutergärtlein" ist die beste Apotheke, wenn darin folgendes wächst: Thymian, Salbei, Lavendel, Rosmarin, Minze, Kamille, Eisenkraut. Diese Pflanzen sind leicht anzubauen. Sie bilden das, was ich „die Apotheke zum lieben Gott" nenne. Und denken Sie auch an den alten Spruch: „Wie kann ein Mensch sterben, der Salbei in seinem Garten hat?"

Also sage ich allen, die auf mich hören wollen: „Kaufen Sie ein Stück Land. Verzichten Sie, wenn nötig, auf einen Monat Urlaub am Meer und kaufen Sie einige Quadratmeter nahe der Stadt, in der Sie wohnen. Machen Sie es wie Montaigne, der aufs Land hinauszog, um dort seinen Kohl zu ziehen, und wie Candide, der seinen Garten bestellte. Pflanzen Sie Ihre eigenen Salate, Gewürzkräuter und Blumen!"

Ich habe mir folgendes Bild aus meiner Kindheit bewahrt: die Bauern und kleinen Rentner aus der Stadt, die morgens in ihre Gärten gingen und je nach Jahreszeit eine Tomate oder ein Stück Obst, noch frisch vom Morgentau, aßen. Diese einfache und *so natürliche* Geste ist uns heute verwehrt.

Denn heute können wir nicht mehr eine Frucht pflücken und sie sogleich essen, weil wir damit eine gefährliche Dosis Gift schlukken. Das ist bereits eine so offensichtliche und alltägliche Feststellung, daß sie uns schon gar nicht mehr überrascht, und dennoch ist in ihr die ganze Tragödie unserer Zeit enthalten. Wir leben in einer „Umwelt“ aus vergifteten Früchten, vergifteten Blumen, vergifteten Gemüsen.

Daher wünsche ich mir, daß alle Menschen diese natürliche Geste, eine Frucht zu pflücken oder sich niederzubeugen, um eine Pflanze zu ernten, wieder tun können. Und deswegen möchte ich, daß jede Familie ihr eigenes „Kräutergärtlein“ hat. Ich bin überzeugt, daß die Menschen dann auf ganz natürliche Weise, durch die Gesten, durch den wiedergefundenen Kontakt mit der Erde und den Pflanzen, *Rezepte für das Glücklichsein* wiederentdecken könnten, und dann werden sie vielleicht wie Montaigne sagen: „Der Tod möge mich ereilen, während ich meinen Kohl pflanze, aber ohne daß ich es bemerke, und meinen unvollkommenen Garten . . .“

Seinen Kohl pflanzen, seine Karotten begießen, seinen Knoblauch und seine Tomaten vom Unkraut freihalten ist auch eine höhere Form von Weisheit und eine der bestmöglichen Philosophien. Die Philosophie des Gärtners ist die des Menschen, der den Wert der Zeit, die Notwendigkeit geduldig zu sein, den Rhythmus der Jahreszeiten, die Vergänglichkeit des Lebens und seine ewige Wiedergeburt kennt. Der Gärtner weiß, daß alles stirbt und wiederersteht, daß „alles fließt“ und daß „nichts verlorengeht noch neu geschaffen wird“. Der Gärtner besitzt die Weisheit eines Heraklit.

Ich denke oft an jenen letzten Brief, den Antoine de Saint-Exupery im Juni 1944 schrieb, bevor er sich auf den Flug begab, von dem er nicht mehr wiederkehrte. Er schloß mit diesen Worten, die wie ein Testament sind: „Der Termitenbau der Zukunft erschreckt mich, der ich dafür geschaffen war, ein Gärtner zu sein.“

Dieses „Kräutergärtlein“, das alle Menschen anlegen sollten, wenn es nach meinen Wünschen ginge, wie sollte das nun beschaffen sein? Ich schlage Ihnen folgendes Projekt, folgenden Plan vor: Widmen Sie zuallererst ein Stückchen Erde den unumgänglich notwendigen Gemüsen: Kohl, Salat, Karotten, Knoblauch, Zwiebeln, Tomaten, Sellerie, alles alte und getreue Freunde Ihrer Gesundheit. Reservieren Sie dann einen Teil den Obstbäumen, den Erdbeeren, den Johannisbeeren, den Gewürzkräutern und auch unseren alten Freundinnen, den Bienen, Gefährten des Menschen schon seit der jüngeren Steinzeit. Denken Sie auch an die Brennesseln! Ihren Wert unterschätzt man leicht. Man betrachtet sie als parasitäre Pflanzen, aber sie haben ihren berechtigten Platz unter den Heilkräutern im Garten. Als Umrandung eines Beetes gepflanzt, erhöhen sie die Würzkraft der Gewürzkräuter.

Lernen Sie die „Gesetze der guten Nachbarschaft" kennen und ausnützen. Pflanzen und Gemüse haben ihren eigenen Charakter und ihre „Wahlverwandtschaften". Manche Gemüsesorten stehen gerne nebeneinander, ja sympathisieren sozusagen miteinander: Erbsen und Karotten, Lauch und Sellerie, Tomaten und Petersilie, Rüben und Zwiebeln. Aber Sie müssen wissen, daß es auch echte Antipathien gibt, unkorrigierbare, charakterlich bedingte „Dissonanzen": der Kohlrabi liebt die Karotte nicht, der Fenchel findet die Tomate unerträglich. Es gibt schließlich auch Gemüsesorten Ohne Eigencharakter, die durch ihre Nachbarn so weit beeinflußt werden, daß sie ihnen ähnlich sind. Das Radieschen ist ein für Mimikry anfälliges Gemüse: es nimmt den Geschmack seiner Nachbarn an, und je nachdem ob es neben dem Kerbel oder der Kresse angepflanzt wird, hat es einen scharfen oder einen faden Geschmack.

Vergessen Sie auch nicht die Petersilie – pflanzen Sie sie nur in kleinen Mengen –, und denken Sie daran, auch bescheidenen Pflanzen und Blumen einen Platz in Ihrem Gemüsegarten einzuräumen: Löwenzahn, Kapuzinerkresse, Hahnenfuß, Malven, Radieschen- und Karottenkraut haben alle einen hohen Nährwert. Sind sie auch arm an Kalorien, so sind sie doch reich an den verschiedensten Vitaminen.

Lernen Sie wieder das Echte vom Verfälschten zu unterscheiden, das „Aufgeblasene" vom echt Ausgereiften, die gute unregelmäßig gewachsene Tomate von der dicken, künstlich aufgequollenen (mit schlechtem Wasser vollgesogenen) Tomate. Und den echten knakkigen Salat vom zu zarten und geschmacklosen, faden; die „fleckige" – das heißt voll von Flecken, die ihre Gesundheit bezeugen – Frucht von der übergroßen, dicken, ohne Geschmack, vollgepumpt mit Konservierungsmitteln!

Befassen wir uns also ein wenig näher mit jenen guten alten Freunden Ihrer Gesundheit, denen Sie einen Ehrenplatz in Ihrem Garten einräumen sollten:

Der (oder die) Sellerie

Im Liebestrank, der Tristan und Isolde in ewiger Leidenschaft verband, befand sich der die Geschlechtsdrüsen stimulierende Sellerie. Und wenn Sie, wie es das Rezept vorschreibt, dem Trank noch frische Mandragora, Krebse, Trüffeln, Pfeffer, roten Piment, Thymian, Lorbeer, Kümmel und die Hoden eines weißen Hahnes beimengen, dann ist die Wirkung unwiderstehlich! Wenn man der Legende Glauben schenken darf . . .

Er ist aber auch ein hochwirksamer Darmreiniger und ein probates Mittel bei Rheumaanfällen. Die Menschen der Antike nannten ihn „Selinon“ (die Pflanze des Mondes), denn er war bekannt für seine stärkende Wirkung auf das Nervensystem. Hippokrates hielt ihn für das beste Nerventonikum. Und auch ich verschreibe ihn bei hochgradiger Nervosität.

Er ist für die Menschen von heute, die durch das Leben in der Stadt Opfer ständiger Aggressionen sind, ein ausgezeichnetes Mittel. Alle „Schiefgewickelten“ unseres Jahrhunderts sollten jeden Tag eine Mischung aus Sellerie-, Karotten- und Tomatensaft trinken.

Ich möchte noch darauf hinweisen, daß das Wasser, in dem der Sellerie gekocht wird, ein ausgezeichnetes Shampoo gegen Schuppen ist; dieses Rezept stammt von einer meiner Großmütter. Der Sellerie braucht eine reiche Erde. Die Aussaat erfolgt bei der Sellerieknolle Februar bis Mai, beim Selleriegrün bis Juni.

Der Fenchel

Er hat einen Ehrenplatz in den „Kapitularien“ Karls des Großen und muß daher schon in den kaiserlichen Gemüsegärten gewachsen sein. Die gesamte mittelalterliche Arzneikunde bezeichnet ihn als „galaktogen“, und so wird er den Ammen und den Müttern, die ihre Kinder selbst stillen wollen, empfohlen.

Im übrigen hat er eine stark bakterienvernichtende Wirkung, und man findet ihn als „Karminativum“ in den Rezepturen des

„Grand Siècle"[1] als Mittel gegen Blähungen. Deshalb empfahlen auch die alten Kochrezepte, Blätter des wildwachsenden Fenchels unter die als schwerverdaulich geltenden Speisen – Saubohnen, Kohl, Bohnen – zu mischen, da er die Darmmuskulatur anregt. Man kann ihn roh essen, als Vorspeise, ihn unter Salate mischen (er hat einen angenehmen Anisgeschmack) oder gekocht in Suppen verwenden. Er hat also einen Ehrenplatz in Ihrem Garten. Er liebt sonniges, aber frisches Gelände. Er fühlt sich in kalkhaltigem Boden wohl. Man sät ihn im Herbst oder Frühling (unter Glas mit Umpflanzung im Juli). Man pflückt die Knospen im Juni, die Blätter im September und die Wurzeln am Ende des Herbstes.

Die Artischocke
Die Artischocke ist ein Freund Ihrer Leber. Alle Leberkranken sollten sie anpflanzen und dann mit dieser großen, dicken Verwandten der Distel eine Kur machen.

Ich empfehle sie besonders bei Gelbsucht, Leber- und Nierenkoliken, Leberinsuffizienz, Gicht, Fettleibigkeit, Rheuma und Ekzemen. Von der Artischocke konsumiert man leider nur „den Boden", den unteren Teil der Blätter (die Wissenschaft nennt sie „Deckblätter"), während es gerade die großen gekerbten Blätter der Pflanze sind, die die größte medizinische Heilkraft enthalten. Man ißt also nicht die wirksamsten Teile, denn der Rest schmeckt furchtbar bitter, hat aber eine stark aktivierende Wirkung auf Gallensekretion und Harnstoffausscheidung.

Ich empfehle also jenen, die den Mut dazu haben, die ganze Artischockenpflanze zu „zerlegen", die großen Blätter, die so rauh sind wie die ihrer Verwandten, der Distel, abzuschneiden, ihre Wurzel abzureißen und aus dem Ganzen dann einen Arzneitrank herzustellen: als probates Mittel gegen Krankheiten, die mit Harnstoffausscheidung und Cholesterin zusammenhängen, und gegen Arthritis und Darminfektionen. Hiefür ist sicherlich ein gewisser Heroismus nötig, da der Trank – wie gesagt – bitter schmeckt. Damit dieser Geschmack übertönt wird, nehmen Sie während der Mahlzeiten zwei Löffel davon in warmem Wein. Die

[1] Das 17. Jahrhundert in Frankreich.

in Weißwein eingelegte Wurzel ist zwar bitter, hat aber eine harntreibende und antirheumatische Wirkung.

Sie können Artischocken in Ihrem Garten anbauen, wenn die Temperatur im Winter nie unter zehn Grad Celsius sinkt. Wählen Sie einen kühlen und trockenen Standort. Pflanzen Sie sie tief ein, und setzen Sie im Herbst Erdhaufen. Pflücken Sie Blätter und Wurzeln im Sommer.

Die Artischocke ist die richtige Pflanze für unsere heutige Zeit: zuallererst zur präventiven Behandlung der klassischen Störungen um das 50. Lebensjahr herum, aber auch für die Jüngeren, deren Leber schon von Chemikalien vollgepumpt ist. In jedem Garten sollte man einen kleinen Platz dieser „domestizierten" wilden Distel reservieren, als Abwehr gegen die Zivilisationskrankheiten.

Die Tomate

Zuvorderst ist sie dekorativ „der Liebesapfel", der von Peru zu uns gekommen ist, und hat sehr viele gute Eigenschaften: sie ist appetitanregend, erfrischend, führt fehlende Mineralstoffe zu, hilft gegen Skorbut und Infektionen, hat entgiftende, harntreibende, alkalisierende, Harnsäure zersetzende, Harnstoff eliminierende Wirkung und anderes mehr.

Wissenswert ist überdies noch, daß der von den Blättern der Tomate ausgehende Duft Wespen, Spinnen und Stechmücken fernhält. Um diese Wirkung zu erzielen, hängt man Blättergirlanden in den Schlafzimmern auf – wie es zahlreiche Bauern in Südfrankreich auch heute noch tun. Das ist weit besser als die Wolken giftiger Insektizide, die man überall bedenkenlos versprüht ...

Man kann die Tomate auch bei Insektenstichen und Akne verwenden. Dazu genügt es, die von Akne befallene Hautstelle mit einer Tomatenscheibe leicht abzutupfen. Am nächsten Morgen tun Sie das mit zerdrückten Sauerampferblättern.

Und – Hausfrauen aufgepaßt! – Tomatensaft entfernt schließlich auch noch Tintenflecken aus weißen Stoffen.

Die Tomate kann nur im Sommer in Ländern mit gemäßigtem Klima angebaut werden, denn sie fürchtet in höchstem Grade den Frost. Man sagt, sie sei „frostflüchtig". Die Aussaat muß unter

Glas im Februar bis Mai erfolgen. Das Umpflanzen erfolgt zur entsprechenden Zeit. Die Ernte beginnt Ende Juli. Im Mittelmeerraum, wo es keinen Frost gibt, kann man das ganze Jahr hindurch anbauen.

Die Kresse

Um zu wachsen, braucht die Kresse Wasser. Sie können also Kresse nur dann pflanzen, wenn in Ihrem Garten ein Bach oder ein Brunnen ist. Die wildwachsende Kresse ist Zwischenträger des Leberwurms, eines Parasiten, der durch die Schafe in die Bäche gebracht wird. Aber bei der gezogenen Kresse besteht keine derartige Gefahr. In der Gascogne nennt man sie „Wasserknoblauch", und ihre verschiedenen Arten haben auch dieselben Heilkräfte.

Die Kresse wirkt stark blutreinigend, scheidet Gifte aus und bekämpft die Darmparasiten. Da sie äußerst reich an Vitamin C ist, wirkt sie bei Skorbut, Schwindsucht und chronischer Bronchitis. Da sie den Zuckergehalt des Blutes senkt, ist sie hochwirksam bei Diabetes und sogar bei Zahnschmerzen und Haarausfall.

Schon beim Aufwachen sollte man ein Glas Kressesaft trinken. Sie kurbelt die Leistungskraft an und belebt alle Funktionen. Für äußerliche Behandlung verwende ich sie gegen Rheuma, indem ich sie mit Kohl vermische. Kressesaft hilft bei Seitenstechen und verschafft, mit Watte aufgetragen, der gereizten Haut bei Akne und anderen Hauterkrankungen Linderung.

Wenn Sie das Glück haben, einen Brunnen oder einen Bach zu besitzen, kommen Sie sehr schnell zu Ihrer Kressezucht. Pflücken Sie sie im April und September. Versuchen Sie nicht, sie zu trocknen, denn sie würde nur gelb und giftig werden. Verwenden Sie sie nur in frischem Zustand. Es sei daran erinnert, daß gekochte Kresse praktisch all ihre Heilkräfte verliert.

Der Kohl

Ich habe bereits Montaigne zitiert, der sich wünschte, daß „der Tod ihn bei der Pflege seines Kohls erreichen möge". Und ich habe in einem der vorangehenden Kapitel bereits gesagt, wieviel Gutes ich von diesem großen, dickbauchigen Gevatter in unseren Gärten halte, der in seinem grünen oder roten Gewande ein unersetzlicher Freund ist. Und einer unserer ältesten, da die ersten Hinweise auf Kohlsuppe in Europa bereits 4000 Jahre zurückliegen! Alle Ärzte der Antike verordneten ihn, und Cato der Ältere, als Arzt unerbittlicher Feind aller Quacksalber, verschrieb sich und seiner Familie eine Kohlbehandlung bei jedweder Krankheit. Er setzte ihn selbst gegen die Pest ein!

Die römischen Soldaten bedienten sich seiner, um ihre Blessuren zu behandeln.

Es gibt unzählige Fälle „wunderbarer" Heilungen durch Kohlblätterumschläge: bei Harngrieß, Blasenkatarrh, Schmerzen im Vaginalbereich, Halsdrüsenentzündungen, Wunden, Verletzungen, Geschwüren, Quetschungen, schweren Brandwunden, Gürtelrose, Tumoren, Hämorrhoiden, Tierbissen, Abszessen, Zellgewebsentzündungen, infizierten oder torpiden Wunden, Hautausschlägen und so weiter.

Die Menschen der Antike sagten, daß der Kohl eine besondere Affinität zu den „schlechten Körpersäften" habe, die er aus dem Körper vertreiben könne. Es scheint tatsächlich der Fall zu sein, daß die Toxine vom Kohl angezogen und aus dem Körper entfernt werden. Ich selbst konnte bei Periarthritis und Geschwürbildung mit Kohlumschlägen die spektakulärsten Heilerfolge erzielen.

Der Kohl, „dieser Arzt der Armen", wurde lange Zeit von den Ärzten verachtungsvoll beiseite geschoben, wie Doktor Roques 1832 in seinem „Medizinischen Universalwörterbuch" schrieb, aber wir wissen heute, daß seine wirklich außerordentlichen narbenbildenden und antitoxischen Wirkungen, seine von Blutandrang freimachenden Eigenschaften, seine keimtötenden Kräfte, die ihn zu einem echten Antibiotikum machen, auf seine pflanzlichen Hormonstoffe, Mineralsalze und Fermente zurückzuführen sind.

Als Kompresse wirkt er desinfizierend und wundheilend; er reinigt die Atemwege, wenn man ihn als Gurgelwasser anwendet oder ihn trinkt. Er behandelt unsere Koliken, er bekämpft unsere Verstopfung, er hilft bei Schlaflosigkeit, Depressionen und Neurasthenien!

Geht also hin und pflanzt Kohl! Kohl aller Sorten: vom

Blumenkohl im Frühjahr und Sommer bis zum Rotkraut und zum Kohlkopf, der im Winter unter dem Schnee ruht. Pflanzt ihn, den Kohl, diesen Freund, der so viel Gutes für euch tut.

Der Knoblauch

Ohne Knoblauch wäre ein Garten kein echter Garten. Ich habe es schon oft gesagt und geschrieben: ich weiß nicht, wofür mir der Knoblauch wertvoller ist, für mein Gascognerherz oder meine Kunst als Phytotherapeut. Übrigens wird jeder echte Gascogner bereits mit einer Knoblauchzehe zwischen den Lippen geboren . . .

Für meinen Vater war Knoblauch so wertvoll wie Brot. In allen Bauernhöfen Südwestfrankreichs aßen zur Zeit meiner Kindheit die Kleinen „chapon", eine mit Knoblauch eingeriebene und in Olivenöl getunkte Brotkruste. Man bereitete für die Kleinen auch die „Kindersuppe" aus gekochten Knoblauchzehen, die stark wurmabführende Eigenschaften hat. Die ganz Kleinen spazieren mit einer Kette aus Knoblauchzehen um den Hals herum, um „die Würmer zu vertreiben".[1]

In alten Zeiten gab es am Hochzeitstag die Sitte der „Aillade". Sobald das junge Hochzeitspaar verschwunden war, stürzte man in die Küche und bereitete dort die „Aillade". In einen Kessel mit kochendem Wasser gab man unter Umrühren Knoblauch, Pfeffer, Salz, Gewürze, Paprikaschoten. Dann begab man sich auf die Suche nach den „Nobios" – den Verheirateten –, die im Hause versteckt waren. Hatte man sie entdeckt, mußten sie von der kräftigenden Suppe essen. Der „Aillade" wurde nachgesagt, daß sie für den Ehemann potenzfördernd sei.

Schon Odysseus kaute Knoblauch, um den magischen Kräften der Zauberin Circe zu widerstehen; die Athleten nahmen vor den Wettkämpfen der Olympischen Spiele Knoblauch als Stärkungsmittel; Galienus und Dioskorides verschrieben bei Vergiftungen, Erschöpfung, Gelbsucht, Asthma, Zahnschmerzen und Hautausschlägen Knoblauch. Wer könnte da leugnen, daß Knoblauch wahrlich ein Wunder- und Allheilmittel ist?

[1] In Osteuropa – so vor allem in Siebenbürgen (Transsylvanien) – gilt eine Kette aus Knoblauch, um den Hals getragen, als bester Abwehrzauber gegen Werwölfe und Vampire.

Laboranalysen bestätigen auch tatsächlich, daß Knoblauch ein allgemeines Antibiotikum und Antiseptikum ist, welches viele gefährliche Mikroben beseitigt. Der Volksglaube schätzte auch seine Kraft bei Epidemien.

Überdies regelt der Knoblauch auch die Darmflora. Er neutralisiert die schädlichen Bakterien. Er ist ein außergewöhnlich wirksames Wurmmittel: er tötet Bandwürmer und Spulwürmer. Er ist ein Anregungsmittel für den Organismus, ein Mittel gegen Diabetes und wahrscheinlich auch ein Vorbeugungsmittel gegen bösartige Tumoren des Verdauungstraktes. Er senkt den Blutdruck und auch die Gefahr einer Arteriosklerose, indem er den Cholesterinspiegel reguliert. Und schließlich – Raucher herhören! – bekämpft er auch noch die schädlichen Wirkungen des Nikotins.

Es ist also wohlbegründet, wenn ich immer wieder sage: Überall, wo ich Knoblauch fand, war auch Gesundheit, und überall, wo ich Gesundheit fand, war auch Knoblauch.

Ihr Gemüsegarten sollte also vom Knoblauch förmlich überquellen. Pflanzen Sie ihn mit Sorgfalt. Düngen Sie Ihre Erde sechs Monate vorher. Pflanzen Sie die Zehen im Oktober und November drei Zentimeter tief ein, und lassen Sie ungefähr zehn Zentimeter Abstand zwischen den einzelnen Pflanzen. Reinigen Sie die geernteten Köpfe und hängen Sie sie zum Trocknen im Schatten auf.

Gesundheit!

Die Zwiebel

Die dickbäuchige Zwiebel ißt man roh mit Salz oder gebraten oder im Rohr gebacken. Auch sie ist eine unersetzliche Freundin. Sie regt den Verdauungsapparat an, reinigt den Darm, beruhigt bei Nervosität oder verhütet sie, verscheucht die Schlaflosigkeit und beugt der Arterienverkalkung vor. Sie ist äußerst harntreibend: es genügt, das Kreuz oder den Unterleib eines Kranken mit einer Zwiebelhälfte einzureiben, und schon steigt die Urinproduktion um ein Viertel. Die Zwiebel bewirkt die Beseitigung von Giftstoffen durch Schwitzen und senkt den Zuckergehalt im Blut. Sie ist wurmabführend. Sie ist eine Freundin Ihrer Haut.

Wenn wir schon dabei sind, halten wir fest, daß die Bulgaren einen enormen Konsum an Zwiebeln haben, die sie mit Brot, Pfeffer und Salz essen, und daß Bulgarien die meisten Hundertjährigen in der Welt hat. Überdies gibt es dort praktisch keinen Krebs. Notieren wir auch, daß der wahrscheinlich älteste Mensch, Senora Tamara Vargo, gestorben mit 120 Jahren in Taréou (Mexiko), seit dem 15. Lebensjahr pro Tag zwölf Zwiebeln aß.

Allen jenen, denen rohe Zwiebeln nicht bekommen, empfehle ich, sie in Scheiben geschnitten einen halben Tag in Olivenöl einzulegen. Oder sie in warmem Wasser einzuweichen und dann das „Beizwasser" auf nüchternen Magen zu trinken.

Das Kraut weißer Frühlingszwiebeln ist reich an Vitamin C. Es tut gut, daraus eine Gesundheitssuppe zu kochen, und zwar rechnet man zwei Schöpfer Wasser pro Person.

Früher benutzten die Hausfrauen in zwei Hälften geschnittene Zwiebeln, um die Holzwürmer zu vernichten, Kupfergegenstände, Fensterscheiben und Messerklingen zu reinigen, einer Tasche oder einem Gürtel aus schwarzem Lackleder neuen Glanz zu verleihen. Diese Methode war weniger umweltverschmutzend als die heutige, nämlich Reinigungsmittel zu benutzen, die hochgiftig sind und meistens noch mit Treibgas versprüht werden.

Frisches Zwiebelmark ist ein unfehlbares Mittel gegen Bienen- oder Wespenstiche. Die unter der Asche gekochte Zwiebel heilt Frostbeulen, Hautrisse, Abszesse und Furunkel.

Man kann auch eine ausgezeichnete Schönheitssalbe herstellen, wenn man drei gekochte Zwiebeln, Schmalz, einen Löffel Honig, ein kleines Glas Rosenwasser und eine Tasse Milch vermengt. Durch Auftragen dieser Mischung auf die von „Orangenhaut" befallenen Körperstellen erzielt man spektakuläre Effekte.

Vom Salat bis zu Suppen oder Torten gibt es natürlich auch noch unzählige gastronomische Rezepte unter Verwendung der Zwiebel.

Säen Sie die Samenkörner der „Hundertjährigenmacher" im Frühjahr oder setzen Sie die Knollen im Herbst. Sie lieben leichte Böden.

Was nun die erstaunlichen Eigenschaften von Knoblauch und Zwiebeln betrifft, so möchte ich noch von einem kürzlich durchgeführten wissenschaftlichen Experiment berichten, welches die spektakuläre Wirkung dieser zwei „guten Freunde in unseren Gärten" bei der Behandlung einer Krankheit unserer modernen Zeit, der Atherosklerose, zeigt. Die Atherosklerose ist eine Sonderform der Arteriosklerose. Es handelt sich um das „Verrosten des Lebens", um die Ablagerung von Cholesterin und verschiedenen Lipoiden, Fettstoffen aller Art, an den Wänden unserer Arterien. Und so verstopfen und verhärten sich die Arterien allmählich. Ihre Durchlässigkeit sinkt, und da die Wand ihre Elastizität verliert, kann sie platzen. Plötzliche Hämorrhagien oder Aneurysmen sind dann die Folge. Hiezu kommt eine andere, wahrscheinlich die häufigste Folge: die Thrombosen, die wiederum Gangräne (Brand der Gewebe), Infarkte oder eine tödliche Gehirnerweichung nach sich ziehen können.

Die Atherosklerose kann auch durch einen gestörten Hormonhaushalt oder überhöhte Nahrungszufuhr, durch eine zu üppige oder zu reiche Ernährung, Fettleibigkeit, Zuckerkrankheit, Gicht verursacht werden. In bestimmten Fällen kann auch erhöhter Blutdruck entweder die Folge oder die Ursache dafür sein.

Wie man sieht, ist dies sicherlich eine durch Überfluß verursachte Krankheit, also eine Krankheit des „zu guten Lebens", obwohl man für ihr mehr oder minder frühes Auftreten auch Erb- oder Rassefaktoren verantwortlich machen kann. Man kann sich aber vor dieser Krankheit sehr gut schützen, wenn man Knoblauch und Zwiebeln ißt.

Das Experiment, von dem ich sprach, wurde unter wissenschaftlicher Kontrolle an etwa 100 Personen durchgeführt, von denen die meisten der Jain-Religion angehörten, einer der vielen Religionen Indiens, die schon sechs Jahrhunderte vor der katholischen Religion entstanden ist und deren Anhänger angehalten werden, keinem Lebewesen etwas Böses anzutun. Deshalb sind sie auch alle strenge Vegetarier.

45 Freiwillige aßen 600 Gramm Zwiebeln und 50 Gramm Knoblauch pro Woche im Rahmen eines rein vegetarischen Essens, roh oder gekocht: Mangold, Karotten, Spinat, verschiedene Früchte und so weiter. 35 orthodoxe Jain-Anhänger begnügten sich mit ihrer gewohnten Pflanzennahrung, aßen aber während des Experiments weder Zwiebeln noch Knoblauch; 35 andere Jain-

Anhänger schließlich, natürlich ebenso Vegetarier wie ihre Kameraden, waren damit einverstanden, jede Woche 200 Gramm Zwiebeln und 10 Gramm Knoblauch zu sich zu nehmen.

Die Ergebnisse der Analysen waren deutlich. Die 45 der ersten Gruppe hatten mit durchschnittlich 189,6 Milligramm den niedrigsten Cholesterinspiegel, dann folgte die dritte Gruppe der Vegetarier mit 191,5 Milligramm, und die zweite Gruppe, die weder Knoblauch noch Zwiebeln gegessen hatte, wies eine Cholesterindosis von 199,1 Milligramm auf. Dieselbe Reihung ergab sich auch bei den Proteinen: 67,5 Milligramm, 116,8 Milligramm und 118,4 Milligramm Triglycerid.

Das wird die Landwirte bei mir zu Hause beruhigen, wo in der Gegend von Lectoure, Saint-Clar und Beaumont-de-Lomagne der schönste Knoblauch ganz Frankreichs, der weiße Knoblauch, wächst. Ich erlaube mir, allen jenen, die an Atherosklerose leiden, einen Rat zu geben. Sie müssen wissen, daß auch Ihre Kinder stark Gefahr laufen, einen zu hohen Fettgehalt im Blut zu haben. Lassen Sie deshalb bei Ihrer Nachkommenschaft zwischen dem fünften und achten Lebensjahr gründliche Analysen durchführen. Wenn im Alter von acht Jahren diese Analysen negativ ausfallen, können Sie beruhigt sein, dann haben Ihre Kinder dieses schreckliche Leiden nicht geerbt.

Die Karotte

Sie begleitet uns das ganze Leben lang und ist wahrscheinlich das erste Gemüse in unseren Kindertellern gewesen, denn gerade bei Kindern verhütet sie die gefürchteten Durchfälle. Man versetzt die Milch von Säuglingen mit empfindlichem Darm mit Karottensuppe.

Auf dem Lande gaben die jungen Mütter ihren Säuglingen vor dem Zahnen eine geschälte, rohe Karotte: eine ausgezeichnete Art, ihnen die Vitamine A, B, C, D und zahlreiche Mineralsalze wie Eisen, Phosphor, Kalzium, Natrium, Kalium, Magnesium, Mangan usw. zuzuführen und sie so gegen Rachitis zu schützen. Und natürlich ist in der Karotte auch das „Karotin“, das Vitamin für die Augen. Bekanntlich nehmen alle Flieger und Autorennfahrer „Karotin“ zu sich, um ihre Sehleistungen zu erhöhen.

Die Karotte erhöht auch die Zahl der roten Blutkörperchen und den Hämoglobinspiegel, das heißt, sie „verjüngt" die Zellen. Sie ist ein „natürliches" Schönheitsmittel für die Haut, und ich verwende sie daher auch für meine Schönheitscremes und Masken. Mein Vater sagte von ihr, „sie liebe die Haut der Frauen", und bei uns in Frankreich gibt es ja auch noch den Spruch, der besagt: „Die Karotte macht die Schenkel rosig und anmutig."

Der wertvollste und schmackhafteste Teil der Karotte sind die äußeren Schichten. Man darf sie also nicht schälen, sondern nur mit einer Bürste abkratzen und sie dann mit Wasser abspülen. Aber das können Sie risikolos nur dann tun, wenn Ihre Karotten frei von chemischen Produkten sind. Deshalb sollte man nur im eigenen Garten gewachsene Karotten essen. Hüten Sie sich vor „unbekannten" Karotten voll von Pestiziden und chemischen Konservierungsmitteln. Denken Sie daran, daß die rohe Karotte (geschabt serviert oder einfach so geknabbert) wertvoller ist als die gekochte. Sie können sie auch frisch gepreßt trinken (zwei Gläser pro Tag), mit ein wenig Honig und einem Spritzer Zitrone: dies ist ein ausgezeichnetes Mittel gegen Halsschmerzen und zur raschen Kräftigung. Außerdem können Sie die Karotte auch als Breiumschlag gegen Geschwüre, Brandwunden und Hautausschläge verwenden.

Die Steckrübe

Vergessen Sie sie nicht, weder in Ihrem Garten noch in Ihrer Gemüsesuppe noch im Bratensaft noch im Suppenfleisch. Dieses bescheidene Gemüse ist reich an Mineralsalzen, Zucker und Vitaminen. Es enthält sogar Arsen, ein wichtiges Stärkungsmittel gegen sogenannte „physiologische Krankheiten". Da die Steckrübe viel Schwefel enthält, ist sie ein Freund der an Akne und Hautausschlägen Leidenden, die jeden Tag ein Stückchen Rübe roh essen sollten, gut durchgekaut allerdings, damit sie leichter verdaulich wird.

Früher war die Steckrübe eines der Heilmittel der Armen gegen Frostbeulen. Man briet sie ungeschält im Ofen, ließ sie auskühlen und rieb die Frostbeulen mit dem Saft ein. Man verwendete sie auch bei Furunkeln, Abszessen und Nagelgeschwüren.

Ich erinnere mich sogar daran, daß man mit Steckrüben die Kellerasseln bekämpfte. Eine in zwei Hälften geschnittene und ausgehöhlte Rübe lockte dieses Ungeziefer an: die Asseln sammelten sich darin, und man ertränkte sie dann in kochendem Wasser.

Die Steckrübe ist mit Sicherheit das gesündeste aller Gemüse, denn sie ist stärkend, schmerzstillend und brustlindernd zugleich. Sie ist ein typisches „Gesundheitsgemüse" wie die Karotte, besonders für die Kinder. Gerieben und in Honig eingeweicht, hilft die Steckrübe gegen Husten, Bronchitis, Angina, Rippenfell- und Lungenentzündung, Asthma und Keuchhusten.

Die Steckrüben fürchten Hitze und Trockenheit; man sollte sie daher im Herbst anbauen.

Der Spinat

Auch der Spinat ist reich an Heilkräften. Er ist jedermanns Freund, nur nicht der Rheuma- oder Gichtkranken. Er enthält in der Tat Oxalsäure, die diesen Kranken verboten ist. Also keinen Spinat in den Gärten derjenigen, die schmerzhafte Gelenke oder Blasensteine haben.

Aber alle anderen sollten ihn im Beet der „Gesundheitsgemüse" pflanzen, denn er ist ein hochwertiger Mineralsalzerneuerer. Frau Dr. Ch. Davenport, die 110 Jahre alt wurde, faßte ihre gesamte Lebenserfahrung in folgendem Rat zusammen: „Gute Laune, tief durchatmen und viel Spinat."

Wegen seines außerordentlich hohen Eisen-, Chlorophyll- und Phosphorgehaltes empfehle ich ihn besonders Kindern in der Wachstumsperiode, den Blutarmen und den Rekonvaleszenten. Man kann ihn auch roh, gehackt und als Salat essen oder frisch gepreßt und mit Kresse vermischt trinken.

Der Spinat gedeiht in jedem Erdreich. Säen Sie ihn im Frühling in Reihen in gut gedüngtem Boden.

Das ist also nun Ihr „Gärtlein des Herrn Pfarrers" mit allen wichtigen Gemüsen, die schon immer die guten Gefährten des Menschen gewesen sind. Denken Sie aber auch daran, ein Eckchen für die „guten Gräser" zu reservieren, für die Gewürzpflanzen, die man in der Küche verwendet: Petersilie, Estragon, Thymian, Salbei, Basilikum, Rosmarin, Pfefferkraut, Schöllkraut, ja sogar die wilde Brennessel, die sich dort sehr leicht akklimatisiert: nach der Meinung von Dr. Pfeiffer soll sie sogar die wohltuende Wirkung der anderen Gewürzpflanzen erhöhen.

Wenn Ihre Anbaufläche groß genug ist, denken Sie auch an Erdbeeren und an Himbeer-, Johannisbeer- und Stachelbeerhekken. Und pflanzen Sie auch noch ein oder zwei Apfel-, Kirsch-, Pflaumen-, Birnen- und Pfirsichbäume. Ihre von Vitaminen überquellenden Früchte sind für jede Gesundheits- und Schönheitskur unerläßlich.

Wenn Sie Ihre eigenen Kirschen haben, so können Sie gefahrlos Kirschstengeltee zubereiten, der so wunderbar harntreibend ist, während Sie mit dem, was Sie als Kirschstengeltee beim Kräuterhändler kaufen, als Draufgabe ein grausliches „Insektizidbouillon" riskieren.

Ebenso können Sie nun – endlich! – diesen kräftigen Geschmack des ungeschälten Apfels wiederfinden, in den man herzhaft hineinbeißt, ebenso den schon vergessenen Geschmack des guten alten „Kerngehäusetees" (Obstschalenaufguß), der aus den Schalen und den Kerngehäusen hergestellt wird, die noch vitaminreicher als das Fruchtfleisch sind.

In dieser geschützten Ecke verwenden Sie natürliche Düngemittel: Mist, Seetang, Algen. Sie können auch – in sehr mäßigen Mengen allerdings – Kalk, Pottasche und Schwefel verwenden. Suchen Sie alte Rezepte heraus, und forschen Sie nach traditionellen Bräuchen. Lernen Sie den richtigen Zeitpunkt und die damit zusammenhängenden Geheimnisse von Saatzeit und Mondwechsel kennen. Kehren Sie wieder zurück zu den alten Gesetzen der Natur, den Rhythmen von Himmel und Erde – und Sie werden erkennen, daß Sie nicht nur gesündere Gemüse und Früchte ernten, sondern daß Sie wie durch Zauber weiser, ruhiger, geduldiger und ihren Mitmenschen gegenüber viel aufgeschlossener werden.

Auf Ihre Weise werden Sie so, indem Sie Ihren Garten bestellen, eine Lebensphilosophie finden, Ihre eigene Zen-Kontemplationsmethode, und wieder einig werden mit dem Kosmos. So machten es schon, ohne sich dessen bewußt zu sein, seit 5000 Jahren alle Landwirte und Bauern, die auf harmonische Weise im Gleichklang mit dem Wechsel der Jahreszeiten, der Aussat und Ernte, dem Winterschlaf der Saatkörner und den großen Erntefesten standen. Lernen Sie wieder die Erde mit den Händen zu bearbeiten, wieder mit dem Boden und dem Reich der Pflanzen verbunden zu sein. Haben Sie „grüne Hände", und unsere vergessene Mutter Natur, seit jeher Trösterin, Heilerin, Vermittlerin, die uns all ihre Schätze und Ratschläge anbietet und deren Gesetze wir bereits vergessen haben, wird Ihnen Antwort geben. Und ohne so recht zu wissen warum, werden Sie sich besser fühlen und glücklicher sein.

Sie werden so glücklich sein wie mein Freund Estève, der Kräutersammler.

Estève Montané ist der Wächter meines „Kräuterhauses" in Gavarret. Er ist es, der alle Neugierigen fernhält, denn obwohl es keinerlei Hinweisschild auf diese irgendwo in den Hügeln zwischen Fleurance und Montestruc liegende Farm gibt, strömen in der warmen Jahreszeit die Besucher nur so herbei. Dies ist ein Anzeichen für das Wiederaufleben der Liebe zur Natur und des Wissensdurstes nach allem, was mit Kräutern zusammenhängt, ein Anzeichen dieser leidenschaftlichen Begeisterung für die Erkenntnisse der Ökologie. Aber diese Besucher können auch lästig werden. Sie können es nicht lassen, die zum Trocknen ausgelegten Kräuter anzufassen und sie dabei zu verstreuen und zu zerbröckeln. Denn nichts ist zarter und empfindlicher als getrocknete Blüten, die eine ganze Welt von Wohlgerüchen beinhalten, die aber der geringste Hauch zerstören kann.

Das also ist das Reich Estèves. Er hält, freundlich, aber mit Nachdruck, den Strom der Eindringlinge fern, die manchmal sogar aus Deutschland oder der Schweiz kommen.

Aber die eigentliche Funktion Estèves ist das Kräutersammeln. Das ist sein Beruf, seine Ehre und sein Glück. Und niemand kann so von den Kräutern sprechen wie Estève.

Estève wurde in Montestruc geboren, wenige Schritte vom „Kräuterhaus" entfernt. Er hat weder diese Hügel noch das Land jemals verlassen, dessen „Produkt" er ist, genauso wie die Bäume oder die Weinstöcke.

Wenn ich ihn so ansehe, solide und gedrungen, mit seiner über die Augen gezogenen Baskenmütze, seinen bedächtigen Gesten, seinen lebhaften Augen unter ausgeprägten Brauen, sage ich mir, daß Estève alles das in sich vereint, was ich bei meinen Landsleuten so liebe. Der Gascogner (und mir steht es wohl zu, dies zu sagen, denn ich bin ja selbst einer) ist kein Mensch, den man leicht verstehen kann. Er ist eine eigenartige Mischung aus Skepsis und Beredsamkeit, aus warmherziger innerer Einstellung und kalter Berechnung, aus Ironie und Sensibilität – voller Widersprüche also. Der Gascogner ist schwer zu erfassen, weil er „bunt schillernd“ und subtil ist. Er ist „schwankend und wechselhaft“, wie Montaigne, der auch ein Gascogner war, von sich selbst sagte.

Estève, der Bauer aus der Gascogne, ist ein Schweiger, der beredt sein kann, ein Einzelgänger, der gute Gesellschaft liebt, ein Skeptiker, der an die wichtigen Dinge glaubt. Estève verbringt sein Leben damit, die frischen Kräuter aufzuspüren und zu sammeln, aus denen dann meine Schönheitsprodukte hergestellt werden und die auch als Bestandteile bestimmter Heilbehandlungen verwendet werden. Zusammen mit drei anderen Sammlern pflückt er die Kräuter, wenn sie gebraucht werden. Je nach Jahreszeit pflücken sie Brennesseln, Sauerampfer, Efeu, Butterblumen, Malven, Gurkenkraut, Quecke, Schöllkraut und so weiter. Sie finden diese Kräuter in naturbelassenen Geländen, weitab von allen mit chemischen Produkten behandelten Feldern, um alle Risken indirekter Verseuchungen auszuschalten.

Niemand kennt das Umland von Gavarret besser als Estève. Er kennt jeden kleinsten Winkel, jeden Hohlweg, jeden Hang, jeden Meter Bach. Er weiß, wo die Heilkräuter zu finden sind. Und niemand kann besser von ihnen erzählen!

Kürzlich kam das französische Fernsehen, um eine Reportage über den Gers zu machen, und zeigte dabei auch Fleurance und die Kräutersammler. Man befragte Estève über seinen Beruf. Estève war wunderbar natürlich, poetisch und tiefsinnig, als er über seinen Beruf als Sammler, über das Leben der Kräuter und über sein eigenes Leben sprach. Auf seine Weise hielt er so für alle, die ihm zuhörten, eine großartige Vorlesung, gab ihnen eine Lektion in Philosophie.

Zuerst erklärte er die Heilkräuter. Er erzählte über die Gebräuche und Gewohnheiten der Pflanzen, die für ihn – wie auch für mich – so empfindsam und lebendig sind wie die Tiere. Für einen Menschen wie Estève haben die derzeit in den USA durchgeführten Arbeiten und Beobachtungen über die Psyche der Pflanzen und ihre „emotionellen Reaktionen" nichts Seltsames an sich. Estève findet es ganz natürlich, daß eine Pflanze etwas „fühlt" und daß sie sogar Sympathie oder Antipathie ausdrückt, daß sie Angst oder Vergnügen empfindet.

Estève spricht von den Pflanzen wie von lebenden Personen mit ihren Charakteren, Fehlern und guten Eigenschaften und auch ihren Krankheiten. Er erklärt, wieso und warum das Schöllkraut dieses Jahr so selten ist und von so schlechter Qualität. Es hat im Frühjahr viel geregnet – und das ist nicht gut für diese Pflanze. Und Estève „gibt ein Lebensbild" des Schöllkrautes, warum es Hecken, Geröll, ja sogar Schutt oder eingefallene Mauern liebt, an denen er es in großen Mengen findet, wenn es genügend trocken war.

Mein Freund Estève und ich, wir beide lieben diese große Pflanze mit den gelben Blüten, mit den Ketten aus Schoten, ihren Früchten. Das Schöllkraut war die Lieblingspflanze meines Vaters, und ich erinnere mich, daß ich an jenem trüben Tag, an dem ich nach seinem Tod als trauriges Waisenkind aus dem Gymnasium von Lectoure nach Hause kam, plötzlich in einem Winkel der alten Hofmauern eine Schöllkrautpflanze entdeckte. Das war für mich wie ein Zeichen, das mir von meinem Vater gegeben wurde. Ich faßte wieder Mut, und diese eine Schöllkrautpflanze half mir, mein Exil und meine Einsamkeit zu ertragen.

Denn bei uns in der Gascogne hat das Schöllkraut eine ganz bestimmte Bedeutung, und das erklärte Estève auch dem ihn interviewenden Journalisten. Es heilt nicht nur Warzen und Hühneraugen, man verwendet es in der Gascogne auch sehr reichlich in der Zeit, die auf das folgt, was wir „Das Gänse- und Schweinefleischfest" nennen.

Es handelt sich dabei um eine große Tradition der Gascogne. Es ist ein Fest des Überflusses mitten im Winter, aber auch so eine Art Familienzeremonie, wozu die Nachbarn sich gegenseitig einladen. Die Zurückweisung einer solchen Einladung hätte ein sofortiges ernstes Zerwürfnis zur Folge. „Das Fest des Schweinefleisches“ ist auch eine Gelegenheit, mit Verwandten, mit denen man sich beispielsweise wegen einer schlecht gelaufenen Erbschaftsangelegenheit überworfen hatte, wieder Versöhnung zu feiern. Beim Schlachten der Schweine hilft der eine Nachbar dem anderen. Beim „Gänsefest“ geht es zuallererst um die so wundervolle und geheiligte Gänseleber, aber auch um das wunderbare Gänsefett, welches in glasierten Tontöpfen, den „grésalles“, erhärtet; um das köstliche eingemachte Gänsefleisch, das sich mit einer Schicht so reinen Fettes überzieht, daß man es als Salbe verwenden kann; um die „grattons“ (Grammeln oder Grieben), die schmackhaften, goldgelben Bröckchen, die sich auf dem Boden des großen Kupferkessels ansammeln.

„Das Fest des Schweinefleisches“ besteht aus einer Abfolge festverwurzelter Bräuche, die sich in einer Kette von „Festtagen“ abspielen: Tag der Blutwurst, Tag der Würste, abschließend der Tag des Schinkens und des Specks.

Die gascognische Blutwurst ist wohlduftend. Ihr werden „kleine Kräuter“, Gewürzpflanzen und Fenchel beigemischt. Man hat auch noch beibehalten, für die Herstellung des „Millas“ das fette Wasser, in dem die Blutwurst gekocht wurde, zu verwenden. Die Hausfrau gibt Maismehl ins Wasser und rührt mit einem polierten Holzlöffel ständig um, damit sich keine Klumpen bilden. Auf einem Tuch verteilt, geglättet, abgekühlt, in Stücke geschnitten, auf großer Flamme geröstet, gezuckert, ist der „Millas“ einer der Leckerbissen unseres Südwesten.

Alle diese „Festtage“ sind zugleich auch „Freßtage“, wie Rabelais zu sagen pflegte. War das Schwein einmal zerteilt und das Fett ausgelassen, kam der Augenblick der „Corbonades“, der am Grill gerösteten und gepfefferten Fleischstücke, die man dann sofort ohne weitere Umstände verspeiste.

Dann kostet man die Wurst, um zu prüfen, ob sie gut geraten ist und ob man beim Mischen der Gewürze eine gute Hand gehabt hat. Es gibt Fettwürste (die man gekocht ißt) und Magerwürste. Und erst die unvergleichliche Leberwurst, die man an die Deckenbalken der Küche hängt, damit sie dort langsam trocknet!

Um den Appetit anzuregen und für eine gute Verdauung zu sorgen, trinkt man dazu reichlich Picpoul[1], und um die Fette besser aufzulösen, spült man mit weißem Armagnac nach. Am nächsten Morgen, nach all diesen „Freß- und Sauforgien", meldet sich natürlich die Leber in unangenehmster Weise und protestiert, da sie verstopft ist!

Das Schöllkraut aber, die gute Fee unter meines Vaters Pflanzen, das schon von den Alchimisten bei der Suche nach dem Stein der Weisen verwendet und von ihnen „coelidonum", „Geschenk des Himmels", genannt wurde, ist ein Leberspezifikum. Es ist auch ein probates Mittel gegen Verstopfungen der Gallenblase, gegen Gelbsucht und Leberentzündungen.

Mein Vater sagte aber auch immer, das Schöllkraut sei das beste, aber auch das grausamste aller Kräuter, denn eine hohe Dosis kann gefährlich werden. Es ist daher angebracht, es vorzugsweise äußerlich anzuwenden.

Estève weiß, daß das Schöllkraut in der Zeit, die auf diese alten heidnischen Feste folgt, der gascognischen Leber guttut. Aber wie mein Vater weiß er auch noch vieles andere über die Heilkräuter. Und wenn man ihn fragt, wie er das gelernt habe, so antwortet Estève so, wie ich antworten würde: „Aber auf ganz natürliche Weise! Ich bin ja hier geboren, und das Wissen über die Pflanzen ist mir ganz von selbst gekommen, wenn ich den alten Leuten zuhörte und das Vieh hütete."

Mit einem Wort, ohne es zu wissen, spricht Estève auf seine Weise von der alten Überlieferung. Unsere heutige Gesellschaft ist gerade dabei, so ziemlich alle alten Bräuche in Frage zu stellen. Aber was noch viel schlimmer ist, sie erkennt auch nicht mehr an, was wir „Tradition" nennen: die Weitergabe des Wissens und der Kenntnisse durch die Menschen von ehedem; was also durch Erfahrung uns überliefert wurde.

Das Althergebrachte ist heutzutage ein toter Ast, den man absägt. Der alte Mensch ist nicht mehr der Weise – ein Mensch mit

[1] Die „picpoul" ist eine im Gers weitverbreitete Traubensorte, aus der man Weißwein macht. Und der „weiße" Armagnac ist nichts anderes als Schnaps aus gascognischen Landen, den man gleich aus dem Destillierapparat entnimmt, bevor er noch im Faß Farbe bekommt.

Erfahrung –, sondern jemand, der durch den Wandel „überfahren" wurde. Der junge Mensch, der über das neue Wissen (das heißt das Wissen des Tages) verfügt, dem kann der alte Mensch nichts lehren. Da jegliches Wissen, jegliche Kenntnisse heute von der Technologie abhängen, kann es nicht mehr weitergegeben werden. Es wird im Augenblick konsumiert. Morgen schon ist es auf Grund der neuen Technik „überholt", und der Erwachsene kann also auch nur ein durch die jungen Leute „überholter" Mensch sein ... Dies hat eine ungeheure Umwälzung der Familien- und Gesellschaftsstruktur zur Folge und letztlich auch die einer ganzen Zivilisation, die sich auf gefährliche Überstürzung gründet.

Estève ist – wie ich selbst – mit dem Respekt für die Tradition aufgewachsen, für die Weitergabe des Wissens von einer Generation zur anderen, mit Sinn dafür, daß etwas dauern und langsam vor sich gehen muß, was nur durch Überlegen und Reifen möglich ist.

Estève weiß, daß die Pflanzen langsam wachsen, daß es eine Abfolge von Wachstum, Aufblühen und schließlich Altern gibt. Er weiß, daß die echten Kräuter, die „Kräuter des lieben Gottes", die so wachsen, wie der Herr sie geschaffen hat, Geduld und Bedachtsamkeit verlangen. Man pflückt und man sammelt Kräuter nicht mit der Maschine. Man muß sie dort suchen gehen, wo sie wachsen, und eines nach dem anderen mit der Hand pflücken. Dies ist eine große Lektion in Weisheit.

Ein Mann, der wie Estève wildwachsende Pflanzen sammelt und sie eine nach der anderen behutsam abschneidet, ohne sie zu verletzen, kann gar kein ungeduldiger, hastender, „entnervter" Mensch sein. Und er weiß auch, daß es für einen Extrakt oder eine Essenz sehr viele Heilkräuter braucht. Auch das ist eine wichtige Lektion, eine bedeutende Lehre: man muß sich wirklich abmühen, viel marschieren, wahre Berge von Heilkräutern – Schöllkraut oder Rosenblätter – ansammeln, Hunderte von Kilos, um letztlich ein kleines Häufchen getrockneter Blüten oder diese wenigen Tropfen Extrakt am Boden eines Fläschchens zu bekommen.

Der Mann, der damit beschäftigt ist, die Essenzen zu gewinnen und die Beizwässer im „Kräuterhaus" von Gavarret in Flaschen zu füllen, ist ein Kumpel von Estève, ein pensionierter Gendarm. Ich erinnere mich noch daran, wie erstaunt die Fernsehreporter waren, als sie ganz hinten in dieser zweckentfremdeten Scheune die fünf Bottiche, die Brenner und einen alten Flaschenabfüllapparat entdeckten. Diese eher rustikale Einrichtung in einer alten Baracke, die Mauern von rotem wildem Wein umrankt, am Boden rote Kacheln, und dann dieser pensionierte Gendarm, der gerade dabei war, als Badezusätze zu verwendende Beizwässer in Flaschen abzufüllen: das alles erschien ihnen unglaublich „rückständig".

Ich aber sehe es gerne, wenn meine Kräuter von meinem Freund Estève mit Liebe gepflückt und meine Präparate von seinem Kameraden, dem Exgendarmen, in Flaschen abgefüllt werden, inmitten der friedlichen Hügel von Gavarret, ohne Hast und ohne Leistungsdruck, aber in Heiterkeit.

Denn Estève war es, der die beste Definition des Glücks gab, als man ihn vor surrender Kamera fragte, ob er glücklich sei und ob er sich nicht langweile, so weit von der Stadt entfernt.

„Ob ich glücklich bin, fragen Sie mich?" wunderte sich Estève. „Na, hören Sie: ich bin hier zu Hause, hier ist die Erde, wo ich geboren bin. Ich bin frei. Niemand redet mir drein, schon gar nicht mein Chef, den ich ja auch sehr selten zu sehen kriege. Und außerdem vertrauen wir einander vollkommen. Für mich ist er wirklich das Paradies, der Gers!"

So sprach Estève, der Kräutersammler von Gavarret, der es sein ganzes Leben lang verstanden hat, mit Mutter Natur, der großen Friedens- und Weisheitsspenderin, in engem Kontakt zu bleiben.

Die Kräuter kommen in Mode. Es amüsiert mich, diese plötzliche „Entdeckung" der Phytotherapie, dieses Schwärmen für die Heilkräuter, welches da plötzlich so viele Mediziner, Pharmazeuten und Händler erfaßt.

Noch vor zehn Jahren, wer hätte sich da überhaupt für Estève, den Kräutersammler aus der Gascogne, interessiert? Wer hätte vor zehn Jahren ein ganzes Fernsehteam ausgeschickt, mein Kräuterhaus zu filmen?

Aber jede Mode bringt auch zwangsläufig eine Art Kommerzialisierung und Ausbeutung mit sich. Die Kräuter sind in Mode: drum laßt uns also Kräuter verkaufen! Irgendwelche Kräuter und so teuer wie möglich. Mit anderen Worten: Machen wir Geld mit den Kräutern. Nunmehr sind die Kräuter also ein Markt geworden. Und einen Markt, den beutet man eben aus.

Mit Trauer und Unruhe sehe ich, wie ein Heer von Händlern sich auf den Heilkräutermarkt stürzt.

Wo seid ihr, meine braven Kräutersammler von Gavarret, die ihr jeden Salbei-, Rosmarin- oder Schöllkrautstamm einzeln pflückt, inmitten einer naturbelassenen Landschaft, frei von jeder Verschmutzung? Wo bist du, braver, pensionierter Gendarm, bei deinen altertümlichen Brennern und Abfüllapparaten?

Jetzt kommt die industrielle Pflanzung und Ernte! Jetzt werden die Kräuterfelder überbeansprucht wie der Mais, gegossen wie ein Rasen und mit gefährlichen chemischen Produkten besprüht. Jetzt werden die Heilkräuter tonnenweise auf den Markt geworfen, kommen zu Tausenden Kilos in die Labors und überschwemmen dann den Detailhandel.

Ich stehe einer bewußt organisierten, sozusagen „landwirtschaftlichen“ Heilpflanzenproduktion nicht von vornherein feindlich gegenüber. Es ist selbstverständlich klar, daß die naturgegebene Ernte, wie sie in einigen geschützten Gebieten wie etwa im Gers oder in der Provence erfolgt, eine künftige Nachfrage nicht mehr befriedigen wird können.

Warum sollte man auch nicht Pfefferkraut oder Minze wie Mais anbauen? Theoretisch wie technisch ist es sehr wohl möglich, Heilkräuter zu säen und zu ernten. Eine Pflanze aus dem Kräutergarten des lieben Gottes kann, wenn notwendig, sich recht gut den Bedürfnissen der Massenproduktion anpassen.

Aber dies darf nur dann geschehen, wenn man auch alle im großen Buch der Natur eingetragenen Verpflichtungen einhält! So muß man zum Beispiel wissen, daß man manche Kräuter mit Naturdünger (versteht sich!) zwar zum schnelleren Wachsen bringen kann, daß sie dann aber auch in gleichem Maße ihre Wirkstoffe vermindern. Man muß danach trachten, die natürlichen Entwicklungs- und Entfaltungsbedingungen zu erhalten. Man muß sich die Mühe nehmen, sich mit den Gesetzen der Anpassung an den jeweiligen Boden und der klimatischen Verhältnisse vertraut zu machen.

Ich habe immer verlangt, daß meine Sammler unter streng

kontrollierten Bedingungen arbeiten, immer den jeweiligen Jahreszeiten entsprechend und in streng überprüften Gebieten ohne die geringste Verschmutzung.

Heute gibt es ein „wildes Sammeln" ohne jede Kontrolle. Deshalb bin ich bei meiner eigenen Produktion doppelt so streng und anspruchsvoll. Ich habe mich dazu entschlossen, eine gewisse Anzahl von ehrlichen und gewissenhaften Landwirten auszuwählen, mit denen ich dann äußerst strenge Verträge abschließe.

Zuallererst verlange ich die Unterzeichnung eines Vertrages, der die Mengen „unter dem Vorbehalt einer guten Ernte" genau festlegt und vor allem eine Verpflichtung enthält, die vorgeschriebene Qualität genau einzuhalten, das heißt, und das ist das wichtigste, keine verseuchten Pflanzen zu liefern. Diese Verträge werden jeweils nur für ein Jahr abgeschlossen. Der Landwirt verpflichtet sich insbesondere, die Pflanzen weder mit Düngemitteln noch mit irgendwelchen anderen chemischen Substanzen (Bodenveredelungsmittel, Herbizide, Insektizide, Pestizide usw.) zu ziehen und auf seine Kosten von einem behördlich zugelassenen Chemiker repräsentative Proben von jeder Pflanzenpartie analysieren zu lassen, um über die Maximalwerte der in jeder Partie enthaltenen Pestizidrückstände Bescheid zu wissen. Überschreiten diese Werte die im Vertrag festgelegte Norm, wird die Ernte zurückgewiesen.

Nach dieser Analyse, wenn die Pflanzen den von mir festgelegten, sehr strengen Normen entsprechen – *die, ich möchte dies nochmals sagen, viel strenger sind als die offiziellen Normen* –, muß mir der Produzent aus jeder analysierten Partie eine Stichprobe samt Herkunftszertifikat übersenden. Wir nehmen dann eine Qualitätsprüfung vor, und wenn die Ware den Vertragsverpflichtungen nicht entspricht, wird sie nicht angenommen. Die Produzenten akzeptieren auch, ebenfalls vertraglich, jede Besichtigung ihrer Anbauflächen durch Vertreter unserer Gesellschaft, die an Ort und Stelle Kontrollen vornehmen und überprüfen, ob die Bedingungen den Normen entsprechen. Auf diese Weise erfolgt eine ständige Kontrolle.

Ich glaube, daß das die notwendigen Voraussetzungen für eine Heilkräuterproduktion in großem Umfang sind, *denn es handelt sich ja hiebei um keine gewöhnliche Art des Anbaus.* Es handelt sich um Gesundheitsprodukte, bei denen die therapeutischen oder toxischen Wirkstoffe konzentriert wirksam werden. In einem Aufguß oder Absud von mit Pestiziden behandelten Orangenblüten kommt die giftige Substanz dann eben konzentriert vor.

Auch ein mit verseuchten Pflanzen bereitetes Fuß- oder Handbad kann gefährlich sein, da die chemischen Wirkstoffe durch das großartige Diffusions- und Absorptionsnetz der Handflächen und Fußsohlen eindringen.

Man sieht, wie schwer das Problem zu lösen ist, weil man ja zugleich eine vermehrte Pflanzenproduktion und eine selektivere Auslese und verstärkte Überwachung verlangen muß!

Im allgemeinen konnte ich mich aber nur zum Ernst und zur Gewissenhaftigkeit der zu Kräuterlieferanten gewordenen Landwirte beglückwünschen, ob es sich nun um Franzosen, Marokkaner oder Bewohner Schwarzafrikas handelte. Ich bedauere es, daß ich noch keine Anbauverträge mit Gascognern schließen konnte, aber ich hoffe, daß sich schon sehr bald auch Bauern aus meiner engeren Heimat meinem Lebenswerk anschließen werden. Aber in der Zwischenzeit habe ich den bedeutendsten Vertrag meines Lebens und vielleicht den wichtigsten der ganzen Geschichte der Phytotherapie geschlossen. Es ist ein beispielloser Vertrag, ein außergewöhnliches Ereignis, das ein wenig der Errichtung einer Fabrik im Gers durch den Großindustriellen Grundig oder dem Start der Tour de France in Fleurance gleicht, wo doch in beiden Fällen eigentlich gar nicht die nötigen Voraussetzungen bestanden, weder für die Schaffung eines solchen Industrieunternehmens noch für den „Startschuß" zum größten Radkriterium der Welt.

Ich sehe es als neues „Wunder" und als Beweis dafür, was weit über die Grenzen hinausgehende Ausstrahlung und lebenslanges ernsthaftes Bemühen alles bewirken können! Es ist auch ein neues und sehr spektakuläres Beispiel für die Anstrengungen, die ich zugunsten der Entwicklung dessen, was mir am meisten am Herzen liegt – das Departement Gers und die Kräuter –, unternehme.

Wenn man den Namen „Gancia" ausspricht, so denkt man an das Rubinrot des Americano oder an den Geschmack eines weltberühmten Wermuts. Aber wer kennt den Landwirt Gancia, der die Kräuter liebt, der sich für die Phytotherapie begeistert und für – Maurice Mességué, von dessen ehemaligen berühmten Patienten er einige gut kennt, die heute vollkommen geheilt sind. Und dankbar!

Es ist schon zwei Jahre her, daß Gancia, nachdem er eines meiner Bücher gelesen und meinen Kreuzzug für die Kräuter, die Natur und das Glück des Lebens gutgeheißen hatte, mich kennenlernen wollte. Zunächst konnte ich nicht so recht erkennen, was ein Aperitiffabrikant – und sei es auch ein so berühmter – einem Manne vorschlagen könnte, der ein Leben preist, aus dem der Alkohol mit Ausnahme des Armagnacs und mit Maß getrunkenen Rotweins verbannt ist. Nachdem er mir zahlreiche Komplimente gemacht hatte, sagte Gancia: „Man muß unbedingt die Reinheit der Gewürz- oder Heilpflanzen wieder erreichen. Und daher muß man sie in ganz unverseuchten Gebieten anbauen. Ich schlage Ihnen daher vor, einen derartigen Anbau auf meinen Ländereien zu versuchen, die ich in Mendoza, am Fuße der Andenkette, besitze. Es ist ein wildes Land, aber durch und durch gesund und scheint in einem günstigen Klima ideale Bedingungen aufzuweisen."

Ich nahm das Angebot an, einige Versuche durchzuführen, ohne recht daran zu glauben. Gancia experimentierte auf unberührten Vulkanböden und bepflanzte zunächst einen halben Hektar mit Salbei und Basilikum. Dank eines sehr ausgeklügelten Bewässerungssystems wurden Resultate erzielt, die besser waren als die in Europa. Gancia besuchte mich daraufhin nochmals und schlug mir nun einen Anbau in großem Umfang vor. Ich habe unterschrieben.[1]

Ich verpflichtete mich, die gesamte Produktion Gancias zu kaufen, die zu meinen eigenen Anbau- und Kontrollbedingungen erfolgt. Das heißt: genausowenig wie in dem wunderbaren Gebiet der Basses-Alpes dürfen auch in Argentinien die Pflanzen nicht mit chemischen Düngemitteln in ihrem Wachstum beschleunigt

[1] Der Vertrag wurde im Gers unterzeichnet, zum Abschluß des Besuchs Gancias am 23. und 24. Mai 1977.

und durch Pestizide „geschützt“ werden. Und ganz wie bei den in Frankreich gekauften Ernten werden auch dort regelmäßig Analysen und genaue Kontrollen während des Anbaus oder der Trocknung durchgeführt. Es fiel mir gar nicht schwer, diese Bedingungen durchzusetzen, da Gancia genauso wie ich von der Notwendigkeit überzeugt war, gesunde Pflanzen auf den Markt zu bringen. Das ist nun der Grund, warum ich im nächsten Frühjahr die erste Lieferung aus Argentinien erhalten werde.

Sie wird folgende Posten umfassen: 10 Tonnen Basilikum, 10 Tonnen Minze, 10 Tonnen Schafgarbe, 10 Tonnen Majoran, 10 Tonnen Thymian, 15 Tonnen Anis, 14 Tonnen Salbei, 12 Tonnen Rosmarin, 10 Tonnen Pfefferkraut, 10 Tonnen Quendel, 10 Tonnen Eisenkraut, 10 Tonnen Blätter des Bitterorangenbaums, 10 Tonnen Zitronenkraut, 10 Tonnen Rosenblätter, 4 Tonnen Kerbel, 4 Tonnen Fenchel, 4 Tonnen Malve. Und wir untersuchen die Möglichkeit für den Anbau von Ysop und Melisse, die ich sehr dringend benötige. Diese Anpflanzungen werden 300 Hektar groß sein. Die Tonnenangaben gelten natürlich für getrocknete Pflanzen, und zwar unter ausgezeichneten klimatischen Bedingungen. Erst nach der Trocknung werden sie nach Frankreich transportiert und dort vor allem in Säckchen abgefüllt verkauft. Und um diese außergewöhnliche Sendung, die, wie ich meine, ja erst der Beginn ist, abzupacken, errichte ich, natürlich wiederum im Gers, diesmal aber in der kleinen und charmanten Stadt Cologne, eine neue Fabrik, die zunächst 20 Arbeiter, später vielleicht 40 beschäftigen wird. In meiner Funktion als Mitglied des Departementrats und als Präsident der Kammer für Handel und Industrie konnte ich natürlich nicht umhin, auch meinen Beitrag im Kampf gegen die Arbeitslosigkeit zu leisten.

Wer von meinen Verleumdern will und kann mit persönlichem Einsatz direkt oder indirekt genauso viele Arbeitsplätze schaffen wie ich, in dieser so schwierigen Periode, die Westeuropa gerade durchmacht?

Folgende einfache Idee wollte ich schon lange in die Tat umsetzen: Da man in unserem alten Europa die Verschmutzung ja nur sehr schwer vermeiden kann, müssen wir uns eben anderswohin wenden. Versuchen wir also, in weiten, wenig bevölkerten und wenig industrialisierten Räumen ideale Anbaubedingungen zu finden. Diese Bedingungen hatte ich bereits in Afrika vorgefunden, und auch in jüngster Zeit in Mexiko, wo ich zu meinem Entzücken ein Landwirtschaftssystem, wie es natürlicher nicht sein könnte, entdeckt habe. Und so originell ist es, daß ich es hier erwähnen möchte, als Beispiel dafür, was der Einfallsreichtum der Menschen alles zuwege bringt, um gegen das Schicksal anzukämpfen.

In Mexiko hat man ein Bewirtschaftungssystem wiederentdeckt, welches vor 15 Jahrhunderten erdacht wurde. Das „Chinampa" genannte System besteht darin, den Grund eines Sees auszubaggern, mit dem so gewonnenen Schlamm kleine Inseln von 600 bis 700 Quadratmeter zu errichten und auf diesem Schlamm, der aus organischen Substanzen – Milchalgen, Mikroorganismen, Wasserpflanzen – besteht und daher außerordentlich fruchtbar ist, eine Schicht Kuhfladen aufzutragen.

So kann man viele Gemüsesorten anbauen: Karotten, Blumenkohl, Kopfsalat, Kresse, Radieschen, Spinat, Bohnen. Die Ernteabfälle dienen als Viehfutter, oder machen, in die Kanäle geworfen, infolge ihrer Zersetzung den Schlamm noch fruchtbarer, der dann eines Tages für eine neue kleine Insel verwendet wird.

Als man mir versicherte, eine fünf- oder sechsköpfige Bauernfamilie käme mit einer Anbaufläche von 2000 Quadratmetern – kaum ein Fünftel Hektar – zum Leben aus, dachte ich gleich an die Bauern des Gers und an alle Bauern Frankreichs. Und an alle Bauern Europas. Der Maßstab ist zwar dort ein anderer, aber ich glaube, daß dieses Experiment wohl einen Bericht wert ist. Um so mehr, als es in tropischen Regionen, wo man Melonen, Piment, Reis, Mais, Früchte, Getreide oder Gemüse anbauen kann, großzügig erweitert werden wird.

Ich habe natürlich daran gedacht, auch in Mexiko Anbauverträge für Gewürzkräuter und andere Pflanzen abzuschließen. Aber da müßte ich erst einmal einen Partner vom Schlage Gancias finden.

Wie immer der Bedarf an Kräutern und Gewürzpflanzen sich auch entwickeln mag, ich werde immer unerbittlich auf meinen Sicherheitsnormen bestehen. Meine Normen, die Mességué-Normen, sind, wie ich mich nicht zu versichern scheue, die strengsten der Welt. Keine Behörde verlangt so viele Kontrollen und legt soviel Unnachgiebigkeit an den Tag. Mehreremal mußte ich bereits Pflanzenpartien zurücksenden, die sich nach den von unseren Labors erstellten Überprüfungsgutachten als nicht den Vertragsbedingungen entsprechend erwiesen hatten. Diese Partien enthielten Pestizid- und Herbizidrückstände in von mir nicht tolerierten Prozentsätzen.

Und, was glauben Sie, ist aus diesen Rücksendungen geworden? Glauben Sie, daß sie vernichtet wurden, so wie ich es mit den auf meinem eigenen Grund und Boden geernteten mehreren Tonnen von Kräutern, mit denen ich nicht zufrieden war, getan habe?

Nichts dergleichen! Diese von mir zurückgewiesenen und zurückgesandten Kräuterposten *wurden anderweitig verkauft!* Andere haben sie dann auf den Markt gebracht oder weiterverarbeitet. Und das war nicht irgend jemand: Apotheker waren es, große Vertriebsfirmen. Diese gefährlichen Pflanzen wurden von Fachleuten, Leuten mit Diplom, mächtigen Industriellen auf den Markt gebracht!

Es ist unvorstellbar – und doch ist es wahr –, daß es keine permanente und strenge staatliche Kontrolle des Verseuchungsgrades der Heilpflanzen gibt. Theoretisch gibt es zwar zugelassene Verschmutzungswerte, welche in diesem oder jenem Lande von den zuständigen Gesundheits- und Hygienebehörden festgesetzt werden, aber de facto *wird keinerlei tatsächliche Kontrolle ausgeübt!* Das Problem der Heilpflanzenindustrie und der Phytotherapie hat sich zu plötzlich gestellt, war noch zu neu, als daß ein geeignetes und wirksames Überwachungssystem bereits bestehen könnte. Heute ist die einzige effektive Kontrolle eine Gewissensfrage der Verantwortlichen. Und sagen wir es offen: Die Antwort auf diese Gewissensfrage hängt von ihrer Moral ab!

So genügt es bedauerlicherweise nicht, daß ich es sage, nein, ich muß es so laut wie möglich herausschreien: Dieser neue Markt wird einzig und allein vom Gesetz des höchsten Profits, der höchsten Verkaufs- und Produktionsziffern beherrscht! Hinter einer nach außen hin sich moralisch gebärdenden öffentlichen Hand, die das Diplom oder das Gütezeichen beisteuert, regiert völlige Amoralität oder, was noch schlimmer ist, völlige Ignoranz.

Sehr ehrenwerte Firmen kaufen zu einem gefährlichen Prozentsatz verseuchte Kräuter und stellen daraus Heilmittel her, die natürlich gefährlich sind, weil diese Giftstoffe ja dann darin in *konzentrierter Form* enthalten sind. Sehr ehrenwerte, da mit Diplom versehene Apotheker kaufen und verkaufen unbesehen Partien von gefährlichen Pflanzen an Kranke, die ihnen blindlings vertrauen.

Wenn ich als einfacher Privatmann ohne Diplom mir eine strenge und ständige Kontrolle auf eigene Kosten auferlege, kann es nur als skandalös bezeichnet werden, wenn mächtige Industrien, Leute vom Fach und amtliche Persönlichkeiten, im Glanze ihrer Diplome und hohen Funktionen, dies nicht tun.

Entweder *wissen sie Bescheid,* dann machen sie sich schuldig, bewußt für die Volksgesundheit schädliche Substanzen zu verkaufen. Oder sie wissen nicht Bescheid, dann sind sie doppelt schuldig, da es ja gerade ihr Beruf ist, informiert zu sein!

Nein, ich werde nicht ablassen zu rufen: „Heilpflanzen kann man nicht vermarkten wie andere Produkte, die nur von den Gesetzen der Produktions-, der Vermarktungs- und der Profitgestaltung abhängen! Heilkräuter sind Wirkstoffe, und schon mein Vater, der einfache Bauer aus dem Gers, wußte es: *sie können genauso wohltuend wie gefährlich sein.*

Und dabei kannte mein Vater Camille ja noch gar nicht das Problem der Verseuchung! Er hätte sich gar nicht vorstellen können, daß eines Tages seine geliebten Kräuter durch die heutige Umweltverschmutzung so gefährlich sein könnten wie giftige Schwämme!

Die verantwortlichen Personen, die Direktoren der Labors, die Kräuterhändler, die Apotheker müssen damit einverstanden sein, diese Flut von mit mörderischen Chemikalien vollgesogenen Pflanzen nicht zu kaufen und ihre Verwendung abzulehnen, selbst wenn die Behörden derzeit nicht in der Lage sind, sie dazu zu zwingen. Sie müssen sich einer Selbstkontrolle unterwerfen, sich selber diese Überprüfungen mittels Analysen auferlegen, genau wie ich es tue. Ja sie sollten sich sogar noch strengeren Kriterien unterwerfen als es die meinigen sind. Schon auf Grund ihres Berufsethos.

Sie sollten zum Beispiel eine Sammelkooperative gründen, deren Aufgabe es ist, die Kräuterernten einzusammeln und zu zentralisieren. Diese zentrale Sammelstelle könnte schon vor jeder Ernte die tatsächlichen Bedürfnisse vorausberechnen und sich daher durch Vertrag zum Kauf verpflichten. Sie könnte auch die zulässigen Verschmutzungsnormen festlegen und vertragsmäßig vereinbaren und von den Produzenten die Verpflichtung verlangen, keine chemischen Produkte zur Düngung, zur Parasitenvernichtung und zur Konservierung zu verwenden.

Heute, ich kann es bezeugen, denn ich habe es bei meinen ständigen Kontrollen festgestellt, verkauft man in Frankreich, in Deutschland, in der Schweiz und in Belgien ungehindert verseuchte Pflanzen. Ich bin aber überzeugt davon, daß es doch, wenn auch nicht ganz leicht zu bewerkstelligen, zumindest möglich sein muß, einen Trend in die andere Richtung hin auszulösen, der sich auf das Verantwortungsbewußtsein und den Stolz gründet, die im Inneren eines jeden Menschen vorhanden sein müssen, der ein Gesundheitsprodukt produziert und verkauft, *ein Produkt, das für die Menschen nützlich sein und ihnen guttun soll.*

In dem Film „Regain", den Pagnol nach dem schönen Roman von Giono gedreht hat, gibt es eine zugleich einfache und wunderbare Szene: Panusse, der letzte Bauer im verlassenen Dorf, der endlich eine Frau gefunden hat, baut wieder Korn an. Da oben in der Einsamkeit der abgelegenen Felder hat er geackert und gegraben. Er hat seine Ernte mit dem Dreschflegel bearbeitet, und nun kommt er herunter ins Dorf, um sein Korn auf dem Markt zu verkaufen. Und sein Korn ist ein herrliches Korn. Ein Korn ohne Kunstdünger, ein „Korn von ehedem", gewonnen im Schweiße seines Angesichts. Und als er nun sein Korn dem Händler verkauft, da sagt Panusse, indem er ihm seine vom Dreschflegel und vom Pflug zerfurchten Hände zeigt, die stolzen Worte: „Dieses Korn, Sie müssen mir dafür danken, daß ich es Ihnen verkaufe!"

Diesen Stolz eines Mannes, der ein Produkt verkauft, das für die Menschen gut ist, finde ich auch bei meinen Bauern wieder, die in der Haute-Provence und auch anderswo sich bereit erklärt haben, Ernten zu liefern, „die ohne Düngemittel und Pestizide produziert werden". Ja, diese Bauern sind stolz darauf, ihre Aufgabe durchzuführen. Sie akzeptieren alle Verantwortlichkeiten, die sich aus den Kontrollgutachten eventuell ergeben würden. Und sie gehen in ihrer Ehre, an unseren gemeinnützigen Aktionen mitarbeiten zu dürfen, sogar so weit, mitten auf den Feldern riesige, mehrere Quadratmeter große Tafeln aufzustellen, die stolz verkünden: „Für Maurice Mességué reservierte Anbauflächen."

Dieser Stolz selbst meiner bescheidensten Mitarbeiter hat seinen tieferen Grund im Bewußtsein, an einem guten Werk teilzunehmen. Sie können allen, denen sie ihre Produkte verkaufen, ruhig ins Auge blicken und ihnen wie Panusse, der Bauer, der so stolz auf sein Korn war, sagen: „Sie müßten mir eigentlich danken, weil ich Ihnen ein Produkt verkaufe, welches schön und gut ist, und kein Gift, für das ich mit gesenktem Blick Ihr Geld einstecken könnte!"

Morgen, wenn die verantwortlichen Behörden endlich beschließen werden, sich dazu die nötigen Machtbefugnisse zu verleihen, wird es den schandbaren Handel mit vergifteten Pflanzen nicht mehr geben. Wenn die Verantwortlichen auf allen Ebenen es wollen, werden die Produzenten wieder Pflanzen verkaufen, die wirklich Gesundheitspflanzen sind, wieder die „Heilkräuter des lieben Gottes"!

7

Lebensfreude

Der Mensch von heute ist von einer immensen Sehnsucht nach Glück erfüllt. Quer durch alle Krisen, Spannungen und Ängste geht die für unsere Epoche so kennzeichnende Suche nach dem abhanden gekommenen Gleichgewicht, nach einem verlorenen „Zustand".

Seit Beginn der Moderne ist die Suche nach Glück ein legitimes Recht des Menschen; der von Ängsten getriebene Mensch unserer Zeit muß allerdings an der Qualität dieses Glücks, das man ihm versprochen hat und das er nicht findet, zweifeln.

Nun, ich bin überzeugt, daß wir das Glück finden werden, wenn wir unser Gleichgewicht wiederfinden und wenn wir eine gewisse Anzahl von ganz einfachen, aber notwendigen Lebensregeln wieder beachten.

Es ist heute nichts Neues, daß alte Leute, Zeugen einer vergangenen Zeit, das „Glück" noch gekannt haben und sich sehnsüchtig daran erinnern.

Obwohl sie äußerst einfach und unter unvergleichlich rauheren Daseinsbedingungen gelebt haben, als wir jetzt leben – die sozialen Dienstleistungen und die Fortschritte der Medizin waren ihnen ja noch unbekannt –, obwohl sie also „schlecht" gelebt haben und viele ihrer Generation jung gestorben sind, wiederholen alle alten Leute, daß sie früher „glücklich" lebten.

Warum? Sie plagten sich, sie kannten weder Autos, Antibiotika noch Anästhesie – Zahnziehen war eine Marter – und „lachten trotzdem", wie die letzten Zeugen dieser Zeit berichten.

Ich glaube, das natürliche Gleichgewicht zwischen Mensch und Natur war der Grund für ihr Glücklichsein.

Wie mein Freund Estève, der „Pflanzensammler“, der ohne große Worte erklären kann, wie und warum er ein glücklicher Mensch ist, lebten auch die Alten in einem „Zustand des natürlichen Gleichgewichts“.

Meine Chance bestand zunächst darin, die mir überlieferten Gesetze des natürlichen Gleichgewichts zu wahren und die empirischen Kenntnisse tausendjähriger Lebensregeln zu sammeln. Und heute fühle ich mich darüber hinaus verpflichtet, sie weiterzugeben. Der Hymnus an die Natur, der Inhalt aller meiner Bücher, meiner Vorträge und Artikel, stellt nichts anderes dar als den Versuch, das Wissen zu verbreiten, das mir mein Vater und die Bauern vom Gers vermittelt haben. Diese Bauern lebten im natürlichen Gleichgewicht und waren glücklich.

Man kann das Rad der Geschichte nicht zurückdrehen. Und man kann mit der menschlichen Gesellschaft nicht von vorn beginnen. Wir leben in einer industriellen Gesellschaft; die seit fünftausend Jahren existierende Agrargesellschaft hat ausgelebt.

Die Gesellschaft der Zeit vor 1914 lebte noch in einer ländlichen Welt, vergleichbar der Welt, wie sie sich dem Zeitgenossen Ludwigs XIV. und sicher auch, von wenigen Dingen abgesehen, dem mittelalterlichen Menschen bot. Malraux hat sehr richtig gesagt, daß Napoleon und Ramses II. trotz des enormen Zeitabstandes mehr gemeinsam hatten als Napoleon und de Gaulle, die kaum ein Jahrhundert trennte.

Man kann die Zeit nicht zurückspulen. Wir müssen in unserer Zeit leben. So wie sie ist.

Aber wir können einige „Werte“ wieder einführen, eine gewisse Lebensart, einfache Rezepte, die dem heutigen Menschen helfen werden, die Eisenzeit der Industrialisierung ohne allzu großen Schaden zu überleben.

Man muß versuchen, kleine Inseln zum Überleben zu schaffen, „Zentren des Glücks“, wo man wieder lernt zu leben, zu atmen, zu schlafen, sich zu entspannen, zu „sein“.

Die Schweiz stellt auf Grund ihrer geographischen Lage, ihrer Geschichte und ihrer Tradition eine dieser privilegierten Inseln dar. Wer kennt nicht den berühmten Witz von Orson Welles: „In einem Jahrhundert des Bürgerkriegs, der Anarchie und der Religionskriege hat Italien Michelangelo, Raphael, Dante und Leonardo da Vinci hervorgebracht; die Schweiz hat während ihres fünfhundertjährigen Friedens die Kuckucksuhr produziert."

Ein guter Witz, aber grausam und sehr ungerecht.

Die Schweiz ist vielleicht nicht gerade eine Brutstätte für Genies, aber sie stellt innerhalb eines gequälten Europas ohne Zweifel eine Oase des Gleichgewichts dar. Für die Respektierung des Individuums, für Mäßigung und Gleichgewicht ist sie uns ein „Modell" geworden.

Der ruhige und ausgeglichene Charakter des Schweizers ist das Produkt der Synthese ethnisch und kulturell sehr unterschiedlicher Temperamente. Trotz der religiösen Spaltung verschmolzen hier der deutsche mit dem französischen, dem italienischen und graubündnerischen Charakter zu einer neuen Wesensart. Diese so unterschiedlichen Schweizer haben gelernt, ihre Unterschiede zu ertragen und inmitten der europäischen Unwetter miteinander in Frieden zu leben: ein Beispiel für Toleranz und Demokratie!

In unserem alten Europa haben Vorurteile ein zähes Leben, doch genauso hartnäckig wie die falschen überkommenen Vorstellungen hält sich glücklicherweise auch der gute Ruf. Im Gegensatz zu vielen anderen glaube ich nicht blind an die Ergebnisse von Umfragen. Aber genausowenig lehne ich grundsätzlich die Arbeit dieser intelligenten und technisch versierten Fachleute ab, die, ohne Partei zu ergreifen, sich nur für die Wahrheit der Zahlen einsetzen. So geht aus einer für die Europäische Gemeinschaft erarbeiteten Befragung die Schweiz als das europäische Volk hervor, dem das größte Vertrauen entgegengebracht wird. Die in den neun Ländern der Europäischen Gemeinschaft durchgeführte Untersuchung beschäftigte sich auch mit dem Grad des Vertrauens, welches die Bewohner dieser Länder zueinander und zu Schweizern, Amerikanern, Chinesen und Russen haben. Das einwandfrei beste Ergebnis haben hiebei die Schweizer erreicht. Zwei Drittel (also 67 von 100) der befragten Personen haben erklärt, daß sie das größte Vertrauen den Schweizern entgegenbringen, nur 15 von 100 haben sich dagegen ausgesprochen. Auf die Schweizer folgen Dänen, Holländer, Luxemburger, Belgier, Amerikaner und Deutsche, schließlich Briten und Franzosen. Irländer und Italiener wurden negativ eingeschätzt. Den Chinesen und den Russen mißtraute man am meisten (22 und 23 von 100 Pro-, 55 und 61 von 100 Kontra-Stimmen). Mir erscheinen diese Zahlen sehr bezeichnend. Was die Schweizer angeht, so entsprechen sie jedenfalls genau der Meinung, die ich von ihnen habe. Gerade in der Schweiz bin ich immer auf ein besonders positives Echo gestoßen. Meine Bücher, meine Vorträge, Artikel und Vorstellungen sind hier mit großer Sympathie aufgenommen worden. Im Lauf der letzten drei Jahre habe ich Schweizer Zeitschriften und Zeitungen etwa fünfzig Interviews gegeben; ein gutes Dutzend Schweizer Reporter sind zu mir an den Gers geschickt worden, um die Leser mit diesem Maurice Mességué bekannt zu machen, der von den Pflanzen und der Natur zugleich als Bauer, Heilpraktiker und Dichter erzählte. Sie wollten sehen, wie ich auf meinem Gut Bazillac, in meiner Stadt Fleurance lebte, und was es mit diesem „Haus der Pflanzen“ inmitten der einsamen Gascogner Hügel auf sich hat.

Ich habe in den wichtigsten Städten der französischen, deutschen und italienischen Schweiz zahlreiche Vorträge gehalten, die von Fernsehen und Hörfunk aufgezeichnet worden sind. Und jedesmal bewies eine Flut von Zuschriften, wie außerordentlich empfänglich die Schweizer Öffentlichkeit für Probleme der Umweltverschmutzung, der Gesundheit und der Pflanzenheilkunde war.

Glauben Sie bitte nicht, daß ich damit beweisen will, wie wichtig ich bin. Ich bin aus dem Alter heraus, wo der Ruhm mir zu Kopf stieg. Ich bin an dem Punkt angelangt, da mir meine Ideen – die Ideen, denen ich diene – wichtiger sind als ich selbst. Der Kampf, den ich heute führe, ist ein Kampf für die Qualität des Lebens und für die Freude am Leben, kurz, für das harmonische Gleichgewicht der Menschen. Nur mit seiner Wiedererlangung können wir der Katastrophe entgehen.

In der Schweiz also, in diesem bewundernswerten Land, bin ich immer besonders aufmerksam angehört worden. Der Direktor einer Zeitung hat mir geschrieben: „Ein französischer Minister fände in der französischen Schweiz keine hundert Zuhörer. Sie dagegen füllen ganze Säle.“

Das stimmt. Die Frage stellt sich, warum. Weder die Beredsamkeit des Vortragenden noch die Neugierde für den „berühmten Mann“ kann den Zustrom erklären. Der Grund liegt ganz woanders. Die Schweizer sind lange ein Volk der Bauern, speziell der Bergbauern gewesen und daher der Natur immer noch nah verbunden. Sie beobachten die Exzesse der städtischen und industriellen Zivilisation besonders skeptisch.

Im Gegensatz zu den Deutschen, den Holländern und, wenn auch in geringerem Maß, zu den Franzosen, die alle ihre Landschaft der Produktion geopfert haben, leben die Schweizer noch in einem intakten Land. Wie die Schweden ziehen sie die Qualität des Lebens dem „Lebensniveau“ vor und haben es abgelehnt, in den sechziger Jahren die große Wendung – die schlechte Wendung – zu vollziehen und mit Hilfe des „Wirtschaftswunders“ die „fortgeschrittene Gesellschaft“ ins Leben zu rufen. Was ist dieses Wunder anderes als die Verwüstung unserer Umgebung zugunsten des industriellen Aufschwungs?

Auf die Frage, „Glauben Sie, daß Pflanzen eine positive Wirkung auf unsere Gesundheit haben können?“, haben 90 Prozent der Befragten mit Ja geantwortet. Die Wachsamkeit der Schweizer gegenüber der Natur und den natürlichen Produkten habe ich besonders zu spüren bekommen, als eine Zeitschrift die Qualität meiner „wilden Pflanzen“ in Frage stellte. Die Schweizer haben als erste das Problem der Verunreinigung der Heilkräuter durch die Chemie aufs Tapet gebracht. Dank dieser Veröffentlichung wurde mir das Phänomen der permanenten Vergiftung unserer Heilkräuter durch Unkrautvernichtungs- und Konservierungsmittel erst in ihrem ganzen Umfang bewußt[1]. Die Schweizer haben mir da einen großen Dienst geleistet.

Als ich daher meinem Kreuzzug für eine Rückkehr zum Gleichgewicht mit der Natur mehr Gewicht geben wollte, habe ich natürlich sofort an die Schweiz gedacht. Die Orte, wo man noch lernen kann zu atmen, zu essen, zu schlafen und „natürlich“ zu

[1] Vgl. die Labor-Analyse im Anhang.

leben, sind in Europa selten geworden. Auch Frankreich besitzt noch einige, dem Himmel sei Dank. Aber die ganze Schweiz ist noch eine Insel der Ruhe, der reinen Luft und der geschützten Landschaft, sozusagen ein „Naturschutzgebiet", wo das Wasser, der Himmel, die Erde und der Wald noch ihre ursprünglichen Qualitäten besitzen.

Daher habe ich mich entschlossen, in der Schweiz den ersten Versuch mit einem „Zentrum der Lebensfreude" zu wagen, in dem Männer und Frauen, die unter den Aggressionen der Stadtbevölkerung und unter dauerndem Streß leiden, auf natürliche Weise wieder Freude am Leben gewinnen könnten. Ich bin weder ein Hexer noch ein Zauberer. Ich bin nur ein Mann, der das Glück hat, mit einigen einfachen Wahrheiten denen helfen zu können, die diese Wahrheit vergessen haben und krank geworden sind.

Ich nahm mir also vor, allen, die es brauchen, und das werden immer mehr, beizubringen, wie man ißt und schläft, sich entspannt und die Angst besiegt. Und zwar durch eine individuelle pflanzenheilkundliche Behandlung und eine Anleitung, nach gewissen Regeln in einem angemessenen Rahmen zu leben. Nichts also von transzendentaler Meditation oder Metaphysik; ich wollte diese Menschen ganz einfach wieder auf einen natürlichen Rhythmus zurückschalten.

Zuerst mußte ich nach einer entsprechenden Umgebung suchen. Wir sind ja, ohne daß es uns bewußt ist, äußerst abhängig von unserer Umgebung. Jedem ist heutzutage bekannt, daß der „Geisteszustand" durch Farben zu verändern ist. Die Leistungsfähigkeit ist durch die Umwelt beeinflußbar.

Wenn Körper und Geist vom Rhythmus des modernen Lebens erschöpft und einer Regenerierung bedürftig sind, muß zunächst nach einer geeigneten Umgebung gesucht werden. Das heißt nicht, daß man sich in ein Versteck vergraben soll; im Gegenteil, man soll leben, sich zerstreuen, dem Schönen nachgehen, Zwänge abstreifen, kurz, die Seele wie den Körper pflegen. Und dazu braucht man Platz und gute Luft. Die Berge schienen mir dafür besonders geeignet. Außerdem brauchte ich verläßliche Menschen. Alle diese Voraussetzungen waren für mich in der Schweiz gegeben.

Dennoch habe ich lange gezögert. Immer wieder habe ich die

Verantwortlichen auf die Probe gestellt; noch heute würde ich ihnen keine Schwäche verzeihen. Ehrlichkeit, Strenge und Leidenschaftlichkeit sind die Tugenden, die ich am meisten schätze und über die ich mich besonders bei den Menschen meiner Umgebung freue.

Schließlich habe ich mich dann entschlossen, den Versuch zu wagen. Ich suchte mir einen schönen Ort in dem herrlichen Kanton Wallis aus, der sich vom Rhônetal bis zum Genfer See erstreckt und die Berner Alpen mit dem Finsteraarhorn und den Diablerets und die Walliser Alpen mit ihrem majestätischen viertausend Meter hohen Sankt Bernhard umfaßt. Diese ruhige und grandiose Landschaft wirkt noch so intakt wie in den ersten Tagen der Schöpfung, mit ihren mächtigen Kalksteinwänden, ihren Gletschern und dem Frieden ihrer Täler und großen Seen. In dieser ungewöhnlichen Landschaft habe ich mir ein Haus ausgesucht, das genau meinen Vorstellungen entsprach. 1300 Meter hoch über dem Rhônetal gelegen, wirkte es weder wie eine Klinik noch wie ein Ferienclub, sondern wie ein Haus, in dem sich Körper und Geist erholen können und in dem zugleich Ruhe und Freude herrschen konnten. Denn die Gesundheit ist, um es zu wiederholen, an erster Stelle Freude am Leben. Mir geht es nicht darum, Schlafkuren zu verschreiben, sondern „Glückskuren".

Wenn ich mit den Verantwortlichen sehr streng verfahren bin und verlangt habe, daß jeder Kurgast von einem Arzt kontrolliert wird und man gewisse Analysen vor und nach der Kur durchführt, dann, weil ich ein offenes Spiel spielen und auch demonstrieren wollte, daß diese Art der Behandlung erfolgreich ist. Es war auch mein ausdrücklicher Wunsch, daß die Ärzteschaft die erzielten Resultate untersuchen und sich von meiner konsequenten Haltung überzeugen könne, denn es durfte kein chemisches Medikament verabreicht werden.

Ich habe nichts zu verbergen. Ich verfüge über keine Zauberformel und kein Wundermittel. Meine Methoden sind die einfachsten, die natürlichsten, die es gibt, es sind die, welche die Natur uns anbietet. Meine Erfolge gründen sich auf keine „Wissenschaft", es sei denn, man akzeptiert es als älteste Wissenschaft der Welt, die jedes lebende Wesen besitzt, daß es seinem Instinkt folgend sich dem Rhythmus der Natur überläßt. Wir sind die einzige Gattung, die die eigene Umwelt zerstört und die Biorhythmik gestört hat. Unsere immense Intelligenz hat uns dazu gebracht, uns dümmer aufzuführen als das letzte der Säugetiere! „Meine“ Wissenschaft ist die Wissenschaft des Lebens. Bei dieser Gelegenheit möchte ich daran erinnern, daß die Etymologie Leben mit bios gleichsetzt; bios kommt dem griechischen Wort BIA sehr nahe, das elementare tierische Kraft bedeutet. Wir müssen wieder lernen, uns in gewisser Weise genauso intelligent wie die Tiere zu benehmen. Jawohl, uns zu „renaturalisieren“, was immer die Intellektuellen dagegen haben mögen. Denn die Tiere verstehen es, „gut zu leben“, ja, sie wissen sogar, welche Pflanzen gut für sie sind.

Die Verantwortung für die Kuren habe ich meinem Sohn Didier und Jacques Descamps übertragen.

Didier hat wie ich diesen Instinkt und die Kenntnis der Pflanzen ererbt – eine uralte Tradition, von Menschen weitergegeben, die noch mit der Erde lebten. Von mir erzogen, von meinen Methoden überzeugt, schien er mir der beste Bürge für den Erfolg meines Experiments. Aber ich bestand darauf, daß an seiner Seite ein Arzt stand, um die von anderen Ärzten hergeschickten Kranken zu überwachen.

Wer wird nun in diesem Hause aufgenommen und behandelt?

Es sind jene Kranken, bei denen die klassische Ätiologie nicht weiterkommt und die Symptome keine klare Diagnose erlauben. Das heißt, es sind neunzig von hundert Bewohnern der großen Städte, es sind die Opfer der Konsumgesellschaft und der Umweltverschmutzung: die „Müden“, „Vergifteten“, die Opfer des Lärms, der Chemie, des Tempos, der Angst, der Übervölkerung, der Beruhigungsmittel, des Alkohols, des Tabaks und aller dieser genehmigten Drogen. Es sind die, deren Leber mit Farbmitteln, Giften, DDT und Konservierungsmitteln angereichert ist. Es sind die, deren Blut zuviel Cholesterin, Nikotin und Adrenalin enthält, deren Kopf unter dem übermäßigen Lärm leidet, deren Bronchien von Kohlen- und Schwefeloxyd angegriffen sind, von Bleidämpfen, Fluor, Stickstoffoxyd, Schwefelsäure und schwefelhaltigen Gasen.

Es sind die, deren Krankheit chronisch wird, weil sie nichts anderes ist, als der Protest gegen die anormalen Lebensbedingungen, der sich ausdrückt durch mangelnde Anpassungsfähigkeit, Frustriertheit, Allergien, Ekzeme und nicht zuletzt Fettleibigkeit.

Wie behandelt man diese Menschen? Mit ganz einfachen Methoden. Vor allem sind zwei Grundregeln unerläßlich für den guten Ablauf der Kur und ihre Wirksamkeit.

Die erste dieser Regeln besagt, daß man sich mit jedem Kranken individuell befassen muß. Es gibt bei uns keine registrierten Krankheiten. Jeder Fall ist ein besonderer Fall, und so hat man ihn auch zu behandeln. Geschieht dies nicht, wird die Behandlung nur eine momentane Wirkung haben, und die „Symptome" werden, kaum daß die Behandlung abgeschlossen ist, wieder erscheinen. Keine „symptomatische" Behandlung also, sondern eine „ursächliche". Und zuerst eine gründliche Untersuchung des Allgemeinzustandes.

Dieser „Allgemeinzustand" ist etwas seltsam Konkretes und Abstraktes zugleich, vergleichbar einem algebraischen „Produkt", der „Resultante"; er ist das Ergebnis vieler unterschiedlicher, aber sich ergänzender Funktionen. Gesundheit nennen wir das gute Funktionieren einer Unzahl von Austauschvorgängen, Absonderungen und chemischen Veränderungen, die sich in jeder Sekunde in unserem Körper abspielen. Die Krankheit ist das Durcheinandergeraten dieser physikalisch-chemischen Wunderfabrik.

Der „Allgemeinzustand" zeugt in gewisser Hinsicht für das gute oder schlechte Funktionieren unserer „Fabrik". Und sehr oft braucht man nur die Ordnung wiederherzustellen, damit die als Anzeichen aufgetretenen Beschwerden wie durch Zauberkraft verschwinden.

In der Mehrzahl der Fälle genügt, um dieses Resultat zu erzielen, die Anwendung der zweiten Grundregel unserer Kur: die Entgiftung.

Die modernen Menschen, wir alle, sind in verschieden hohem Grade vergiftet. Und nicht nur der Städter, selbst der Bauer ist es, seitdem die Landwirtschaft chemisch betrieben wird. Die Vergiftung hat den ganzen Planeten erfaßt. Es ist bekannt, daß die Strömungen innerhalb der Atmosphäre und der Meere unablässig Millionen Tonnen von Staub und giftigen Substanzen mit sich führen – Abflüsse, Spritzmittel, giftige Salze etc. –, die durch die Nahrungskette hindurch ganze Landstriche und Arten vergiften, die man bis dahin für geschützt hielt. Zum Beispiel die Pinguine des Südpols, die Eskimos und die Lappen. Daher besteht unsere vordringliche Sorge darin, den Organismus zu „reinigen" und ihn vor erneuter Vergiftung zu schützen.

Das wichtigste Prinzip der Behandlung besteht darin, daß nur ein strikt einzuhaltendes Minimum an chemischen Substanzen in den Körper des Patienten im Lauf seines Aufenthaltes gelangen darf.

Wir nehmen uns viel Zeit für die Aufstellung des Behandlungsplans; denn ich bin von einer schon fast übertriebenen Sorge um das Detail besessen. Andererseits sind in der Bilanz einer Gesundheit alle Faktoren wichtig und ganz besonders die, die mit der Ernährung zu tun haben.

Die tägliche Quelle der Vergiftung ist die Ernährung. Wir müssen uns daher unbedingt um eine ausgewogene Ernährung und um die unumgängliche Entgiftung bemühen. Es handelt sich darum, den Organismus auf eine zugleich gründliche und sanfte Weise zu reinigen. Ich konnte hier auf eine sehr alte Praktik meiner Großmutter und meiner Mutter zurückgreifen, die uns zweimal im Jahr, im Frühling und im Herbst, „den Körper wuschen". Im Frühling beginnt der Kampf gegen die im Winter erworbenen Fettpolster, eine Folge der ausgiebigen, durch Speck und Gänseklein so leckeren Suppen, der hausgemachten Pasteten, der Bohnen mit Speck, der Würste und anderer einfacher, aber kalorienreicher Gerichte. Um also das „Blut zu peitschen", wie man sagte, und um den Organismus von allen Giften zu befreien, gab man mir während mehrerer Tage einen aus Wiesenkräutern zubereiteten Tee zu trinken. Aus Salbai, Endivie, Brennesseln, Schafgarbe, Erdbeerblättern, Schachtelhalm, Kornblumen, Wacholderbeeren und den zerstoßenen Wurzeln von Löwenzahn und Quecke braute mein Vater einen Kräutertee, der gar nicht übel schmeckte.

Und darauf verabreichte man mir eine Portion Rizinusöl. Nun konnten die schönen Tage kommen und der Frühling meine jugendlichen Kräfte aktivieren, ich war gewappnet für den Schock des steigenden Saftes, der bei uns auf dem Land seine ganze Kraft entfaltete. Im Herbst sorgte eine Weintraubenkur für die gründliche Reinigung des Organismus.

Ich habe in der Schweiz nicht darauf bestanden, daß man diese Art innerer Reinigung durchführt, ich habe aber unbedingt verlangt, daß einmal wöchentlich ein „Gemüsetag" eingehalten wird. So ein Gemüsetag ist weniger unangenehm als eine Reinigung und wirkt auf den Organismus wie eine wahre Verjüngungskur. Wenn die Kurgäste nur diesen Gemüsetag zu Hause weiter praktizieren, und sei es das einzige, das sie von ihrem Kuraufenthalt beibehalten, dann erweisen sie ihrer Gesundheit den größten Dienst! Führen Sie wirklich viermal im Monat einen Gemüsetag ein und essen Sie nichts als Gemüse. Sie werden sich nicht schwach fühlen, denn Gemüse nährt mehr als man denkt. Dieser Tag entgiftet Ihren Organismus, und das hat er nötig. Eine Gemüsebrühe fördert die Ausscheidung und die im Gemüse enthaltene Zellulose legt sich an die Innenwände des Darms und wirkt auf diese Weise verdauungsfördernd.

Ich bin seit langem überzeugt und kann es stets von neuem beweisen, daß die Mehrzahl der „Vergifteten" unter Übergewicht leidet. Ähnlich wie die allzu großgezüchteten Früchte und Gemüse auf den Supermärkten ist der „Zivilisierte" unserer Zeit zu dick. Weil er sich falsch ernährt, hat er unnötiges, schlechtes Fett gehortet, was dann wieder zu Beschwerden und Komplexen führt. Denn Übergewicht ist nicht nur Ausdruck des körperlichen, sondern auch des geistigen Zustands. Abnehmen heißt nicht nur, seinen Körper wieder entdecken, man merkt auch, daß man einen Willen hat. Ich habe oft erlebt, daß diese Fettleibigen, auch zu dicke Minderjährige, ihr Gewicht wie eine Strafe tragen. Als hätten sie versagt. Anfangs verblüffte es mich, daß man so viel Geschichten um einige Kilo machen kann. Besonders die Frauen. Gerade sie, die hinter jedem Gramm her sind, das ihrer Meinung nach der ewig einzuhaltenden Jungmädchenlinie nicht zuträglich ist, gerade sie leiden unter der unbremsbaren Zunahme, wenn ein Kilo nach dem anderen sich auf die Hüften setzt und manchmal auch das Gesicht verfettet.

Diese Frauen und mitunter auch solche Männer betrachten sich als „gezeichnet", als ausgeschlossen. Ausgeschlossen vor allem von der Schönheit und damit von der Sexualität, denn ob zu Recht oder Unrecht, eine dicke Frau hält sich für unattraktiv. Dies ist, wie ich versichern kann, bei weitem nicht immer der Fall; aber wie soll man ihr das klarmachen? Für alle diese Menschen ist das Abmagern nicht nur eine Zurückeroberung des eigenen Körpers, sondern auch der Sexualität.

Vor allem darf man sich über die Fettleibigkeit nicht lustig machen, wie es lange üblich war, indem man vergnügt auf einen dicken Bauch oder einen prallen Hintern schlug. Im Gegenteil, man muß sich eines klarmachen: Übergewicht ist für die Frauen und Männer unserer Zeit ein vorrangiges Problem, ja für etliche ein schwer vorstellbares Trauma. Das geht so weit, daß sogar eine Arbeitsgruppe vom Weltgesundheitsdienst gegründet worden ist, welche die Ernährung in Europa zu untersuchen hat. Ißt man auf unserem alten Kontinent zu viel und zu schlecht? Man ist versucht, auf beide Fragen mit „Ja“ zu antworten, denn die Fettleibigkeit ist sehr wohl eine Krankheit unserer Zivilisation. Es gibt keine fetten wilden Tiere. Nur Haustiere sind fett, weil sie verwöhnt werden. Auch die Zucht bringt unnatürliche, dicke Tiere hervor. Und zu dick ist auch meistens jenes unglückliche Etagentier, Hund oder Katze, das gar nicht mehr weiß, was Laufen, Springen, Jagen und Lieben heißt.

Für mich und für alle, die wie ich den Wert einer bäuerlichen Existenz kennen, steht fest, daß der zu dicke Mensch das Produkt der Lebensbedingungen ist, die wir Bauern für anormal halten. Und die es auch zweifellos sind, denn immer mehr Menschen empfinden das Bedürfnis, diese Bedingungen zu ändern. Sie sind die Produkte eines total gestörten Lebensrhythmus und einer fast immer unausgewogenen Nahrung, die in den meisten Fällen der jeweiligen Lebensart überhaupt nicht entspricht.

Ich glaube, daß der „Dicke“ ein Symbol für das Paradoxe unserer Gesellschaft, die sogenannte Überflußgesellschaft ist, in der „besser“ schon „zu viel“ und damit nicht mehr „gut“ ist. Wir essen zu viel, zu schnell, zu schlecht. Wir verschlingen zu viele fette Sachen, zu viel Zucker, zu viel unnötige Kalorien. Außerdem haben wir das Gehen und Atmen verlernt. Wir haben buchstäblich die Kontrolle über unseren Körper verloren.

In unseren Kuren, die in jeder Beziehung beispielgebend sein sollen, nehmen daher die Probleme von Korpulenz und Übergewicht viel Platz ein. In den meisten Fällen wirkt sich der Verlust einiger Kilo, wenn er nicht ohnehin das einzige Ziel der Kur ist, sehr günstig, ja entscheidend auf die weitere Behandlung aus. Daher messe ich der Abmagerung auch eine besondere Bedeutung bei.

Es gibt heutzutage unzählige Methoden und Rezepte für den Gewichtverlust. Da sind zunächst die Medikamente. Bitte seien Sie vorsichtig! Auch bei durchaus seriösen Firmen. Geben Sie acht bei der Dosierung. Sie kann sehr leicht zu hoch sein. Die wichtigsten der in den Abmagerungsmedikamenten enthaltenen Stoffe haben Nebenwirkungen, und diese können höchst folgenschwer sein, man nehme nur die „Hungerstiller", die harntreibenden Mittel oder die Schilddrüsenextrakte. Diese letzteren zum Beispiel bauen zugleich mit dem Fett auch Fleisch und Muskeln ab. Sie können sich also höchst gefährlich auf das Nervensystem und das Herz auswirken, unter anderem Schlaflosigkeit und Schlimmeres verursachen. Die harntreibenden Medikamente, die Wasser und Salze abbauen, erleichtern einen sicherlich rasch um einige Kilo. Aber es müssen nicht unbedingt gerade die Polster sein, die man gerne los würde, bei denen sie verschwinden. Die Spezialisten betonen ausdrücklich, daß der Mißbrauch gewisser, zur Abmagerung dienender Medikamente zur Süchtigkeit führen kann, ja möglicherweise sogar zum Tod.[1]

Und nun zu den drakonischen Hungerkuren. Eins steht fest: wenn man plötzlich nichts mehr ißt, muß man abnehmen. Es gibt eine alte, köstliche Gascogner Geschichte, die von einem habgierigen Müller erzählt, der von Tag zu Tag die Futterration seines Esels herabsetzte. Bis das arme Tier „gewohnt" war, nichts mehr zu essen – und starb. Doch im Ernst: der menschliche Körper kann ohne Nahrung nicht auskommen. Das weiß man seit ewigen Zeiten.

Aber heute muß man außerdem noch befürchten, daß schlecht durchdachte oder übertriebene Kuren sich krebsfördernd auf den

[1] Gemäß dem Ernährungswissenschaftler Dr. Apfelbaum, Bichatspital, Paris.

Verdauungsapparat auswirken,[1] auf den Magen – hier kann viel Vitamin C das Risiko verringern – und besonders auf den Dickdarm; denn dieser wird durch häufige Verstopfung, welche wieder eine Folge der mangelhaften Ernährung ist, stark angegriffen. Natürlich verschwinden nach einem so massiven Angriff die überflüssigen Kilo, wenigstens kurzfristig. Aber zu welchem Preis!

Wenn die Gesundheit der Preis ist, ein katastrophal durcheinandergeratener Organismus, dann ist der Preis zu hoch. Um wieder ins Gleichgewicht zu kommen und um die ermatteten und verletzten Organe wieder zu aktivieren, werden Sie gezwungenermaßen in einen Teufelskreis geraten, werden andere und immer mehr Medikamente zu sich nehmen, die Ihnen ihrerseits wieder Beschwerden bereiten. Sie werden ohne die Einnahme von abführenden und harntreibenden Mitteln nicht mehr leben können.

Die Fettgewebe, im Volksmund „Speck“ genannt, bestehen aus dem vom Organismus nicht verarbeiteten Überschuß tierischer Fette und Kohlehydrate (Zucker, Mehl), mit denen der Körper, da sein Bedarf an Energie gedeckt ist, nichts anderes anzufangen weiß, als sie zu lagern. Ich halte die Kuren ohne Kohlehydrate für gefährlich. Es stimmt zwar, daß der Organismus, sobald ihm keine Kohlehydrate mehr zugeführt werden, von seinem Lager „lebt“ und seine Fette verbrennt, aber das ist keine Rechtfertigung für das Verschlingen von Fleisch und Sahne. Hier muß ich energisch „Halt“ rufen. Alle diese Produkte sind reich an Toxinen (Giften), die ins Blut gehen. Und Ihre verstopfte Leber kann nicht mehr die Reinigungsarbeit durchführen, die für Ihre Gesundheit unerläßlich ist. Allen, die Gewicht verlieren wollen, rufe ich „Bravo“ zu, die Absicht ist lobenswert, aber übertreiben Sie nicht. Der Kranke hat ja in den meisten Fällen seine Krankheit selber fabriziert. Ein zu dicker Mensch ißt in der Regel zu viel und ernährt sich falsch. Das ist der erste Punkt. Die Eßgewohnheiten müssen rigoros geändert werden und die Einstellung zum Essen überhaupt muß anders werden. Der Dicke ist meistens ein Gewohnheitssünder, die Schlemmerei ist ihm einfach zur Gewohnheit geworden.

[1] Vgl. die Ausführungen von Prof. Lambert und Dr. Audigier auf dem Kongreß der Landärzte des Départements Rhône.

Frankreich und China sind zweifellos die einzigen Länder der Welt, die über eine ihres Namens würdige Gastronomie verfügen. Jede einzelne unserer Provinzen ist stolz auf ihre „Spezialitäten". Und unsere Küchenchefs haben Weltruf. Aber Frankreich ist leider auch das Land, in dem „gut" essen „zu viel" essen heißt.

Die gute französische Küche ist mörderisch für alle, die sich nicht genug bewegen, um die Wirkung dieser Kost auszugleichen. Dazu kommt nun noch der Einbruch der Chemie in unsere Nahrungsmittel. Die chemischen Stoffe wirken sich parallel zur Quantität und Reichhaltigkeit der eingenommenen Speisen schädlich auf den Organismus aus. Außerdem ist viel zu wenig bekannt, daß oft die großen Mahlzeiten die Wurzel alles Übels sind. Der Körper kann große Mengen von Fett und Zucker nicht auf einmal verarbeiten. Er macht „Speck" daraus. Würde man die Nahrungsmenge auf den ganzen Tag verteilen und mehrmals essen, gäbe es keine Schwierigkeiten mit der Verarbeitung. Das ist leichter gesagt als getan. Trotzdem wende ich mich besonders an die Frauen, die dazu die Möglichkeit haben. Zögern Sie nicht, die Nahrungsmenge der beiden sakrosankten Hauptmahlzeiten, nämlich Mittag- und Abendessen, auf vier bis fünf Minimahlzeiten aufzuteilen. Sie werden vom Resultat dieser kleinen Umstellung überrascht sein. Sie wird Ihnen helfen, abzunehmen und dabei in bester Form zu bleiben, ja die Form spürbar zu verbessern.

Außer in jenen gesegneten Ländern der Erde, wo es alles im Überfluß gibt, wie im alten Ozeanien, stand dem Menschen zu allen Zeiten nur eine ungenügende Nahrung zur Verfügung. Die Geschichte der Unterernährung beginnt im Paläolithikum; damals verschlangen die Menschen alles, was sie fischen, jagen und sammeln konnten; die empirische Kenntnis der Pflanzen und ihrer Eigenschaften entwickelte sich erst parallel zu der Kenntnis der Tierwelt. „Der ständige Riesenhunger" läßt im Neolithikum mit dem Beginn von Ackerbau und Viehzucht, der Anlage von Kornspeichern, der Mehl- und Broterzeugung langsam nach. Aber bedenken Sie, daß es nach schlechten Ernten noch im Frankreich des ausgehenden 18. Jahrhunderts schreckliche Hungersnöte gab. Und 1864 genügte es, daß durch Mehltau die Kartoffelernte in Irland vernichtet wurde, um die „Große Hungersnot" hervorzurufen, welche einen immensen Auswanderungsstrom und eine Entvölkerung des Landes zur Folge hatte. Das war vor kaum hundert Jahren! Aber nun, da die Menschheit noch unter den Folgen von Krankheiten leidet, die durch mangelhafte Ernährung verursacht worden sind, fügen wir im Westen dieser langen Liste von Schäden durch Unterernährung die üblen Folgen der Überernährung hinzu. Seltsamerweise sind die Resultate gleich gefährlich. Der Überernährte ist ebenso wie der Unterernährte ein schlecht ernährter Mensch, der einen frühen Tod riskiert. Eine zu reichliche Ernährung ist genauso ungesund wie zu geringe Ernährung.

Außerdem ist es dem modernen Menschen nicht nur gleichgültig, *was* er ißt, es ist ihm auch gleichgültig, *wie* er ißt, weil er sich keine Zeit mehr zum Essen nimmt. Es ist aber wichtig, daß man langsam, in kleinen Bissen ißt, und daß man gut kaut, bevor man schluckt. Vom Speichel durchtränkte, zerkaute, praktisch vorverdaute Nahrung wird viel leichter verarbeitet und hat also weniger Aussicht, sich auf Hüften, Bauch und Gesäß in Fett verwandelt wiederzufinden.

Ein typisches Bild für das Tempo unserer jungen Leute ist der männliche oder weibliche Jugendliche, der zu Mittag einen von Konservierungsmitteln durchtränkten Fleischhappen meist übergossen mit einer gefärbten Sauce verschlingt, das Ganze verpackt in zwei weiße, weiche Brotschnitten, deren Qualität ich wohl nicht als einziger bezweifle. Zum Hinunterspülen ein farbenfrohes Brausegetränk. In einer knappen Viertelstunde ist alles erledigt, manchmal im Sitzen, meistens im Stehen, den Blick auf die Uhr gerichtet. Dann taucht er in der Benzinwolke unter, die ihn vor der Tür erwartet, und rast weiter in jenem Rhythmus, der ihm zugegebenermaßen recht gut zu gefallen scheint. Was Wunder, wenn nach einigen Jahren Verdauungsschwierigkeiten und andere Beschwerden auftreten und der Allgemeinzustand zu wünschen übrig läßt!

Der andere Typ des Städters ist der Generaldirektor, der Vorgesetzte oder der Prominente, der in den guten Restaurants ein und aus geht und seiner Leber und seinem Gefäßsystem die dreißigfache Menge der notwendigen Kalorien zumutet, vom Alkohol nicht zu reden.

Es muß einmal deutlich gesagt werden: Der hochzivilisierte Mensch ist auf seine Weise genauso schlecht ernährt wie der Unberührbare aus dem unterentwickelten Indien, der unter dem Mangel an Eiweißkörpern und Kalorien leidet. Auf beiden Seiten haben wir es mit einer Störung des natürlichen Gleichgewichts zu tun, deren Ursache entweder Überfluß oder Mangel oder ungenügende Hygiene ist. In allen drei Fällen wird Krankheit die Folge sein.

Der Mensch der westlichen Kultur und insbesondere der Franzose ißt zu viel. Und falsch dazu. Der erschreckend hohe Prozentsatz der Herz- und Gefäßkrankheiten unter den Todesursachen geht auf die Maßlosigkeit beim Essen zurück, auf den Verzehr von zu viel Fett und Zucker. Wir sind an dem Punkt angelangt, da man bedauern muß, kein Zulu, Pygmäe oder Kaffer zu sein oder ein Indianer aus den Kordilleren. Die neuesten Forschungen haben tatsächlich gezeigt, daß es bei den Zulus keinen Herzinfarkt gibt und daß die Pygmäen, die südafrikanischen Kaffern und die lateinamerikanischen Indianer nicht unter den Folgen erhöhten Blutdrucks leiden müssen, der übrigens auch in der Tierwelt unbekannt ist. Doch wehe dem Zulu, dem Pygmäen, den man aus seiner Welt in unser „modernes" Leben versetzt; er wird den Übeln unserer Zivilisation bald ebenso schutzlos gegenüberstehen wie Sie und ich.

Was den Herzinfarkt angeht, so führt man heute zu den schon erkannten Ursachen wie Nikotinvergiftung, zu hohem Cholesterinspiegel, Bewegungsarmut, Übergewicht[1] und Blutzucker noch einen rein psychischen Faktor hinzu. Es hängt eben alles zusammen. Jeder einzelne der genannten Faktoren ist typisch für eine gewisse Art zu leben. Und bei vielen Menschen treten sie alle zusammen auf, weil sie unlösbar mit dem Verhalten dieses Menschen (bei Frauen seltener als bei Männern) verbunden sind. Will man den Typ definieren, der zum Herzinfarkt neigt, dann ist es der unruhige, permanent verängstigte Mensch, der, obwohl er weder berufliche noch familiäre Sorgen hat, sich dauernd verunsi-

[1] Vgl. die Schriften der Herzspezialisten Prof. Klotz, Prof. Dupuis, Prof. Pélicier, und der Ärzte P. Corvol, J. Guesdon und P. Meyer.

chert fühlt, an nichts ein ausgesprochenes Vergnügen hat und sich für nichts wirklich interessiert.

Dann gibt es auch den Überaktiven, den „Gschaftlhuber“, der nicht anhalten kann, um Atem zu schöpfen und das Leben zu genießen. Das Verdienst hochwissenschaftlicher Studien besteht häufig darin, daß sie alte Volksweisheiten bestätigen. Und es ist gar nicht so erstaunlich, wenn die Fachleute sich wieder auf den guten, alten natürlichen Menschenverstand berufen, der uns schon immer den Weg gewiesen hat, wenn es darum ging, möglichst alt zu werden und vom Leben „etwas zu haben“. Auch früher mußten die Menschen Maß halten in Arbeit und Vergnügen und mußten auf ihre Figur und ihren Cholesterinspiegel achten.

Dasselbe gilt für den überhöhten Blutdruck, über dessen Ursache seit kurzem mehr bekannt ist.[1] Bei 80 von 100 Fällen sind Zivilisationserscheinungen die Ursache, und ihnen ist eben schwer zu entkommen. In den Vereinigten Staaten mußte erst ein bekannter Professor[2] vor der Akademie der Wissenschaften in einem Vortrag über die Vorzüge einer „natürlichen“ Behandlung zu hohen Blutdrucks reden, damit es geglaubt wurde. Plötzlich waren sich alle bei dem Vortrag anwesenden Herzspezialisten einig, daß Ruhe, Meditation, täglicher Sport, Abstinenz von Alkohol, Tabak und tierischen Fetten, weniger Salz und weniger Gewicht sehr anzuraten seien. In vielen Fällen, besonders bei Menschen zwischen vierzig und sechzig, genüge dies, um das Risiko einer Herzattacke, einer Gehirnblutung oder einer Thrombose zu senken. Dies gilt auch, nach Ansicht der amerikanischen Ärzte, für jene unter zirka 25 Millionen Amerikanern schwer betroffenen fünf Millionen mit zu hohem Blutdruck. Parallel zur medikamentösen Behandlung empfehlen die Spezialisten nicht nur eine Abmagerungskur, sie empfehlen ihren Patienten auch, „mit Kräutern und milden Gewürzen zu kochen“. Der bewegungsarme Dicke ist ihrer Meinung nach prädestiniert für zu hohen Blutdruck.

Mich überrascht keine dieser neuesten wissenschaftlichen Ver-

[1] Vgl. die Arbeiten von Pierre Corvol, Jacques Guesdon und Philippe Meyer.
[2] Prof. William B. Kamel, Akademie der Wissenschaften, New York.

lautbarungen. Im Gegenteil, sie decken sich mit meinen Erfahrungen. Sie haben mich nur in meiner Sicherheit bestärkt.

Ich habe zwar keine Beobachtungen bei Zulus und Kaffern sammeln können, aber ich habe 25 Jahre lang ein außerordentliches Versuchsfeld zur Verfügung gehabt, in dem ich genügend Beobachtungen und Analysen durchführen konnte. Ich habe Tausende von Kranken beobachtet und befragt und habe auch die Resultate meiner Behandlungen auswerten können. Die Vielzahl der Fälle hat es mir erlaubt, einige einfache Regeln aufzustellen, die ich im Wallis zur praktischen Anwendung gebracht habe. Sie sind die Grundlage für jede individuelle Behandlung.

Die Feststellung des Gewichts bleibt immer relativ. Die Bewertung des Verhältnisses Gewicht – Größe ist ebenfalls variabel. Ein knochiger Athlet, muskulös und hart wie Eisen, kann genauso viel wiegen wie ein beleibter Mensch mit leichten Knochen, auch wenn er noch so schlank, ja mager wirkt. Die Zahlen der berühmten Kalorientabellen sind ebenfalls sehr veriabel. Der Bedarf an Kalorien hängt von einer Kette von Faktoren ab, vor allem aber vom Stoffwechsel. Manche Menschen verbrennen die Kalorien schnell, essen für vier und bleiben klapperdürr. Bei anderen dagegen „schlägt alles an", wie man so schön sagt. Hüten Sie sich also vor Vereinfachungen und vorschnellen Behauptungen. Nehmen wir zum Beispiel die Turnübungen. „Turnen Sie, um abzumagern", wird den Dicken geraten. Natürlich leugnet niemand, daß Bewegung uns not tut, daß Menschen, die sich nicht bewegen, mehr als andere dazu neigen, dick zu werden. Aber ich muß alle Korpulenten, die sich entschlossen haben abzunehmen, zur Vorsicht beim Turnen mahnen. Durch Bewegung wird Energie verbraucht, worauf, wie jeder schon feststellen konnte, der Appetit spürbar steigt. Das ist gut und schön bei Menschen, die sich wohlfühlen. Aber im Falle einer ernstgenommenen Kur ist erhöhter Appetit kaum wünschenswert. Man läuft Gefahr, das Gegenteil zu erreichen. Bei einer sehr strengen Behandlung, in der der Kalorienverbrauch drastisch herabgesetzt wird, bekommt der Patient Bettruhe verordnet. Denn der Grad der Aktivität sollte sich nach der Anzahl der Kalorien richten, die man zu sich nimmt. Wenn Sie also auf weniger als 1000 Kalorien (4189) Joule) täglich herabsteigen müssen, dann geben Sie sich einer heilsamen Ruhe hin, wenn möglich unter ärztlicher Aufsicht.

In der Schweiz werden auf meine Veranlassung hin gesunde, nicht sehr anstrengende und vergnügliche Übungen vorgeschlagen wie das Gehen auf allen vieren und andere einfache Turnübungen, die jeden leichtfallen.

Und zweitens empfehlen wir unseren Patienten . . . zu atmen! Nichts Besonderes also. Wir wollen aber erreichen, daß unsere Gäste ihre Lungen tief mit der reinen Alpenluft füllen. Und daß man sich da nicht täuscht: Die täglichen Atemübungen sind von unbestreitbarem Interesse für die Gewichtsabnahme. Mit gutem Recht kann gesagt werden, daß man „vor allem durch die Lunge abnimmt", wie es ein Fachmann ausdrückt – eine a priori überraschende Behauptung, die aber letzten Endes stimmt.

Parallel zu diesen Übungen werden Massagen empfohlen. Jedoch sollte man sich über ihre Wirkungen keine Illusionen machen. Im Gegensatz zu der landläufigen Meinung macht die Massage einen nicht schlanker. Ich habe viele Anhängerinnen der Massage getroffen, die glaubten, daß ein simpler Druck mit der Hand genügt, um auf wunderbare Weise die unschönen Polster verschwinden zu lassen. Die Massage festigt lediglich das Fleisch und – das ist allerdings sehr wichtig – hindert die durch den Gewichtsverlust gelockerten Gewebe zu erschlaffen.

Ich sage allen, die sich durch ihr Gewicht bedrückt fühlen und auf der Suche nach der Wunderlösung sind: Bevor Sie irgend etwas machen, um abzunehmen, lernen Sie zuerst, was Sie nicht machen dürfen. Zum Beispiel:

- Vermeiden Sie Hungerkuren. Ein dem Fasten ausgesetzter Körper reagiert, indem er von seinem Protein und seinem Kalzium zehrt.
- Vermeiden Sie die alternierende Abmagerungskur, die vorschreibt, daß man heute ausschließlich dieses und morgen ausschließlich jenes ißt; sie bringt den Organismus aus dem Gleichgewicht, weil ihm jeden Tag ein oder mehrere Elemente vorenthalten werden, die er notwendig braucht.
- Vermeiden Sie es, dauernd die Kuren zu wechseln. Ihr Körper

wird sich einer solchen „kalten Dusche“ widersetzen, indem er ihre Wirkungen kompensiert und aufhebt.

Wichtig ist dagegen die Wahl der Grundnahrungsmittel. Fleisch gehört unbedingt dazu. Nach einer sehr einfachen Rechnung ist es erlaubt, ein Gramm Protein (Eiweißkörper) pro Kilo Idealgewicht zu sich zu nehmen; man kann auf 1,50 bis 2 Gramm erhöhen. Man sollte aber fettes Fleisch, Schweinefleisch und nicht mehr junges Wild vermeiden. Man sollte gegrilltes Fleisch essen und möglichst wissen, ob die Tiere nicht mit Hormonen gemästet worden sind. Es ist natürlich schwierig herauszufinden, ob die Tiere chemisch behandeltes Grünzeug gefressen haben oder nicht, aber bei Kalbfleisch kann man den Hinweis „von der Mutter genährt“ verlangen und damit die künstlich aufgezogenen und mit Hormonen vollgestopften Kälber vermeiden. Es genügt, fettes Fleisch und Saucen zu meiden, um spürbar die Kohlehydrate zu reduzieren. Ich sage reduzieren, ganz weglassen können wir sie nicht, sie sind – wie auch das Eiweiß – unerläßlich für unser Gleichgewicht und unsere Gesundheit. Würde man nur Eiweiß essen, also Fleisch, dann würde man sicher abmagern, aber um den Preis eines gestörten Gleichgewichts. Das Gleichgewicht aber müssen wir uns auf jeden Fall erhalten. Das ist umso wichtiger, als eine Abmagerungskur, die lange Zeit wirken soll, auch lange Zeit durchgehalten werden muß. Wer glaubt, er täte gut daran, sich ausschließlich von gegrilltem Fleisch und Salat zu ernähren, begeht einen schwerwiegenden Fehler. Er entzieht seinem Körper das Kalzium, das nur in Milchprodukten enthalten ist. Das muß man eben wissen.

Hier haben Sie eine einfache Aufstellung der Produkte, die Sie essen können oder die Sie meiden müssen, wenn Sie – ich betone noch einmal ausdrücklich – Gewicht verlieren wollen.

Meiden Sie fette Milch, fettes Fleisch, fetten Fisch (Lachs, Thunfisch, Makrele), Pökelfleisch und Schweinefleisch, Fisch- und Fleischkonserven, Gebratenes und Gebackenes, Innereien (außer der Leber, wenn Sie wissen, daß sie biologisch einwandfrei ist), Saucen, Trockengemüse, Trockenfrüchte, Nüsse, tierische Fette, Kartoffeln, Pasteten, Kuchen, Schokolade, Marmelade und Zukker, den man durch garantiert naturreinen und von ungespritzten

Pflanzen und Bäumen stammenden Honig ersetzen kann, Oliven und gewisse Früchte wie Datteln und Bananen.

Essen Sie wenig Weichkäse oder frischen Käse, frische Butter (die wegen ihres Vitamingehalts andererseits sehr zu schätzen ist, wohingegen das Kochen mit Butter zu verbieten ist), Margarine und Eier. (Essen Sie nicht mehr als zwei bis vier Eier wöchentlich und nur von Hühnern, die mit Körnern und nicht mit hormonhaltigem Futter ernährt werden.)

Essen Sie mageres Joghurt, mageres gegrilltes Fleisch und magere Fische (ebenfalls gegrillt und als Fischbrühe); Geflügel: Hähnchen, Puten, Tauben, Perlhühner, magere Enten, magere Gänse (mit Körnern gefüttert und wenn möglich Tiere, die frei herumlaufen durften), die Sie braten und grillen, außerdem frisches ungespritztes Gemüse, wenn Sie solches bekommen können, Gemüsekonserven, gekochtes und rohes Obst, Gewürze und aromatische Kräuter. Und trinken Sie entrahmte Milch.

Die Fette: Ich empfehle fürs Kochen kaltgepreßtes Olivenöl, dessen maximaler Säuregrad 0,5 beträgt. Verwenden Sie nur Öle mit diesem Vermerk. Für den Salat ziehen manche den pflanzlichen Ölen Paraffinöle vor, weil sie geschmacksneutral sind. Ich für mein Teil bin für Olivenöl.

Das Brot: Am besten ißt man überhaupt kein Brot. Es versteht sich wohl von selbst, daß jemand, der abnehmen will, nicht so viel Brot wie ein Landarbeiter oder Erdarbeiter essen darf. Aber die Erfahrung lehrt, daß der aufs Abnehmen ausgerichtete Küchenzettel sehr wohl eine kleine Menge Brot enthalten darf. Es ist nämlich erfahrungsgemäß so, daß das abgesetzte Brot oft durch andere Produkte ersetzt wird, die kaum weniger Kalorien haben. Man kann also ruhig ein wenig Brot essen, wenn einem danach ist. Aber man sollte zum Vollkornbrot greifen. Es ist aus Mehl hergestellt, das noch die Kleie enthält. Das Vollkornbrot ist dunkel und sehr gut für den Darm. Aber man sollte es besser gegrillt essen, denn frisch ist es manchmal schwer verdaulich. Man kann aber auch Zwieback essen, der nichts anderes ist als Brot ohne Wasser und deshalb gut für Menschen, die „Wasser speichern".

Das Salz: In den meisten Fällen kann man es ruhig verwenden, wenn auch sehr mäßig. Ich empfehle besonders das Meersalz. Man kann Salz im Falle einer Zellulitis, eines Ödems, des Wasserspeicherns oder anderer Gründe wegen ganz absetzen, aber von der Geschmacklosigkeit abgesehen, kann es unangenehme Folgen haben, ganz ohne Salz auszukommen. Man sollte dazu den Rat eines Arztes einholen.

Die Getränke: Der Alkohol, besonders Aperitifs und Schnäpse, ist der Feind der Übergewichtigen, denen ich jedoch einen kleinen Armagnac gerne gestatte. Auch beim Wein ist natürlich Mäßigung zu empfehlen. Aber ich bin durchaus nicht der oft geäußerten Meinung, daß man, um abzumagern, gar nichts mehr trinken darf. Indessen ist es sicher besser, nicht während der Mahlzeiten zu trinken. Trockene Kost stillt schneller den Hunger, was nicht zu verachten ist im Falle einer Hungerkur, und sei sie noch so freiwillig. Auch Rotwein kann man in vernünftigen Mengen ruhig trinken, und zwar verdünnt mit Mineralwasser oder reinem Quellwasser, wenn es sich um eine wirklich reine Quelle handelt. Trotz der intensiven Kampagne für unser Leitungswasser kann ich mich noch immer nicht mit einer Flüssigkeit anfreunden, die einen so langen Weg und eine so widersprüchliche Behandlung hinter sich hat. Aber tatsächlich zeigen die Analysen, daß sie trinkbar ist.

Zwischen den Mahlzeiten sollte man reichlich Mineralwasser und Kräutertees trinken, die die Nieren spülen und die Entwässerung fördern. Getränke aus Kirschstielen, Löwenzahn, Maisbarthaar, Quecken, Salbei und Ginster sind gern empfohlene Mittel, aber daß die Erdbeere sehr entwässernd wirkt, ist weniger bekannt, und zwar sowohl die köstliche Frucht als auch die Blätter (als Aufguß). Trinken Sie diese Getränke nüchtern eine halbe Stunde vor den Mahlzeiten, mehrmals im Lauf des Tages und vor dem Schlafengehen, und sie werden Ihnen helfen, das überflüssige Gewicht loszuwerden. Bei Zellulitis und Wasserstauungen können zwei bis drei Tassen Kaffee die Wirkung beschleunigen. Ich wage schon kaum mehr, nach seiner biologischen Reinheit zu fragen.

Wie alle alkoholischen Getränke sind auch die süßen alkoholfreien Getränke zu meiden, denn sie führen dem Organismus, der ohnehin hart gegen die Kalorien zu kämpfen hat, eine beeindrukkende Menge von Kalorien zu. Jedes dieser großen Gläser, die man oft ohne wirkliches Verlangen danach gedankenlos hinuntergießt, enthält 150 bis 200 Kalorien (628–838 Joule). Nach zwei Gläsern, was nichts Besonderes ist, haben Sie sich den Gegenwert von fünfzehn Zuckerstücken einverleibt, und das ist nicht sehr sinnvoll, wenn Sie abnehmen wollen. Denn ein Glas täglich summiert sich im Lauf eines Jahres zu fünf bis sieben Kilo überflüssigen Gewichts. Da ist es schon besser, reines Wasser zu trinken! Und den Kindern schon im zartesten Alter die Süßigkeiten zu entziehen. Ja, warum nicht? Sie werden Ihnen zwar mit ihren Quengeleien in den Ohren liegen, aber dreißig Jahre später werden Ihre Töchter Ihnen dankbar sein, und auch Ihre Söhne brauchen nicht ständig den Bauch einzuziehen, um schlank zu wirken.

Der übermäßige Genuß von Zucker ist eine Zivilisationskrankheit, ein Produkt der Überflußgesellschaft. Der Zucker war lange ein seltener Stoff, daher kostbar, teuer und begehrenswert. Die Zuckerrübe hat ihm den Nimbus von „selten" und „teuer" genommen. Damit begann der hemmungslose Verzehr. Der moderne Mensch, insbesondere der Städter, konsumiert viel mehr Zucker, als seinen echten Bedürfnissen entspricht.

Das beginnt in frühester Kindheit mit Bonbons und anderen Schleckereien, nicht zu vergessen Sirup und Kuchen. Daß Zucker dick macht, weiß jedoch jedes Kind. Einer der Pfeiler des Pariser Nachtlebens, der Musiker, Barbesitzer, Pilot und Rugbyspieler Moustache, der ein beachtliches „Embonpoint" besitzt, pflegt, wenn die Rede auf seine überflüssigen Kilo kommt, wohlgefällig zu bemerken: „Was wollen Sie, ich habe fünf Generationen orientalischer Zuckerbäcker hinter mir."

Aber wenn auch die Auswirkungen des Zuckers auf die Figur mittlerweile bekannt sind, ein anderer Schaden, den der Zucker anrichtet, ist weniger bekannt: Er bringt andere Nahrungsmittel in unserem Magen zum Gären und erschwert dadurch erheblich die Verdauung.

Mehrere wissenschaftliche Theorien sind von dieser schädlichen Wirkung des Zuckers abgeleitet worden. Dr. Daniel Palm[1] hat zum

[1] Dr. J. Daniel Palm, Professor am St. Olaff College (Minesota), Autor des Buches „Chassez vos tensions par une nouvelle diétique" (Edition Tschou), tritt in diesem Buch für eine kohlehydratarme Ernährung ein und weist auf die Vorzüge des Fruchtzuckers hin.

Beispiel festgestellt, daß Zuckeresser, die mit Verdauungsbeschwerden zu tun hatten, übernervös, in ihrem Verhalten stark gestört und für ihre Umgebung recht unerfreulich waren.

Damit will ich nicht sagen, daß Sie sich, wenn Sie Ihren Kaffee mit drei Stück Zucker süßen, auf der Stelle in einen aggressiven und asozialen Giftzwerg verwandeln werden. Ich habe die Forschungen von Palm erwähnt, um Ihnen klar zu machen, daß der übertriebene Genuß von Zucker einer der Grundfehler unserer Ernährung ist, der tief in unserem Lebenshabitus verwurzelt ist. Zucker essen und lutschen ist zur Gewohnheit geworden. Es gehört zum guten Ton, Freunden Süßigkeiten anzubieten und Kinder damit zu überfüttern. Der Zucker wird konsumiert, als handle es sich um eine neutrale Substanz. Das ist er aber nicht. Man kann sogar bezweifeln – wie es der amerikanische Verband für Diätik übrigens tut –, daß der Zucker wirklich unersetzlich für unsere Gesundheit ist, vor allem in der Form, wie die Industrie ihn uns verabreicht. Ist süß essen und süß trinken eine Gewohnheit oder eine Notwendigkeit?

Allen, die sich dieser Gewohnheit nicht berauben wollen, rate ich, braunen Naturzucker zu verwenden und nicht den gebräuchlichen Weißzucker, der sicher im Lauf seiner Verfeinerung viele seiner natürlichen Eigenschaften eingebüßt hat. Es gibt auch künstliche Süßstoffe, die es den Diabetikern und Übergewichtigen erlauben, „gesüßt" zu trinken, ohne Zucker zu verwenden. In den düsteren Tagen der Okkupation haben die Franzosen – wie sicherlich die Angehörigen aller kriegführenden Länder – die Existenz des Sacharin für sich entdeckt. Allerdings hat in den USA die F.D.A. (Kontrolle für Nahrungsmittel und pharmazeutische Produkte) das Sacharin als krebsfördernd bezeichnet.

Eine amerikanische Firma hat angeblich jetzt den Wundersüßstoff hergestellt, das Aspartam, und zwar aus zwei Substanzen, die man in der Milch, im Fleisch und im Gemüse vorfindet. Nach Angaben der Erzeugungsfirma stelle das Aspartam also für den menschlichen Organismus nichts Neues dar und könne auf keinen Fall schädlich sein. Aspartam enthalte zudem den hundertfachen Süßstoff von natürlichem Zucker, man brauche daher nur sehr kleine Mengen für Speisen und Getränke zu nehmen. Vielleicht liegt in diesen neuen ungiftigen und hochwirksamen Süßstoffen die Zukunft für alle, die auf ihr Gewicht achten müssen und dennoch ihren Bedarf an „Süßem" decken wollen, ohne Kalorien zu sammeln. Aber ich mißtraue nun einmal a priori der Wunderchemie. Sie macht mir Angst, sie ist eine Zauberin, die ebensogut Wunder wie Katastrophen herbeizaubern kann.

Während wir also auf das chemische Wundermittel warten, können wir, dem Beispiel Doktor Palms und vieler Amerikaner folgend, ein ideales Ersatzmittel verwenden: die Fruktose, den Fruchtzucker.

Die Fruktose ist ein Zucker, den man in allen süßen Früchten neben der Glukose, dem Traubenzucker, findet. Auch der Honig enthält den kostbaren Fruchtzucker in hohem Maß. Anders als der gewöhnliche Zucker hilft laut Dr. Palm dieser uns die Proteine zu verarbeiten und die Kalorien schneller zu „verbrennen", er schenkt uns lang anhaltend Kraft und Energie. Während einer Schlankheitskur sorgt der Fruchtzucker für den Stoffwechsel der in der Nahrung enthaltenen und im Körper gelagerten Fette.

Außerdem beseitigt er die Symptome der Zuckerkrankheit: Diese tritt fast immer zusammen mit Fettleibigkeit, Depressionen und Überaktivität auf, ist aber auch oft der Grund für Ermüdungserscheinungen und Nervosität. Fruchtzucker existiert in kristallisierter Form, aber auch als Brei und hat dieselben Qualitäten wie unser guter alter Honig, den ich zum Süßen meiner Tees verschreibe.

Alle diese Überlegungen, alle diese durch meine bäuerliche Herkunft und lange gesammelten Erfahrungen untermauerten, aber notfalls auch korrigierten Erkenntnisse lagen der Ausarbeitung unserer Heilmethoden im Wallis zugrunde. Ich beginne fast immer damit, bei unseren Gästen die Fehler der Ernährung zu korrigieren. Damit will ich die ermüdeten oder verkümmerten Organe auf natürliche Weise wieder zur Arbeit anregen.

Man muß das Übel bei den Wurzeln packen, wenn man eine dauerhafte Heilung erreichen will. Nun, da gibt es viele Wurzeln. Bei den einen ist es das Nervensystem, bei den anderen die Leber, die seit Jahren nicht mehr arbeitet, bei vielen ist es die Verdauung, die nicht funktioniert und den Organismus durcheinanderbringt.

Die Verstopfung ist tatsächlich oft der Grund für alle möglichen Mißstände. Sie ist die am weitesten verbreitete Krankheit unserer Epoche. Viele Menschen leiden unter ihr, doch niemand spricht darüber. Sie ist tatsächlich an vielem schuld.

In der Mehrzahl der Fälle hat die Verstopfung keinen organischen Grund und geht aus keiner uns bekannten Krankheit hervor. Sie ist funktioneller Art und resultiert aus unseren Lebens- und Eßgewohnheiten. Zu den ersteren gehört die Schwierigkeit, immer dann aufs Klo gehen zu können, wenn man das Bedürfnis danach hätte. Denn durch die Urbanisierung wird es einem unmöglich gemacht, sich dann und wann diskret hinter einen Busch zurückzuziehen. Man unterdrückt also den Drang und gefährdet so die tägliche Entleerung, welche die Regel sein sollte. Der Reflex meldet sich immer seltener. Viele Menschen haben nur noch dreimal, zweimal, ja nur noch einmal wöchentlich Stuhl und müssen auf Abführmittel zurückgreifen, die auf die Dauer den Darm derart reizen, daß man von einer echten Abführmittelkrankheit sprechen kann.

Auch chemische Substanzen können eine Verstopfung hervorrufen, wenn der Darm auf diese anormalen Stoffe mit der Einstellung seiner Tätigkeit reagiert. Diese chemischen Substanzen können Medikamente, aber auch chemische Rückstände in der Nahrung sein, die man zu sich nimmt, ohne es zu wissen. Unter den anderen Ursachen haben mich zwei besonders interessiert. Auch da kann Abhilfe geschaffen werden.

Die eine liegt wieder einmal in den Fehlern unserer Ernährung. Man ißt viel zuwenig Gemüse, nimmt also viel zuwenig Zellulose auf. Die pflanzlichen Fasern aber, die sich mehr oder weniger reichlich im Gemüse, im Obst, aber auch im Getreide und im Dörrgemüse finden, binden das Wasser im Darm und sind praktisch unerläßlich für die Regelmäßigkeit des Stuhls. Man kann ihr Nichtvorhandensein mit Vollkornbrot kompensieren: es führt dem Darm Kleie zu, wodurch er wieder fast normal arbeiten kann. Früher, als man jeden Tag große Teller Gemüsesuppe, Kohl und Rüben aß, kannte man keine Verstopfung. Also deshalb mehr Gemüse auf den Speisezettel!

Die zweite Ursache ist psychologischer Natur. Lange bevor man die psychologischen Faktoren ernst zu nehmen begann[1], habe ich sie schon für wichtig, ja entscheidend gehalten. Ärger, ein von Zwangsvorstellungen bestimmtes Verhalten oder andere psychische Störungen können Verstopfungen begünstigen, besonders wenn sie – was sehr häufig der Fall ist – mit einer unausgewogenen und schädlichen Ernährung gekoppelt sind. Wenn ich günstige Resultate in der Behandlung von Verstopfungen erreichen konnte, dann lag das daran, daß ich den geistigen Zustand meiner Kranken genauso wichtig nahm wie ihre physischen Beschwerden und ihre Art zu leben.

Ich pflegte den Körper, aber auch das Herz und die Seele. Und mir standen und stehen dazu immer meine treuen Freundinnen, die Pflanzen, zur Verfügung, die in aller Einfachheit höchst wirksam sind: Wermut, Knoblauch, Mandelbaum, Artischocke, Faulbaum, Basilikum, Kamille, Kirschbaum, Zichorie, Kohl, Estragon, Bockshorn, Fenchel, Esche, Malve, Senf, Zwiebel, Pfirsichbaum, Apfelbaum, Pflaumenbaum, Rose, Thymian, Veilchen.

Ich rate besonders zu Fuß- und Handbädern, die folgendermaßen zusammengesetzt werden: eine Handvoll Artischockenblätter, eine halbe Handvoll Kamillenblüten, eine Handvoll Endivienblätter und -wurzeln, eine Handvoll Kohlblätter, eine Handvoll Malvenblüten, eine große geraspelte Zwiebel, eine Handvoll Thymian und eine Handvoll Veilchen auf zwei Liter Wasser, für zwei Bäder täglich.

Allen, die an Verstopfung leiden, sage ich: Achten Sie auf Ihre Leber und vergessen Sie nie, daß folgende Pflanzen die Freunde Ihrer Leber sind: Schafgarbe, Odermennig, Knoblauch, Anis, Artischocke, Spargel, Klette, Basilikum, Birke, Borretsch, Buchsbaum, Kamille, Gartenmöhre, wilde Möhre, schwarzer Johannisbeerstrauch, Kerbel, Distel, Schöllkraut, Zichorie, Zitrone, Kohl, Fenchel, Erdrauch, Besenginster, roter Johannisbeerstrauch, Melisse, Minze, Zwiebel, Petersilie, Löwenzahn, Rosmarin, Rose, Tanne, Salbei, Thymian und Eisenkraut. Und Ihre Leber wird

[1] Prof. Gouin hat auf einem Kongreß kürzlich auf die „moderne Zeiterscheinung", die Verstopfung, hingewiesen.

Ihnen besonders dankbar sein, wenn Sie nach allen Hauptmahlzeiten einen Aufguß folgender Kräuter trinken: Anis, Basilikum, Fenchel, Minze, Rosmarin, Bohnenkraut und Kerbel. Jeweils eine Prise pro Schale Wasser.

Daß wir unsere Ernährungsweise kontrollieren sollen, klingt nicht besonders originell. Aber ich lege großen Wert auf diese Kontrolle. Früchte und Gemüse sollten einen wichtigen Platz in unserem täglichen Ernährungsplan einnehmen. Manche Gemüse sind sehr sättigend, ohne allzuviel Kalorien zu enthalten. Auch der Kochzeit kommt natürlich eine wichtige Rolle zu.

Ich schlage vor, jede Mahlzeit mit einer Frucht oder einem frischen Gemüse zu beginnen. Ihr Geschmack setzt die Magensäfte in Funktion, die Verdauungstätigkeit des Magens kann losgehen. Ebenso sollte man die Mahlzeit mit frischem Obst beschließen. Es ist erwiesen, daß eine gekochte Speise zu Beginn der Mahlzeit ein Ansteigen der weißen Blutkörperchen im Blut hervorruft. Der Organismus reagiert, als kämpfe er gegen Infektionen und Krankheiten.

150 Gramm folgender Gemüse enthalten nur 40 bis 70 Kalorien: Kürbis, Chicorée, Blumenkohl, grüne Bohnen, junge Erbsen, Auberginen, Karotten, Porree, Spinat etc.

Gegrilltes Fleisch bekommt natürlich einen Ehrenplatz. Rindfleisch ist im allgemeinen mehr zu empfehlen als Kalbfleisch, denn Kälber werden ja fast nur noch künstlich ernährt. 100 Gramm Hammelsteak, Entrecôte oder gegrilltes Kotelett übersteigen nicht 180 Kalorien.

Obwohl das Wallis ein Bergland ist, enthält der Speisezettel auch Fisch. 200 Gramm Rochen, Kabeljau, Seezunge und Goldbarsch enthalten nicht mehr als 150 Kalorien (638 Joule).

Auch Käse erscheint auf dem Speisezettel, allerdings vom Küchenchef besonders sorgfältig ausgesucht.

Hier einige Menüs:

Ein Apfel
Entrecôte (Rippenstück), gegrillt
Blumenkohl mit Petersilie
Käse

Geraspelte Karotten
mit Zitronensaft beträufelt
Lammkeule mit Rosmarin
Kürbis
Käse

Rotkohlsalat
pochierte Schollenfilets
Fenchel mit Eigelb überbacken
frische Ananas

Porreesalat
Rindfleisch mit Gemüse
Birne Williams

Grüner Salat
Tournedos (Lendenschnittchen), gegrillt
Spinat
Apfel

Artischocke
Bratspieß, provenzalisch
grüne Bohnen
Kompott

Rohkostsalat
pochiertes Kohlfischfilet
Schwarzwurzeln mit Knoblauch
Joghurt

Blumenkohlsalat
gegrilltes Hammelkotelett
Kochsalat
Orangendessert

Eine halbe Grapefruit
gebratenes Kaninchen mit Kräutern
gedünsteter Rotkohl
Emmentaler

Hartes Ei mit Tomate
Rostbeef
grüne Bohnen mit Petersilie
Birnenkompott

Rote Beete
pochiertes Huhn mit Gemüse
gedünstete Sellerie
Obstsalat

Gurken in Joghurt
gegrilltes Schnitzel
Karotten Vichy
Weintrauben

Gemischter Salat
gegrilltes Hähnchen
Kochsalat mit jungen Erbsen
Grapefruitcocktail

Geraspelte Sellerie
mit Zitronensaft
Forelle blau
gegrillte Tomaten
Pflaumenkompott

Gänsefußscheiben in
weißer Soße
Rumpsteak (Rumpfstück), gegrillt
Aubergines (Eierfrucht), provenzalisch
Quark

In der Erdbeerzeit bieten wir reichlich Erdbeeren an, und zwar mehr als Vor- denn als Nachspeise, einer alten Tradition zufolge, nach der die Erdbeere als Apéritif galt. Jedenfalls sollte man soviel wie möglich von dieser köstlichen Frucht essen. Sie ist reich an Fruchtzucker, Salz, Kalium und Eisen. Ihre Blätter und die Wurzel enthalten Phosphor und Natrium. Die Erdbeere ist ein „Wiederhersteller", sie ist gut bei Eisenmangel und Rheumatismus, gut für Leberkranke und Nervöse. Blätter und Wurzeln sind heilsam für Schwellungen. Angeblich soll die Erdbeere Nesselfieber verursachen, aber „wenn man", wie Henri Leclerc es ausdrückt, „hemmungslos seiner Neigung für Hummer in Mayonnaise, Gänseleber und Bordeaux gefrönt hat, dann müssen nicht unbedingt die Erdbeeren mit Sahne, die das Festmahl abschließen, an dem Nesselfieber schuld sein, das man eher als verdiente Strafe für Völlerei auffassen sollte". Achten Sie dennoch darauf, daß Sie keine mit Kunstdünger behandelten Erdbeeren essen. Verlangen Sie, wenn möglich, „biologische" Beeren.

Sie sehen, es ist gar nicht so schlimm mit der Diät. Die Vielfalt und die Qualität der Produkte und der Küche machen diese „Magerkost" sehr anziehend. Am Anfang befürchteten wir, daß die „großen Esser" protestieren würden, aber wir haben uns sehr schnell von ihrer Zufriedenheit überzeugen können. Und jeden Tag zeigt ihnen die Waage, daß ihr Optimismus berechtigt war.

Aber es kommen nicht nur die „Dicken" ins Wallis. In erster Linie sind es Kranke, die ich gepflegt und geheilt habe. Ich habe auf einer zusätzlichen ärztlichen Kontrolle bestanden, und ich rate dringend davon ab, eine ärztliche Behandlung abzubrechen.

Wir behandeln die Kranken mit Pflanzen, sowohl durch innere als auch durch äußere Anwendung: durch Breiumschläge, besonders auf der Leber, und besonders durch Fußbäder (morgens) und Handbäder (abends). Diese Therapie kommt vielen sehr bescheiden vor, ja sogar ein bißchen lächerlich, ich weiß es wohl, aber außer, daß sie von allen vertragen wird und keinesfalls die Beschwerden vergrößert oder neue schafft, hat sie in meinen Augen den großen Vorteil, dem Organismus zu erlauben, von den Pflanzen zu profitieren, ohne die Leber, die Nieren und den Verdauungsapparat zu belasten, wie es die synthetischen Produkte tun. Die langjährige Erfahrung mit dieser Art der Behandlung hat mich von ihrer positiven Wirkung überzeugt, die auch von anderer Seite immer weniger bezweifelt wird.

Von meinen Pflanzen weiß ich, daß sie die verschiedenen wichtigen Organe des Körpers erreichen, ohne anderen Organen Schaden zuzufügen.

Der Absud für die Hand- und Fußbäder darf nur von Pflanzen hergestellt werden, die nicht chemisch (mit Pestiziden, Insektiziden etc.) behandelt worden sind. Die von meinem Sohn Didier auf Grund meiner Methoden bestimmte Mischung wird nach Absprache mit dem behandelnden Arzt oder unserem Hausarzt individuell hergestellt und vor Gebrauch auf 40 Grad erhitzt. Die Bäder dauern zwischen sechs und zehn Minuten.

Die Heilkräfte der pflanzlichen Extrakte dringen durch die Handflächen und Fußsohlen in den Organismus ein. Dieses Phänomen ist seit Urzeiten bekannt. Mir kommt kein anderes Verdienst zu, als immer daran geglaubt und es angewendet zu haben. Da in den Fußsohlen und Handflächen die Nervenstränge zusammenlaufen, können die Bäder eine so starke Wirkung auf das Nerven- und Kreislaufsystem ausüben.

Ach, die Fußbäder! Über sie ist viel gelacht worden, und sie haben mir viel Spott, auch bösen Spott eingebracht. Kranke haben mich gefragt, ob ich mich über sie lustig machen wolle, Ärzte haben mich gefragt, ob ich mich über die Kranken lustig machen wolle, und Richter haben mich gefragt, ob ich mich über ... die ganze Welt lustig machen wolle. Und alle diese Scherze waren nur möglich, weil Phänomene, die so alt sind wie der Mensch, einfach vergessen worden sind. Wenn ich mir wirklich einen Scherz erlauben und einem Skeptiker den Mund stopfen will, dann rate ich ihm zu folgendem Experiment: er möge sich die Fußsohle kräftig mit einer halbierten Knoblauchzehe einreiben. Das ist alles. Aber nach einigen (im allgemeinen schon nach zwei) Stunden wird er, und sei er noch so skeptisch veranlagt, den Knoblauchgeschmack auf der Zunge spüren. Das ist sehr einfach und weit überzeugender als alle gelehrten – und wahren – Theorien über die Phänomene des menschlichen Körpers. Es wird viel zuwenig betont, welch ein Wunderwerk er ist.

Die Heilkraft der Kräuter und die Wirksamkeit meiner Methoden brauchen nicht mehr bewiesen zu werden. Das zeigt das Interesse vieler Ärzte und paradoxerweise gerade der modernsten.

Schon vor einem Jahrhundert wußte man, daß ein einfaches, von kaltem Wasser getränktes Leintuch, wenn man es um Füße, Knie und Arme legte, den Blutkreislauf anregt, daß Kompressen in der Hüftgegend das Nervenzentrum beruhigen und daß man mit Handbädern viel erreichen kann. Es gab übrigens damals eine umfangreiche Therapeutik des Bades, der Spülung und der Kompresse. Bis vor gar nicht langer Zeit hat man noch bei uns auf dem Land häufig Fußbäder gemacht. Und mit Erfolg. Dann hat man sich mit einer solchen Verachtung von diesen natürlichen, erprobten Methoden abgewandt, daß sie in Vergessenheit geraten sind und sich der Schleier modernistischer Erkenntnisse über sie gelegt hat, der uns so viele Wahrheiten verbirgt. Und heute nun werden sie mit viel Getöse wiederentdeckt. Mehr und mehr Ärzte neigen – wie ich – dazu, Fuß- und Handbäder zur Behandlung gewisser Krankheiten anzuwenden, bei denen das medikamentöse Heilverfahren versagt hat, besonders bei Allergien und Ekzemen. Darüber freue ich mich natürlich.

Ich weiß besser als mancher andere, was Pflanzen vermögen, wenn man sie nur mit Vorbedacht wirken läßt, so wie es in unserem Haus im Wallis geschieht. Und das wissen die Ärzte und zögern nicht, uns ihre Patienten zu schicken. Es ist dann sehr ermutigend für mich, wenn solche Ärzte mir schreiben, wie es jener praktische Arzt aus Lausanne tat: „Ich bin an Ihren therapeutischen Methoden sehr interessiert. Im Falle meines Patienten M. D. wäre ich Ihnen sehr dankbar, wenn Sie mir mitteilen würden, was Sie ihm verschreiben." Sein Patient litt seit vierzig Jahren an einem über den ganzen Körper verbreiteten Ekzem. Alle Mittel hatten versagt. Drei Monate nach Beginn der Behandlung mit Heilpflanzen war das Ekzem verschwunden, nur ein schwacher Juckreiz war zurückgeblieben.

Ich muß mich bei diesem Arzt bedanken; denn er führte M. D. durch sein volles Wartezimmer und verkündete freimütig: „Dies ist das Werk von Mességué!" Und ich antwortete ihm ebenso offen: „Ich habe nichts dazu getan. Das ist allein das Werk der Pflanzen."

Die Reaktivierung des Kreislaufs im Bereich der wesentlichen Organe wie Leber, Nieren etc. bewirkt einen besseren Abbau der Gifte. Erhöhter Urinabfluß befreit das Blut von seinem Zuviel an Cholesterin und an Harnsäure und verbessert auf diese Weise den Blutdruck.

Mir ist bekannt, daß in gewissen Fällen der überhöhte Cholesterinspiegel für nicht gefährlich gilt. Ich finde es dennoch für besser, wenn er sich in vernünftigen Grenzen hält. Und ganz unabhängig von der Wirkung auf die spezifische Krankheit jedes einzelnen üben die Hand- und Fußbäder einen wohltuenden Einfluß auf das Nervensystem und damit auf die Schlaftätigkeit aus.

Ich zitiere jetzt einige Gutachten, die besser als lange Reden den Erfolg unserer Kuren demonstrieren.

Die Genferin Madame S., 49, ist zu einer begeisterten Pflanzenfreundin geworden. Warum? In elf Kurtagen hat sie 5,30 Kilogramm abgenommen, zehn Zentimeter an Taillenweite und acht Zentimeter an Hüftumfang.

Madame H. aus Thalwil kam mit folgender ärztlicher Diagnose bei uns an:

Unter Antibiotika
Allergie seit einem Jahr
Verstopfung

Nach elf Kurtagen stellte der Arzt fest: Zeigt keine Anzeichen mehr von Allergie; leidet nicht mehr unter Verstopfung, hat 4,30 Kilogramm und 13 cm Taillenweite abgenommen. Worüber sie sich am meisten freut.

Der Cholesterinspiegel von Madame F., 62, und ihr Blutdruck waren, als sie am 7. August 1976 unser Haus verließ, beträchtlich gesunken, und sie verlor in vierzehn Tagen 4,30 Kilo.

Einen weiteren ebenso klaren Beweis für die Bedeutung des Allgemeinzustands bei der Behandlung einer spezifischen Krankheit lieferte uns Monsieur I., 56, der an einem „unheilbaren" Ekzem an den Händen litt. Nach elf Tagen Kur stellte der Arzt fest, daß das Ekzem, welches sich bisher jeder gezielten Behandlungsmethode widersetzt hatte, verschwunden war. Die Waage meldete einen Gewichtsverlust von vier überflüssigen Kilo. Das allein sagt schon fast alles.

Man könnte diese ermutigende Liste noch lange fortsetzen. Sie zeugt für die Seriosität der Behandlung und für die profunde Kenntnis der Pflanzen, unserer Verbündeten, ohne die wir in den heiklen Fragen der Gesundheit und des physischen und psychischen Gleichgewichts nichts ausrichten könnten.

Zu den zahlreichen Problemen, die wir zu bewältigen hatten, um in der Mehrzahl der Fälle den größtmöglichen Erfolg zu erzielen, gehörte auch die Aufstellung eines Tagesprogramms:

7.30 Uhr – Fußbad im Zimmer, mit mazerierten (aufgeweichten) Pflanzen, 40 Grad.
7.45 Uhr – Jeder Kurgast bekommt Kräutertee.
8.00 Uhr – Frühstück: Vollkornbrot, Kaffee oder Tee (ohne Milch).
8.30 Uhr – Schönheitspflege: Körpermassage mit einer Spezialsalbe aus Kräuterextrakten. Gymnastik. Wirbelsäulenmassage mit meiner revitalisierenden Creme aus Kräuterextrakten.

13.00 Uhr – Mittagessen: Frisches Obst – Fleisch vom Grill oder Fisch – Salat – Käse oder Nachtisch.

15.00 Uhr – Schönheitspflege: Zu Beginn der Kur wird eine Hautreinigung und Gesichtspflege mit pflanzlichen Produkten aus dem Labor „Plantes sauvages" durchgeführt. Alle zwei Tage entspannen sich die Kurgäste am Nachmittag unter unseren Kräutermasken.

18.00 Uhr – Handbad im Zimmer, mit mazerierten Pflanzen, 40 Grad.

19.00 Uhr – Abendessen: Frisches Obst – Fleisch vom Grill oder Fisch – Salat – Käse oder Nachtisch und ein aus fünf verschiedenen Pflanzen hergestellter Beruhigungstee.

21.00 Uhr – Breiumschlag: Jeden zweiten Tag bekommt der Kurgast nach dem Abendessen einen Breiumschlag aus Pflanzenextrakten, dessen Aufgabe darin besteht, die Funktionen der Leber und der Gallenblase und die Darmtätigkeit anzuregen, eine Grundvoraussetzung für den erfolgreichen Kampf gegen die Fettleibigkeit.

Im Lauf des Tages muß jeder Kurgast einen Liter eigens für ihn hergestellten Kräutertee zu sich nehmen, der ebenfalls harntreibend und verdauungsfördernd wirkt. Der Kurgast sollte dieses Gebot nicht auf die leichte Schulter nehmen, denn wenn diese Flüssigkeitsmenge dem Organismus nicht zugeführt wird, dann holt er sie sich aus der täglichen Nahrungsration, die dann ihrerseits mehr Flüssigkeit enthalten müßte, um das Bedürfnis danach befriedigen zu können.

Sie werden sich fragen, warum die Schönheitspflege[1] innerhalb

[1] Zwei Tips für Ihre Schönheit: Für die Frische des Teints (welcher ein Spiegelbild Ihrer Gesundheit ist) rate ich allen, die eine fette oder mittelfette Haut haben, abends abwechselnd die folgenden beiden Aufgüsse zu trinken: Am ersten Abend Anistee (zwei Prisen pro Tasse, zwei Minuten ziehen lassen) und am nächsten Abend einen Aufguß aus einer Prise Lindenblüten, einer Prise Orangenblüten und einer Prise Rosmarin, die Sie zwei Minuten ziehen lassen. Gegen Falten und alternde Haut hilft das Bohnenkraut: Um der Faltenbildung vorzubeugen oder sie zu mildern, nehmen Sie jeden Abend eine Prise Salbei pro Tasse, zwei Minuten ziehen lassen.

der Kur so wichtig genommen wird, wobei es gleichgültig ist, wie jung oder alt der Kurgast ist. Ich bin der Überzeugung, daß Schönheitspflege unbedingt zu einer Kur, die vor allem dem Allgemeinzustand gilt, gehört. Die Frauen sollen sich hübscher und gepflegter vorkommen. Und ich glaube, daß sich dieses positive Gefühl auf das ganze Verhalten und auf die Psyche auswirkt. Die Lebensfreude besitzt eine nicht hoch genug einzuschätzende Heilkraft. Sie ist ein nicht zu ersetzender Faktor unseres inneren Gleichgewichts. Deshalb schenken wir der Schönheitspflege soviel Zeit und Aufmerksamkeit. Die Eintragungen in unserem Goldenen Buch zeigen uns, wie sehr die Gäste das zu schätzen wissen. Die Prinzessin S. zum Beispiel, die in ganz Europa für ihren schwierigen Charakter bekannt ist, schrieb, daß diese in einem außergewöhnlichen Rahmen durchgeführte Kur eine echte Regenerierung auf physischem und psychischem Gebiet gewesen sei. „Ich habe“, sagte sie, „wieder mein altes Gewicht und meinen Optimismus aus jungen Tagen.“

8

Meine zwei gelben Trikots

Ich betrachte den jungen Mann, der vor mir auf der Terrasse von Bazillac steht. Sein Gesicht ist ein berühmtes Gesicht. Fernsehteams aus aller Welt haben es gezeigt, schweißtriefend, vor Anstrengung verzerrt, aber auch wunderbar entspannt durch die Freude des Sieges.

Er lächelt mir zu. Es ist ein schüchternes Lächeln, das ein Grübchen in sein energisches Kinn gräbt.

Seit dreißig Jahren behandle ich Menschen. Ich habe zwangsläufig gelernt, ein Gesicht zu „entziffern“, eine Haltung, einen Schritt, eine Geste, einen Tick, den Tonfall einer Stimme. Alle alten Therapeuten haben diese irgendwie intuitive Menschenkenntnis erworben. Der tägliche Anblick von Schmerz, Furcht, Beklemmung und Hoffnung ist ein großer Lehrmeister, eine Schule des Verstehens und Durchschauens.

Was ich in diesem kräftigen und großflächigen Gesicht und aus dem offenen Blick der braunen Augen lese, gefällt mir. Bernard Thévenet hat die zugleich fröhliche und ernste Physiognomie des burgundischen Bauern, der er ja ist, da er von einer langen Kette bäuerlicher Vorfahren abstammt. Dieses Gesicht findet man auf allen alten Kupferstichen der französischen Geschichte. Der „fröhliche und charmante Franzose“, der „furchterregende Haudegen und Kavalier der Damen“, von dem ein englischer Chronist erzählt, hat immer das Gesicht dieses Thévenet gehabt, der mich am Tag vor der Tour de France besucht.

„Vielen Dank, daß Sie mich empfangen, Herr Bürgermeister!“

Er setzt sich in meinem Büro nieder. Er wirkt ernst und beinahe sorgenvoll. Ich weiß, unter welcher entsetzlichen Anspannung ein Champion am Tag vor einem Wettkampf wie der Tour de France steht. Besonders wenn er Thévenet heißt und sich alle Hoffnungen Frankreichs auf ihn konzentrieren.

Thévenet hat nach seinem Triumph 1975, als er die Tour vor dem großen Merckx gewann, bei der folgenden Tour einen schrecklichen „Leerlauf" durchgemacht. Krank und geschwächt von einer virusbedingten Leberentzündung, mußte er aufgeben.

Daraufhin bekam er die unbarmherzige Launenhaftigkeit der Masse zu spüren. Für den in den Himmel gehobenen Sporthelden ist der Tarpejische Felsen sehr nah am Kapitol, und das Publikum kann gar nicht genug Schimpf über sein geschlagenes Idol ausgießen, dem es noch am Tag zuvor zugejubelt hat!

Aber ich weiß, daß Thévenet Hohn und Spott mit derselben Würde ertragen hat wie den Ruhm. Ich weiß das um so mehr zu schätzen, als ich selbst zur Genüge die verschiedenen Gesichter der „launischen Fortuna", wie die Alten sagten, kennengelernt habe und weiß, daß man, wie Kipling sagt, „Erfolg und Niederlage, diese zwei Lügner, mit der gleichen Gelassenheit empfangen muß"!

„Es wird hart werden", sagte Thévenet. „Da ist Merckx mit seinem unersättlichen Hunger nach Sieg; Merckx ist immer noch derselbe ‚Kannibale', auch wenn er nicht mehr unbesiegbar ist. Und alle die anderen, Van Impe, Kuiper, Zoetemelk ... Und sehen Sie, ich möchte keine Enttäuschung sein. Das wäre zu schlimm."

Er schaut auf seine Hände, große, gutgebaute Hände. „Der professionelle Radsport wird zu hart. Man verlangt zu viel von uns. Zwölf Monate im Jahr muß man in Form sein, bei jedem Ausscheidungskampf, für jedes Rennen, für jede Tour! Nie hat man das Recht zu einem ‚Leerlauf' oder einem ‚Loch'. Aber schließlich sind wir keine Übermenschen. Man kann ja einmal indisponiert oder krank sein wie andere Menschen. Aber das ist dann gleich eine Katastrophe. Wenn man nicht mehr funktioniert, ist das der Abstieg ins Wettbüro ... Keine Verträge mehr ... Arbeitslos."

Er schaut auf und sieht mich gerade an.

„Ja, und wenn der Rennfahrer merkt, daß er nachläßt, dann gibt er sich selbst den Rest und läßt sich ‚Dynamit' spritzen."

Ich kannte den Ausdruck „Dynamit". Mit „Dynamit" war „Doping" gemeint, ein Stimulans, das dem Organismus den nötigen Peitschenhieb versetzt und ihn manchmal sogar zu großen Leistungen anspornt.

„Das Doping ist entsetzlich. Es ist eine Krankheit, an der der Radsport sterben wird."

Er bricht ab, aber ich weiß, er denkt an die üblen Praktiken, die trotz aller Kontrollen in der Welt des Sportes ihr Unwesen treiben. Ich weiß, er denkt an die gefährlichen „Drogen", „Mischungen" und „Suppen", die die Jungen verschlingen, die sie sich spritzen aus Angst vor dem Leistungsabfall.

„Ich will nicht zum Doping übergehen. Deshalb bin ich zu Ihnen gekommen."

„Glauben Sie an meine Pflanzen?"

„Ja. Ocaña schwört, daß er seine Tour nur dank der Pflanzenaufgüsse gewonnen hat, die Sie ihm empfohlen haben."

„Das stimmt. Er hat jeden Tag einen Aufguß aus der Mischung getrunken, die ich ihm mitgegeben habe. Jeden Tag."

„Es war eine schreckliche Tour für Ocaña", sagte Thévenet leise. „Er fuhr alle Etappen gegen die Uhr, hängte in den Alpen und Pyrenäen alle ab, alle, selbst Merckx, und Merckx war gut in Form 1974!"

„Ich will Ihnen etwas zeigen, Thévenet . . ."

Ich stehe auf, öffne einen Schrank und nehme ein sorgfältig zusammengelegtes Stückchen Stoff heraus. Ich entfalte es.

„Das ist ja ein gelbes Trikot!" ruft Thévenet.

„Es ist das von Ocaña. Er hat es mir nach seinem Sieg geschenkt."

Ich sehe die Szene vor mir, als sei es gestern gewesen. Ich sehe den großen, mageren Burschen in mein Büro kommen, braungebrannt, mit rabenschwarzem Haarschopf und ebenso schwarzen, fast fiebrig glänzenden Augen. Ich sehe ihn auf mich zukommen, mit ausgebreiteten Armen wie ein Torero, in der Hand das gelbe Trikot schwenkend, das so viele Hoffnungen auf sich konzentriert, das so viel Mühe gekostet, so viel Opfer verlangt hatte und jetzt so ruhmbedeckt war.

„Das ist für Sie . . .“

Luis Ocaña war kein Freund großer Worte. Seine feurigen Augen sprachen für ihn. Er hielt mir sein gelbes Trikot wie eine Fahne nach gewonnener Schlacht entgegen.

„Ihnen verdanke ich es, Ihnen schenke ich es!“

So ist Ocaña! Stolz und distanziert wie ein spanischer Grande, aber gefühlvoll, sensibel und dünnhäutig. Ocaña, der sich bis zur äußersten Grenze seiner Kräfte schlägt – und manchmal darüber, Ocaña, der seine Eltern, seine Frau und seine Kinder heiß liebt, der nie eine Beleidigung, nie eine Wohltat vergißt. Ocaña, der „hidalgo“, wie er im Buche steht!

Thévenet betrachtet voller Respekt das gelbe Trikot. Er weiß, was dieses Trikot bedeutet, an Mut und an Schmerz.

„Stellen Sie mir auch eine Ihrer ‚Mischungen‘ her?“

„Ich weiß was Besseres. Wir machen es zusammen.“

Ich führe Thévenet zu den Feldern am Rande des Parks von Bazillac, wo meine Pflanzen ohne chemische Produkte angebaut werden.

Unwillkürlich wende ich mich ostwärts und schaue über den flamingofarbenen See und den bewaldeten Hügel in die Richtung von Fleurance. Da unten ist der Tour-de-France-Wirbel in vollem Gang. Meine gute Stadt ist von einem enormen, sagenhaften Werbezirkus verschlungen worden, und die ganze Gascogne schaut verdutzt auf das ungeheure Spektakel, daß ich ihr vorausgesagt hatte und an das sie nicht glauben wollte.

Seit zwei Tagen ist Fleurance der Mittelpunkt für Fernsehteams, Rundfunkreporter und Journalisten aus aller Welt. Tausende europäische Touristen entdecken den Gers! Noch nie hat der Südwesten Frankreichs einen solchen Zustrom von Fremden erlebt, ein solches Sprachengemisch, in dem sogar das Afrikanische vertreten ist!

Und morgen wird sich die buntscheckige, tausendstimmige Schlange von Fleurance zu den blauschimmernden Pyrenäen am Horizont wälzen.

„Der Boden ist gut für Mais hier . . .“

Thévenet hat sich hingehockt und zerbröckelt bedächtig eine Handvoll Erde. An dieser Geste – auf der ganzen Welt ist es die gleiche – erkenne ich den Menschen der Erde, den Bauern. Und plötzlich weiß ich, warum ich mich diesem großen, ruhigen, seine Worte wägenden Jungen so verwandt fühle. Er stammt wie ich von den Bauern dieses Landes ab. Er ist wie ich als Junge durch Hohlwege getrabt und hat in der Volksschule vor dem „Herrn Lehrer" oder der „Frau Lehrerin" die gleiche Geographielektion aufgesagt wie ich, hat die Kühe auf der Weide gehütet und von den Hecken die Maulbeeren gegessen wie ich.

Wir sind am Rosmarinfeld angekommen, auf dem zwei „Pflükker" an der Arbeit sind.

„Was sind das für Pflanzen?"

„Rosmarin. Kommt auch in Ihren Tee."

Thévenet pflückt einen Zweig und riecht daran.

„Das riecht gut."

„Rosmarin mit Salbei, Schafgarbe, Minze und Bohnenkraut mischen – und sie gewinnen die Tour de France!"

Thévenet lächelt und schüttelt den Kopf.

„Wenn das doch wahr sein könnte!"

„Wenn Sie meine Anweisungen genau befolgen, kann ich Ihnen vor dem Notar bescheinigen, daß Sie in Paris im gelben Trikot ins Ziel fahren werden!"

Da ich in vollem Ernst spreche, hört auch Thévenet auf zu lächeln und schaut mich an. Er fühlt, daß ich glaube, was ich sage.

„Ich werde alles machen, was Sie mir auftragen, bestimmt!"

Zurückgekehrt nach Bazillac bereite ich die „Mischung" vor, sie besteht aus einfachen Pflanzen, deren Heilkraft mir schon lange bekannt ist.

Vor Jahren schon habe ich begonnen, ein Rezept für einen kräftigenden Tee auszuarbeiten. Es sollte kein Zaubertrank à la Asterix werden, sondern eine vollkommen unschädliche Mischung, die den Organismus schnell und kräftig aktiviert und für eine schnellere Regenerierung der Energiereserven sorgt. Diese Idee ist mir nach einem Essen in meinem Haus mit Louison Bobet, Felix Lévitan und Jacques Goddet gekommen. Diese drei Männer, die besser als jeder andere das Problem des Dopings und seiner üblen Folgen kannten, hatten mir traurige Geschichten von Rennfahrern erzählt, die gezwungen waren, zu den verschiedenen „Dynamitstoffen“ zu greifen, um ihre Verträge erfüllen zu können. Das war kurz nach dem tragischen Tod des englischen Rennfahrers Simpson, der bei der Bergfahrt auf den Ventoux gestürzt war.

Ich machte mich ans Experimentieren. Und ich gab nicht auf, auch als erste Mißerfolge eintraten; denn ich wußte, die Natur bietet dem Menschen alle Substanzen und die ganze „natürliche“ Chemie, deren er bedarf. Wir leben in der außergewöhnlichsten und vollkommensten pharmazeutischen Fabrik: der Natur, welche Millionen von chemischen „Produkten“ erfindet und fabriziert. Nur muß man lernen, sie richtig anzuwenden und sie vorsichtig zu dosieren, denn der Übergang von der heilsamen Dosis zur gefährlichen ist manchmal sehr schmal. Ein Gramm zu viel, und die heilsame Latwerge wird zum Gift!

Ich begann sofort das Experiment mit der Behandlung unseres Weltmeisters, des populären Boxers Marcel Thil, dessen kahler Kopf und behaarter Oberkörper die Freude der Karikaturisten war.

Ich erzielte gute Resultate, und weil das arabische Telefon in der kleinen Welt des Sports sehr gut funktioniert, da der Sportler immer auf der Jagd nach Rezepten, Betreuern und der Wundersalbe ist, kamen bald alle großen Radrennfahrer bei mir vorbei: Ich behandelte Paul Maye, Martino, Plankaert, Louis Caput, Hassenfoder, José Meiffret, Apo Lazaridès, Robert Chapatte, Robic, Fausto Coppi, Anquetil und Geminiani. Dieser war übrigens so überzeugt von meinen Methoden, daß er später in Clermont-Ferrand ein Geschäft mit dem Ladenschild „Naturaliments“ (Naturnahrung) aufmachte.

Durch diese Kontakte – die meisten Sportler behandelte ich wegen leichterer chronischer Leiden – wurde mir „in vivo“ bewußt, wie belastend es für den Organismus ist, wenn er permanent „in Form“ sein muß. Auch beim durchtrainierten Körper kann eine totale Erschöpfung eintreten, wenn ihm zu viel abverlangt wird.

Während Thévenet mir aufmerksam zuschaute, habe ich also die fünf Pflanzen gehackt und gemischt, deren energiespendende Kräfte und „aufladende“ Funktion mir bekannt waren. Ich füllte alles in ein Säckchen und übergab es dem Sportler.

„Bitte: Sie nehmen pro Aufguß fünf bis sechs Prisen, und zwar unmittelbar vor der Anstrengung. Das gibt Ihnen den notwendigen Überschuß an Energie, ohne Sie zu vergiften. Die Wirkung hält acht bis zehn Stunden an, und außerdem schlafen Sie gut!“

Thévenet betrachtete den durchsichtigen Sack, in dem die „Mischung“ goldig schimmerte. Er nickte mit dem Kopf.

„Danke“, sagte er nur.

Wie alle Franzosen verfolgte ich die Tour de France am Fernsehschirm und am Radio. Nach der triumphalen Abfahrt der Rennfahrer aus dem Zentrum von Fleurance war ich nicht mehr als einer der vielen Zuschauer, die jeden Tag die Episoden dieses wechselhaften und pathetischen Dramas verfolgten, das sich Tour de France nennt.

Ich hatte keinen Kontakt mit Thévenet. Ich wußte nur durch seinen Trainer Daniel Dousset, einen alten Freund, den ich vor dreißig Jahren behandelt hatte, daß Thévenet morgens regelmäßig seine Mischung trank. Und man berichtete mir außerdem, daß er jeden Abend vor dem Einschlafen einige Seiten aus meinem Buch „Von Menschen und Pflanzen“, seinem Lieblingsbuch, las.

Ich versuchte auf dem Bildschirm in den Zügen seines Gesichts zu lesen, wenn die Kamera ihn ins Bild brachte, angespannt oder in einer Ruhepause. Er erschien mir ruhig, entschlossen und äußerst konzentriert.

Und dann fiel auf der Alpe d’Huez die Entscheidung. Nach seinem Sieg hat Thévenet selbst dem Journalisten Georges Renou über jenen Abschnitt der Tour berichtet.[1]

„In der Etappe der Alpe d’Huez hat sich das entscheidende Rennen abgespielt. Ich wußte, daß hier ein schwieriger Moment war: da waren drei Pässe zu bewältigen. Auf dem Glandonpaß griff Van Impe mehrmals an und ist mir schließlich auf und davon gefahren. Ich nahm die Verfolgung auf. Zoetemelk hat sich nicht angeschlossen, ebensowenig wie Kuiper. Ich war also bei der

[1] „Paris-Match“, Nr. 1471.

Verfolgung ganz allein. Das habe ich ihnen sehr übel genommen; ich nehme es ihnen noch jetzt übel. Das war von ihrer Seite nicht sportlich. Aber ich habe mich an Van Impe gehängt, weil ich spürte, an diesem Tag war die Tour zu gewinnen oder zu verlieren. Ich bin bis an die Grenze meiner Kraft gegangen. Am Abend war ich vollständig erschöpft. Als ich die Tour 75 gewann, war ich nie so erschöpft gewesen."

Ich habe die Ankunft auf der Alpe d'Huez auf dem Bildschirm gesehen: Thévenet am Rande einer Ohnmacht, mit offenem Mund, die Augen geschlossen, gestützt von seinen Betreuern. Aber er hatte durchgehalten, hatte genügend Kraft aus seinen Reserven geschöpft, um sich allein an die Verfolgung von Van Impe zu machen, alle abzuhängen und sich das gelbe Trikot zu holen. Aber jetzt mußte er nicht nur durchhalten, jetzt mußte er sein Trikot verteidigen, indem er einen Sicherheitsabstand zwischen sich und Kuiper brachte. Und ich betete im Geiste zu meinen guten Pflanzen, die er sehr brauchen würde in der Etappe gegen die Uhr von Dijon!

Die Geschichte – die große Geschichte der Tour de France – wird berichten, wie sich alles zugunsten Thévenets entwickelte, und zwar bei Sombernon, einem burgundischen Dorf am Ende einer Steigung von 1300 Metern. Hennie Kuiper hatte sich wütend mit letzter Kraft einen Vorsprung von fünf Sekunden im ersten Teil der Strecke gesichert, dieser Strecke, die aus gewundenen Landstraßen bestand. Aber Bernard Thévenet, phantastisch selbstsicher und kräftig, holte den Rückstand in der Steigung von Sombernon langsam auf, vergrößerte unerbittlich „das Loch" zwischen sich und Kuiper in der zweiten Hälfte der Strecke und durchfuhr die Linie mit 28 Sekunden Vorsprung vor dem Holländer.

Am Abend vorher hatte Thévenet einen Satz geäußert, den ich mir aufgeschrieben habe: „Entscheidend ist die Energie in den letzten 25 Kilometern."

Die Energie! Er meinte sicher die psychische, die geistige Energie, anders ausgedrückt: den Willen. Und den hatte Thévenet, einen eisernen Willen. Aber es gibt auch noch eine andere Energie, die des Körpers, des Organismus. Es ist die Energie des Tieres, die vitale Energie, ohne die der willensstärkste und heroischste aller Sportler nichts machen kann. Diese fehlte Merckx, als sein von der Ruhr ausgemergelter Körper ihn im Stich ließ. Aber auch in diesem Zustand konnte dieser Supersportler, dieser „Kannibale“ mit der unbezähmbaren Gier nach Sieg und dem unbeugsamen Stolz nicht „aufgeben“. Er ist die Tour zu Ende gefahren, unter Einsatz seiner letzten Kräfte.

Diese Energie hoffte ich bei Thévenet durch mein Getränk zu stärken. Und wirklich, Thévenet überraschte alle seine Zuschauer und Konkurrenten durch seine anscheinend unerschöpflichen Energiequellen. Er war der einzige, der Reserven zu haben schien, einen zusätzlichen Wirkstoff, der ihn stärker als die anderen machte.

Mit Befriedigung las ich die Erklärungen, die der zweifache Sieger nach der triumphalen Ankunft auf den Champs-Elysées abgegeben hatte. Sie paßten genau zu dem verständigen, intelligenten Jungen, der mich in Bazillac besucht hatte. Wie aufmerksam er die Felder und Weingärten betrachtet hatte!

„Ich bin 29 Jahre alt. Ich habe vor, bis 34 zu fahren. Das werden meine Kräfte wohl zulassen. Wenn ich schon mit 33 merke, daß ich nachlasse, werde ich schon dann aufhören. Ich fühle mich noch nicht reif für den Clan der „Großen Alten“, wie Anquetil und Bobet. Acht Touren hat jeder gewonnen. Ich werde vielleicht vier gewinnen, aber schon an fünf glaube ich nicht. Eines Tages, hoffe ich, werde auch ich in den Clan eintreten, auch wenn ich nicht so ‚super‘ bin wie Merckx. Aber das hindert mich nicht daran, sehr glücklich zu sein.“

In einer Zeit, da man mit ansehen muß, wie aufgeblasen sich so manches kümmerliche Starlett schon nach den ersten Strahlen des Ruhmes gebärdet, ist es tröstlich, so maßvolle und kluge Worte aus dem Mund eines wirklichen Weltmeisters zu hören. Thévenet besitzt außer seinen immensen sportlichen Qualitäten eine seltene Ausgeglichenheit, wohl ein Erbteil seiner bäuerlichen Vorfahren. Er ist ein Weiser, wie Poulidor und wie Ocaña, die ebenfalls Bauern sind und ähnlich wie er dem Gift des Ruhmes nicht verfallen sind.

Aber Bernard Thévenet hatte noch eine Überraschung für mich.

Concarneau 6. August 1977

Bernard Thévenet
Cedex 222 – Crolles
38 Brignoud

Sehr geehrter Herr Mességué,

von ganzem Herzen danke ich Ihnen für Ihre Mühe und Ihre guten Ratschläge. Sie haben es fertiggebracht, daß ich während der ganzen Tour keinen einzigen schwachen Tag hatte und wesentlich schneller wieder fit war als in früheren Jahren, besonders nach der Etappe der Alpe d'Huez, wo ich vollkommen fertig war.

Ich wäre sehr glücklich, wenn ich Sie nochmals aufsuchen dürfte, um mich von Ihnen für die Weltmeisterschaften vorbereiten zu lassen. Würde Ihnen der 16. August passen? Ich fahre nämlich am 16. zwischen den Ausscheidungskämpfen von Beaulon und Quillan durch den Gers.

Ich werde Sie vorher noch anrufen.

Ich danke Ihnen noch einmal, daß Sie auf Vermittlung von Herrn Dousset meine Betreuung übernommen haben.

Mit freundlichen Grüßen

Bernard Thévenet

Als ich diesen Brief erhielt, stand ich noch ganz unter dem Eindruck der entsetzlichen Überschwemmungen dieses tragischen Sommers. Der Gers war verwüstet. Unaufhörlicher, sintflutartiger Regen hatte plötzlich unsere Flüsse aus den Ufern treten lassen, in wenigen Minuten hatten sie sich in tobende Wildwasser verwandelt.

Eine Welle, eine regelrechte Sprungwelle, hatte die Unterstadt von Auch und die Dörfer des Tals mit sich weggeschwemmt, Brücken abgerissen, Häuser überschwemmt oder eingedrückt. Ganze Dörfer versanken im Morast. Und das mitten im Juli!

Die Verwüstung war furchtbar. Aber dementsprechend groß war auch die Solidarität innerhalb der ganzen Provinz. Eine außergewöhnliche Woge der Brüderlichkeit brachte dem schwer getroffenen Gers Tonnen von Lebensmitteln, Kleidung und Geld.

Als Bürgermeister einer wunderbarerweise verschont gebliebenen Stadt und als Präsident der Kammer für Handel und Industrie tat ich alles, was ich konnte, um den Betroffenen zu helfen.

Noch waren Schlamm und Dreck von der Sonne kaum aufgetrocknet, als eines Morgens ein Wagen vor der Freitreppe von Bazillac hielt. An seiner langen, dünnen Gestalt erkannte ich Thévenet schon von weitem. Ich ging ihm entgegen, während er die Stufen heraufkam.

Er lächelte entspannt, wirkte aber seltsam feierlich. Außerdem sah er müde aus, ich wußte, daß er mitten in der „Ernte" der Tour de France war und quer durch Frankreich Verträge unterzeichnete.

Ich drückte ihm lächelnd die Hand.

„Sehen Sie, Sie haben das gelbe Trikot nach Paris gebracht, wie ich es Ihnen versprochen hatte."

Er nickte. Sein Blick schweifte über das kleine Tal, den See und über die von Feldern gewürfelten Hügel jenseits der Hecken. Dort wuchsen meine Kräuter und die „Pflanzen vom lieben Gott".

„Stimmt", sagte er, „wie Sie es mir versprochen hatten."

Er kratzte sich am Hals.

„Hm ... Ich weiß, daß dieser Einfall nicht von mir stammt, aber das gelbe Trikot verdanke ich Ihnen, genauso wie Ocaña Ihnen seines verdankte. Und deshalb möchte ich es Ihnen ebenfalls zum Geschenk machen."

Er holte das sorgsam zusammengelegte, butterblumengelbe Trikot aus einer Plastiktasche und überreichte es mir da auf der Freitreppe im hellichten Sonnenschein.

„Es war schwer zu erringen und schwer zu verteidigen. Von allen am schwersten", sagte er.

Ich glaube, daß der Mensch am Ende seines Lebens, wenn er endlich Zeit hat, sich zu erinnern, sich die Stunden ins Gedächtnis ruft, die für ihn von Bedeutung waren. Ich habe das große Glück gehabt, mehrere solcher Stunden erlebt zu haben. Ich bewahre sie im hintersten Winkel meines geheimen Gartens der Erinnerung auf. Der dankerfüllte Blick jener Mutter, deren angeblich unheilbar krankes Kind ich geheilt hatte, oder der Handkuß jenes strahlenden, jungen, achtzehnjährigen Mädchens, das ich vor einer Beinamputation bewahrt hatte. Ja, das sind die Erinnerungen, die mir vielleicht zu Hilfe kommen werden, wenn ich vor der himmlischen Pforte stehe ... Aber der Augenblick, da ich das Trikot aus den Händen dieses Jungen entgegennahm, wird einer der schönsten, reinsten Augenblicke meines Lebens bleiben. Denn was mir Thévenet da übergab, war etwas anderes als nur ein Symbol des Sieges und des jungen Ruhms. Es war das Symbol für den Mut, den er hatte beweisen müssen. Es war das Zeugnis seines Kampfes gegen den Zweifel und gegen aufsteigende Schwäche, ein Zeugnis für seine Selbstüberwindung. Ich wußte, daß Thévenet mir das Wertvollste geschenkt hatte, was er auf der Welt besaß.

„Danke, Bernard", sagte ich.

Ich wußte, daß alles Reden jetzt überflüssig war. Wir drückten uns die Hand, und Thévenet lächelte wie befreit. Wie allen aufrichtigen Menschen ist ihm jede Art von Exhibitionismus verhaßt.

„Ich verspreche Ihnen etwas", sagte er. „Ich werde mir einen ‚Pfarrersgarten' anlegen, wie Sie es nennen. Ich werde mir mein Gemüse und meine Heilpflanzen selber ziehen, auf dem Hof meiner Eltern!"

„Das sollten alle Berufssportler tun", erwiderte ich. „Alle sollten ihren Pfarrersgarten haben, ohne Chemie, denn für sie ist die ‚behandelte' Pflanze mit ihrem Gift die ärgste Feindin. Für den Normalmenschen ist eine dieser Minivergiftungen ohne allzu große Bedeutung, aber für einen immens strapazierten Organismus ist sie ein Drama!

Sehen Sie, Thévenet, vor fünfzehn, zwanzig Jahren glaubten die Sportler noch an die Pflanzen. Fast alle hatten ihre Rezepte von der Großmutter, ihre Kräutertees und Wundersäfte. Aber dann haben sie davon nichts mehr hören wollen, nicht nur, weil die Aufgüsse nichts mehr nutzten, sie verursachten ihnen sogar Beschwerden, ohne daß sie wußten, warum. Sie wußten ja nicht, daß die Pflanzen vergiftet waren, daß sie gefährlich geworden waren wegen der chemischen Produkte, mit denen man sie behandelt hatte. Jetzt muß man wieder lernen, mit Heilpflanzen umzugehen; man muß beim Kauf nicht behandelte Pflanzen verlangen oder sie selber ziehen. Denn die Pflanze ist das einzige akzeptable Doping. Es wächst da um uns herum unter Gottes guter Sonne. Wenn die Sportler wieder auf den Weg der Vernunft zurückfinden, dann werden sie nicht mehr in die tödliche Falle der chemischen Dopingmittel tappen und werden so der permanenten Vergiftung und ihren entsetzlichen Folgen entgehen. Sie brauchen sich nur der Natur zuzuwenden, welche die Alten ‚die Urmutter mit den tausend Milchbrüsten' nannten."

„Man wird endlich auf Sie hören müssen", murmelte Thévenet, „denn wenn das so weiter geht, krepiert der Sport am Doping. Die sind ja komplett verrückt."

„Ich weiß, ich interessiere mich schon lange für dieses Problem. Aber ich will Ihnen etwas sagen, Thévenet. Ich glaube, letztlich kann man den Menschen vertrauen: Sie sind zwar ‚komplett verrückt', wie Sie sagen, aber es steckt auch eine sehr alte, geheimnisvolle Weisheit in ihnen, die sie in letzter Minute immer wieder rettet."

Die Sonne ging hinter den Bäumen des Parks unter, als der Wagen Thévenets aus dem Gittertor wieder hinaus in Richtung des Departements Landes fuhr. Am selben Abend mußte er noch in der Radrennbahn von Dax starten. Am nächsten Tag würde er schon im Departement Lot oder im Departement Hérault sein. Das ist der harte Beruf des erfolgreichen Sportlers. Aber dieser Beruf kann nur menschlich bleiben, wenn Menschen wie Bernard Thévenet ihn ausüben.

Ja, lange schon interessiere ich mich für das Problem des „Doping", und ich habe schon ganze Stapel von Presseausschnitten und ärztlichen Verlautbarungen zu dieser Krankheit gesammelt, die ja nur ein Aspekt unserer großen Zivilisationskrankheit, der Umweltverschmutzung, ist.

Das Doping ist eine der chemischen Vergiftungen, die direkt den Menschen angreifen, und zwar den „exemplarischen", den biologisch besten, den Sportler.

Vor kurzem hat Frédéric Piette, der den französischen Rekord im Diskuswerfen aufgestellt hat und von Beruf Arzt und Klinikchef ist, erklärt: „Gewisse Rekorde können gar nicht mehr von natürlichen Menschen aufgestellt werden."

Das soll doch heißen, wenn ich richtig lese, daß die neuen Rekorde von Menschen aufgestellt werden, die nicht mehr „natürlich“ sind, sondern „künstlich“, von Chemikern, Biologen und Psychologen manipulierte, den immer neuen Bedürfnissen der Gesellschaft angepaßte Wesen.

Ich habe Sport immer geliebt und auch ausgeübt. Denn ich bin ja in einer Provinz geboren und groß geworden, wo Rugby, der königliche Sport, eine Art Religion ist, mit seinem Kult und seinen Festen. Ein Endspiel bei den Meisterschaften war im Südwesten eines der letzten großen Volksfeste, das in unserer Gesellschaft, die ja ein Fest nach dem anderen umgebracht hat, überleben konnte. Wenn zum Beispiel zwei namhafte Mannschaften im Stadion von Toulouse oder Bordeaux aufeinandertreffen und es um den Meistertitel geht, handelt es sich um viel mehr als um ein von dreißig Burschen ausgetragenes Match. Es ist eine Feier, ein Ritus, ein großes heidnisches Fest des Körpers, der Erde und des Stammes.

Da ich der Bürgermeister einer Stadt bin, die im Zentrum des Rugbylandes liegt, muß mir natürlich das Wohlergehen der Mannschaft von Fleurance sehr am Herzen liegen. Das heißt, ich muß immer in Kontakt mit den Spielern stehen, muß Glück und Leid mit ihnen teilen. Ich erlebe den Sport in seiner täglichen Realität, sehr menschlich und sehr authentisch. Und ich kenne und schätze die „natürlichen“ Menschen, die ihn ausüben.

Wenn ich also über die Entmenschlichung spreche, die den Sport heute in Form des Doping gefährdet, dann spreche ich als einer, der die Verhältnisse sehr genau kennt.

Es handelt sich hier um ein sehr ernstes Problem. Es ist ein Teilaspekt der großen modernen Krankheit, gegen die ich zu Felde ziehe: gegen den Verlust der Weisheit, das Vergessen der Naturgesetze, die Versuchung, ein „Übermensch“ zu sein.

Der Sportler, der Athlet, war für die Griechen das Modell des Menschen schlechthin; er versinnbildlichte das Gleichgewicht zwischen Körper und Geist, die Harmonie zwischen Seele und Muskeln. Er war das Ergebnis aller psychischen und körperlichen Tugenden: er besaß Kraft, Schönheit, Güte und Ruhe. Durch das Training im Stadion entwickelte er seine Fähigkeit durchzuhalten, seine Kraft und seine Energie. Der erste Sieg, den er errang, war ein Sieg über sich selbst.

Die wunderbaren, viele Jahrhunderte alten Statuen von Athleten zeigen uns den Menschen auf dem Höhepunkt seiner geistigen und körperlichen Beherrschung. Daher wirken diese Plastiken so außergewöhnlich harmonisch und ausgeglichen wie die Tempel jener Zeit. Und in der Tat ist solch ein Körper ein dem Gott der Harmonie erbauter Tempel.

Der Athlet sollte die höchste Stufe der natürlichen Entwicklungsskala symbolisieren.

Der durch das Doping verformte und entmenschlichte Sportler unserer Zeit ist das Ergebnis unseres Bruchs mit den kosmischen und biologischen Gesetzen. Er wird zum Ungeheuer. Die „Götter des Stadions", diese Inkarnation menschlichen Willens, menschlicher Schönheit und Freiheit, sind durch unsere mit chemischen Mitteln vollgestopften Versuchskaninchen abgelöst worden, durch mit mörderischen Drogen „gedopte", ins Riesenwachstum getriebene, durch Seelenmassage manipulierte Schauobjekte.

Neben dem chemischen versteht man sich auch auf das technische Doping, das Muskeltraining durch Elektroden, durch das dem Sportler die starke Muskulatur geliefert wird, ohne daß er sich im geringsten dafür anstrengen muß. Dazu kommen die Techniken der neuen Sportpsychologie. Hier werden Haß und Furcht als „Antrieb" benützt und manipuliert, ebenso wie andere unbewußte Kräfte oder der ideologische Fanatismus.

Unter den Teilnehmern der Olympischen Spiele werden die männlichen und weiblichen Dickwanste immer zahlreicher. Von der Harmonie eines wirklich athletischen Körpers sind sie so weit entfernt wie ein Ausstellungsochse oder ein Arenastier. In Montréal zum Beispiel traten als Diskus- und Hammerwerfer „Monstren"[1] auf, die 130 und 140 Kilo wogen und vollkommen anormale Muskel- und Fettmassen aufwiesen. Ebenso anormal waren ihre Leistungen.

Die Erklärung für diese anatomischen Monstrositäten und Großtaten hat auch einen Namen: Anabolismus.

[1] lateinisch „monstrum" = Ungeheuer, Mißgeburt.

Der Anabolismus ist durchaus nichts Geheimnisvolles. Es ist der Umbau einer Nährsubstanz in lebendiges Zellgewebe, in Muskeln. Und zwar handelt es sich hier um ein Produkt auf der Basis des männlichen Hormons, denn dieses regt die Zellproduktion spektakulär an. Man hat dieses Mittel angewendet, um Überlebende der Konzentrationslager wieder zu Kräften zu bringen; man setzt es auch bei Knochenbrüchen oder bei Kalkmangel ein.

Wenn ein Sportler diese Mittel hoch dosiert einnimmt, dann wird er sich mit unglaublicher Schnelligkeit zu einem Muskelprotz entwickeln. Der „Muskeldünger" verhilft einem kräftigen Menschen in wenigen Monaten zu einem Mehr von dreißig bis vierzig Kilo. Außerdem schiebt er die Müdigkeitsschwelle weiter zurück und ermöglicht ein Training, das ein normaler Mensch gar nicht aushalten könnte.

Das Resultat dieser Behandlung wurde uns in den letzten Jahren immer wieder vor Augen geführt: werfende und stemmende Dickwänste, mit geradezu abnormalen Leistungen.

Man kann also ruhig annehmen, daß alle männlichen und weiblichen Rekorde im Werfen und Gewichtheben „anormale" Rekorde sind, Rekorde, die, wie Dr. Piette sagt, „gar nicht mehr von natürlichen Menschen aufgestellt werden können". Das halte ich auch für sehr wahrscheinlich. Und für sehr bedauerlich!

Wenn ich mit dem Bekenntnis auch viele meiner Mitbürger kränken und vielleicht sogar empören werde: ich habe die Ergebnisse Frankreichs bei den Spielen in Montréal nicht als Beleidigung oder Niederlage aufgefaßt.

Wie Millionen andere habe ich die großen Stunden des olympischen Festes auf dem Bildschirm verfolgt. Ich sah, wie Rekorde aufgestellt wurden, ich sah, wie eine sportliche Höchstleistung die andere jagte, ich hörte, wie die Nationalhymnen einander ablösten. Das Fehlen der Marseillaise hat mir nicht das Herz zerrissen. Und ich habe nicht „Verrat" und „Schande" geschrien wie fast die gesamte Presse.

Ich werde erklären, warum nicht.

Vor allem deshalb, weil in dem Schauspiel, das man uns da vorführte, die meisten Sportler „künstliche" Athleten waren, in Form gebrachte und manipulierte Laborgeschöpfe.

Diese mit „explosiver Ladung“ gedopten Sportmeister, die zudem noch einen schlimmen Nationalismus hervorkehren, erscheinen mir geradezu als die Negation des olympischen Sportlers, für den, nach den Worten des Gründers der Spiele, die höchste Ehre nicht so sehr darin bestehen soll, zu siegen, als teilzunehmen.

Die Spiele sind zu einem Schlachtfeld der ideologischen Gegensätze geworden, auf dem die Staaten und Doktrinen sich durch ihre verschiedenen „Monstren“ aneinander messen.

Diese Sportler verkörpern in beiden Geschlechtern letzten Endes das Schlimmste, was es auf der Welt gibt: verschärften Nationalismus, das Trachten nach Höchstleistung um jeden Preis, die „Robotisierung“ des Individuums, welches zur Maschine wird, zu einer Laufmaschine, Schwimmaschine, Wurfmaschine, Sprungmaschine.

Die olympische Flamme erhellt nicht mehr das Fest der Jugend und der Freundschaft. Die Spiele sind nicht mehr das, was das Wort „Spiele“ besagt: das zweckentbundene Vergnügen. Wir erleben nur mehr den rauhen Konkurrenzkampf, hinter dem Chauvinismus, persönliche Gier und wirtschaftliche Interessen stehen. Nicht umsonst sind die Medaillen aus Gold und Silber – das heißt, sie sind teuer und bringen viel ein!

Ach, lassen wir die Spiele! Lassen wir die Staatssportler, diese Roboter, die nur auf Grund von Chemie und Ideologie funktionieren! Diese Supermaschinen mit den Chronometern an Stelle des Gehirns! Für mich ist der Sport vor allem ein Mittel, um sich die Gesundheit und die Ausgeglichenheit seines Körpers zu erhalten. Physische und sportliche Aktivitäten spielen eine große Rolle für die Gesundheit. Sie verringern erheblich das Risiko der Herzgefäßkrankheiten und der neuropsychischen Störungen.

Die Kinder sollen sehr früh anfangen, Sport zu betreiben. Praktisch ausgeübter Sport ist die beste Methode, daß sie ihren Körper entdecken, die Sinne, die Muskeln, die Blutzirkulation, das Nervensystem. Durch den Sport lernen sie, ihren Körper zu beherrschen und sich seiner Kräfte zu bedienen.

Außerdem weiß man, daß sportliche Aktivität in jeder Form, ganz gleichgültig, ob man sie allein oder mehrfach betreibt, sich, wie die Fachleute sagen, „günstig auf das Verhalten und das Bewußtsein auswirkt". So gesehen ist der Sport eine Komponente unserer Kultur.

Es ist erwiesen, daß zwischen Kindern, die eine gewöhnliche Schule besuchen, an der wenig Sport betrieben wird, und Kindern, die zwar dieselbe Schule besuchen, aber privat Sport betreiben, beträchtliche Unterschiede bestehen.[1] Nicht nur, daß die sportlichen Kinder schneller wachsen, sie haben auch einen langsameren Pulsschlag, sie stellen sich besser auf Anstrengungen ein und zeigen eine bessere Motorik. Außerdem ließ sich feststellen, daß sie bessere Leistungen erbringen als die anderen und weniger oft fehlen. Vor allem aber, und ich wünschte, alle politisch und pädagogisch Verantwortlichen würden das zur Kenntnis nehmen, sind diese Kinder eher bereit, die Regeln unseres Gemeinwesens zu respektieren. Sie sind dynamischer und aufnahmebereiter. Sie ordnen sich leichter in ihre familiäre und schulische Umgebung ein.

Körperliche Aktivität ist die beste Methode, sich der Natur wieder anzunähern, die wir unseren Kindern bieten können; denn das Stadtleben betrügt sie um ihren Körper. Ein kleiner, von Beton umgebener Städter kann weder laufen noch springen noch werfen. Ihm wird gar nicht mehr die natürliche körperliche „Lehrzeit" des Bauernkindes zuteil, das klettert, läuft und springt, weil es Platz dazu hat und dadurch lernt, seinen Körper zu beherrschen und sich seines Körpers zu bedienen.

Die Erzieher sind alle bestürzt über die linkische Art unserer Kinder. Aber wie könnte es anders sein? Wie soll der kleine Gefangene eines Gemeindebauhofes oder eines Treppenhauses Körperbeherrschung lernen? Ein „normales" Kind, das heißt das Kind, das sich austoben kann, wirft Steine und Stöcke, klettert auf Bäume, springt über Bäche, rennt Hügel hinunter und wieder hinauf.

Der Sport muß all dies ersetzen.

Der Sport ist aber nicht nur für den einzelnen eine Notwendig-

[1] Auch ein vor kurzem veröffentlichter Bericht der UNESCO beschäftigt sich übrigens mit diesem für die Zukunft so wichtigen Problem.

keit, er ist auch ein soziales Bedürfnis. Es geht nämlich nicht darum, innerhalb der Nation eine Elite von Sportlern höchsten Niveaus zu schaffen, sondern das zu entwickeln, was man so unschön „Massensport" nennt. Nicht das Volk ist sportlich, das am lautesten auf den Tribünen brüllt und seinen Idolen zujubelt, sondern jenes, das regelmäßig Massensport betreibt.

Der bekannteste und spektakulärste Massensport in Frankreich ist der Geländelauf des „Figaro".

Ich bin der Ansicht, daß Frankreich erst an dem Tag eine Sportnation genannt werden kann, wenn es Hunderte solcher sportlicher Aktivitäten in den Städten gibt und die Franzosen in ihrer Freizeit durch Wälder und Felder laufen. Der Anblick von 2000 anonymen Bürgern bei einem Fußmarsch oder einem Geländelauf erfreut mich weit mehr, als wenn ich Guy Drut (der ein bewundernswerter Sportler ist) auf das olymische Podest steigen sehe.

Ich würde gerne darauf verzichten, die Marseillaise im Stadion, wo das olympische Feuer brennt, erklingen zu hören, wenn dafür Millionen kleine Franzosen ohne stimulierende Mittel Sport betreiben und wenn ihre Rekorde Rekorde der Gesundheit, der Langlebigkeit und des Lebensglücks sind!

Was soll nun ein Sportler tun, der sich weigert, „Sprengstoff" zu verschlucken und „Muskeldünger" anzuwenden, und der sich dennoch verbessern und Rekorde aufstellen will? Wie kann ein Leistungssportler das Niveau halten, ohne Doping?

Die Antwort hat Dr. de Mondenard gegeben: „Auch ohne Doping käme man zu einer Hierarchie der Werte. Training und Diät würden genügen. Aber dazu braucht man eine andere Mentalität."

Genau das glaube ich auch. Ich habe es seit langem gepredigt und bewiesen.

Mit der Diät für den Sportler habe ich mich viel beschäftigt, weil der Wettkämpfer der Mensch ist, dessen Organismus ein Maximum an Energie bei einem Minimum an Giftstoffen hervorbringen muß. Die Vergiftung ist die schlimmste Feindin des Leistungssportlers. Mehr als jeder andere Mensch muß der Sportler „gesund" und „natürlich" essen. Er muß seine Diät aufs strengste einhalten. Wie viele Sportler haben doch einen Lauf, einen Wettkampf wegen einer leichten Vergiftung verloren, wegen einer winzigen Dosis jener Gifte, die man heute in allen unseren Nahrungsmitteln findet?

Das kleine Unbehagen, das der Verzehr einer Mikrodosis von giftigen Spritzmitteln hervorruft, kann bei einem Leistungssportler tragisch werden. Ich bin überzeugt, daß alle jene Rennfahrer, die man bei jeder Tour de France am Straßenrand mit vor den Bauch gehaltenen Händen sich vor Schmerzen krümmen sieht, meistens Opfer jener minimalen Vergiftungen sind, mit der der moderne Mensch rechnen muß, wenn er schlecht gewaschenes Gemüse oder Obst gegessen hat.

Der Sportler soll also vor allem über die Qualität seiner Nahrung wachen. Gemüse und Obst aus dem „Pfarrersgarten" sind für ihn absolute Notwendigkeit.

Danach kommt das Problem der ausgeglichenen Diät. Ein Leistungssportler beim Training braucht eine bestimmte tägliche Ration von Kalorien, Fetten, Eiweiß, Kalzium, Glukose, Phosphor, Eisen und Vitamin C. Dieser Grundstock ist variabel und richtet sich nach der Intensität seines Trainings oder des Wettkampfes. Er muß diese tägliche Ration in der besten, der am leichtesten zu erreichenden und der natürlichsten Form zu sich nehmen.

Ich habe also sechs Kategorien aufgestellt, welche die unentbehrlichen Substanzen unter den besten Bedingungen enthalten: Fleisch, Gemüse, Getreide, Zucker, Obst und Milchprodukte.

Die Getreidesorten haben spezifische Eigenschaften.

Der Weizen ist bei weitem der beste Brennstoff für die muskuläre Energie – vorausgesetzt, daß man ihn als Korn und nicht als Mehl verzehrt.

Die Gerste nährt die Nervenzelle und beschleunigt die Kalkbereicherung der Knochen.

Der Roggen regelt den Kreislauf.

Der Buchweizen ist reich an Vitamin P.

Der Hafer enthält Vitamin D und wirkt außerdem abführend.

Der Mais reguliert die Arbeit der Schilddrüse. Ein Maiskolben ersetzt eine ganze Mahlzeit.

Der Honig liefert die meisten Kohlehydrate.

Eine Mischung aus Weizen und Honig ist eine hervorragende und komplette Grundnahrung für Langstreckenläufer. Ebenso die reinen Fruchtmarmeladen und nicht raffinierter Rohzucker.

Rind- und Hammelfleisch bringen Fett und Eiweiß ins Gleichgewicht. Seien Sie vorsichtig mit Kalbfleisch, mit dem am meisten „angestellt" wird und das allzu oft Östrogen enthält!

Gemüse und Obst sind die besten Freunde des Leistungssportlers. Wenn ich einen Sportler auf die Spiele vorbereiten müßte, würde ich ihn mit Kresse, Sellerie, Rüben, Karotten, Spinat und Tomaten vollstopfen.

Kresse wegen Vitamin C, Schwefel, Kupfer, Eisen, Jod und Mangan. Sellerie wegen Kalzium, Phosphor, Natrium, Kalium und Vitamin A, B und C, die auch in der Rübe reichlich enthalten sind. Spinat, weil er eine wahre Eisenmine ist. Tomaten wegen Eisen, Silizium und Vitaminen.

Von allen Früchten ist die Zitrone wegen ihres Vitamin-C-Gehalts die wichtigste. Nicht ohne Grund verteilt man in der Halbzeit eines Matches Zitronenviertel an die Spieler (was nicht ganz ungefährlich ist, wenn man bedenkt, daß die meisten im Handel erhältlichen Zitronen mit giftigen Spritzmitteln behandelt worden sind!). Das Vitamin C, die Askorbinsäure, hilft gegen Müdigkeit, Infektionen und alle möglichen Krankheitserreger, besonders gegen Grippe und Schnupfen. Auch für das Wachstum ist es sehr wichtig. Die Folge von Vitamin-C-Mangel ist der Skorbut, in der Geschichte der Segelschiffahrt eine gefürchtete Krankheit. Jahrhundertelang brach unter den Matrosen bei langen Überfahrten regelmäßig der oft zum Tod führende Skorbut aus mit seinen klassischen Symptomen: Zahnfleischbluten und verstreut auftretende Schmerzen.

Da das Vitamin C die Besonderheit hat, daß es im Organismus nicht gelagert werden kann, muß man es täglich neu zu sich nehmen, von den ersten Lebenswochen an. Ein junger Mensch braucht 100 mg Vitamin C täglich. Eine schwangere Frau braucht 130 mg, ein durchschnittlich arbeitender Erwachsener 80 mg. Aber der Wettkämpfer braucht 100 bis 110 mg pro Tag.

Außer der Zitrone enthalten auch die anderen Zitrusfrüchte

Vitamin C, die Orange, die Pampelmuse, die Mandarine (ungefähr 50 mg auf 100 g).

Die schwarze Johannisbeere enthält von allen unseren Früchten das meiste Vitamin C (130 mg auf 100 g), aber man kann sie nicht so leicht das ganze Jahr hindurch bekommen wie die Zitrone. Birnen, Pflaumen, Aprikosen und Pfirsiche sind arm an Vitamin C. Banane und Weintraube enthalten praktisch gar kein Vitamin C.

Gewisse Tomatensorten sind genauso vitaminreich wie die Zitrone oder Orange. Und alle Kohlsorten (Weißkohl, Rotkohl, Blumenkohl, Rosenkohl) sind gute Vitaminlieferanten (70 bis 100 mg), ebenso der Fenchel (100 mg), die Kresse (90 mg), der Sauerampfer und die Pimentschote (120 mg). Und schließlich sind auch die Gewürzkräuter überreich an Vitamin C: Petersilie, Kerbel, Estragon.

Leider ist das Vitamin C sehr empfindlich. Nicht nur, daß es im Organismus nicht gelagert werden kann, es ist auch das sensibelste aller Vitamine, es ist am leichtesten zu zerstören. Erstens oxydiert es an der Luft. Sie müssen wissen, daß frisches Gemüse in 40 Stunden 50% von seinem Vitamin-C-Gehalt verloren hat. Zweitens ist es hitzeempfindlich. Man sollte also die Kochzeiten kurz halten. Der Schnellkochtopf ist bei weitem vitaminfreundlicher als die Bratpfanne oder der Wassertopf. Aber in jedem Fall liegt der Vitaminverlust beim Kochen bei 50%. Drittens löst es sich im Wasser auf. Man muß also Obst und Gemüse im ganzen waschen und darf sie keinesfalls wässern. Man soll auch nur *ein* Kochwasser verwenden.

Selbstverständlich kennt die Diät des Leistungssportlers keinen Alkohol. Bier, Wein, Schnaps und Likör machen Insulin frei, welches verhindert, daß Fruchtzucker in die Zellen kommt. Die Folge ist ein zu hoher Zuckergehalt im Blut.

Der Fruchtzucker, den man – wie schon erwähnt – nicht mit dem Weißzucker vergleichen darf, ist eine unentbehrliche Nahrung für den Sportler, weil er Energie produziert. Er liefert außerdem das Material, aus dem das Gehirn wichtige Bausteine herstellt. Der Sportler ist eine Maschine, die enorme Energien verschleißt, er „verbrennt“ ungeheuer viele Kalorien.

Ein 10.000-Meter-Lauf oder ein 800-Meter-Lauf höhlt den

Organismus eines Läufers aus. Er sollte also Fruchtzucker zu sich nehmen, den er in Honig und Obst findet, und viel Obst- und Gemüsesäfte trinken – selbstverständlich frisch gepreßten Saft und nicht chemisch präparierte Getränke. Eine Mokkatasse Selleriewürfel enthält mehr mineralische Salze und Vitamin C als die gleiche Menge Karotten.

Mit Milchprodukten muß man sehr vorsichtig umgehen. Erstens werden sie von vielen Erwachsenen schlecht vertragen, zweitens ist zu befürchten, daß sie viel „Chemie“ enthalten. Schon die Milch enthält in den meisten Fällen Insektenvernichtungsmittel. Dennoch sind saure Milch und Joghurt ohne Farbmittel als Spender von Milchfermenten durchaus zu empfehlen.

Kein Menschenschlag ist widerstandsfähiger gegen Müdigkeitserscheinungen als die Bergvölker. Nun, keiner lebt auch genügsamer als diese, die sich oft nur von Dörrobst, Honig und Käse ernähren. Die himalayischen „Sherpas“, die Träger der westlichen Alpinisten bei Gebirgsexpeditionen, stehen in der dünnen Luft ungeheure Anstrengungen durch, indem sie sich von einer Mischung aus Honig, Tee, Trockenobst und Yakbutter ernähren.

Ich rate also allen Sportlern, auch den Gelegenheits- und Sonntagssportlern, bevor sie sich anstrengen ein paar trockene Früchte zu knabbern, Weintrauben, Feigen, Mandeln oder Nüsse. Sie verschaffen sich damit wichtige Energiereserven.

Schließlich werde ich, um die Kondition eines Sportlers zu vervollkommnen, darüber wachen, daß er viel schläft. Mindestens acht Stunden. Dadurch beruhige und stärke ich sein Nervensystem. Ein Sportler ist in gewisser Weise ein Vollblut mit einem sensiblen Nervensystem, und der Streß des modernen Lebens greift ihn mehr als jeden anderen an.

Immer wenn ich einen Sportler in „schlechter Form“ zu behandeln hatte, habe ich ihm Fuß- und Handbäder verschrieben, mit einer Mischung aus Weißdorn, Schellkraut, Minze, Butterblume, Salbei, Lavendel, Enzian und Benediktendistel. Dazu kommen systematische Massagen mit meiner belebenden Creme.

Schließlich muß man, wenn vom Sportkampf die Rede ist, auch von der inneren Kraft reden, vom Geist, der diesen bewundernswerten Mechanismus des Körpers belebt und aufrechterhält. Die geistige Kraft, die psychische Energie, ist bekanntlich eines der größten Geheimnisse. Sie ist keinesfalls den biologischen Gesetzen gleichzusetzen, die unseren Körper regieren. „Die geheimnisvollen Kräfte des Geistes", wie Dr. Paul Voivenel sie nennt, üben im Sport eine große Macht aus. Man kann sogar sagen, daß sie im entscheidenden Moment den Ausschlag geben.

Im entscheidenden Moment wird der geistig motiviertere Sportler, jener, der will oder der glaubt, den ausschlaggebenden „kleinen Unterschied" für sich buchen. Der Geist bewegt die Masse. Und in diesem fürchterlichen Übersichhinausgehen, in dieser auf die Spitze getriebenen sportlichen Anstrengung kommt dem Geist entscheidendes Gewicht zu.

Es ist bekannt, daß die phantastische Leistung des schwarzen olympischen Sportlers Beamon, der 1968 bei den Spielen in Mexiko 8,90 m weit sprang, einer quasi mystischen Erregung zu verdanken war: Beamon wollte seine zwei schwarzen „Brüder" rächen, Carlos und Smith, die aus der amerikanischen Mannschaft ausgeschlossen worden waren, weil sie der Welt mit ihrer schwarz behandschuhten Faust gedroht hatten. „Irgend etwas" – Demütigung, Wut, Auflehnung? – hob, trug, warf den langen Körper des schwarzen Springers 55 cm weiter als der Weltrekord! Niemals wieder konnte Beamon diese übermenschliche Leistung wiederholen.

Man kennt auch die berühmten „psychischen Barrieren", welche die Sportler wie vor einer unüberschreitbaren „psychologischen Schwelle" anhalten lassen. Eine solche Barriere stand vor der Aufgabe, die Meile (1609 m) in weniger als 4 Minuten zu schaffen. Das schien lange Zeit unmöglich. Und dann kam Bannister, durchbrach die Barriere, und hinter ihm stellten plötzlich ein Dutzend Läufer neue Rekorde auf.

Es gibt also „Mächte", unbekannte und ungenutzte Energien, die man erwecken und mobilisieren muß, um sich selbst zu übertreffen. Ich weiß aus meiner eigenen Erfahrung mit Sportlern, daß, wenn es einem gelingt, diese „geheimnisvollen Kräfte" zu wecken, der Körper wahre Wunder vollbringen kann.

Jeder Trainer ist instinktiv ein Psychologe. Er versteht es, seine Leute zu „motivieren". Übrigens können die meisten Sportler von sich aus aus ihrer psychischen Kraft schöpfen, nur ihre Motive sind jeweils andere.

Der Kubaner Juantoréna errang die Goldmedaillen bei den Spielen in Montréal „für Fidel und die Castrorevolution". Der chinesische Weltmeister im Hochsprung Ni Chi-Chin schöpfte seine Kraft aus dem Kleinen Roten Buch. Andere schöpfen sie aus der religiösen Mystik. Viele versenken sich vor dem Kampf ins Gebet.

Die Gefahr liegt heute in den Methoden der „psychologischen Manipulation", die bis zur Hypnose geht. Die Techniken der geistigen Konditionierung dringen immer mehr in die moderne Gesellschaft ein. Die „psychische Vergewaltigung" ist Realität geworden. Man kann zum Beispiel eine totale Schmerzunempfindlichkeit erreichen. Und es ist gar nicht absurd, sich Spiele vorzustellen, bei denen irgendwelche „Zombies" buchstäblich ferngesteuert Glanzleistungen vollbringen, hinter denen unbekannte „Meister" und „Manipulierer" stehen. Hier verbirgt sich eine ernste Gefahr, über die man nicht hinwegsehen darf.

Der Sport ist ein Spiegelbild der Gesellschaft. Der professionell betriebene Sport mit seinen Praktiken des Dopings und der verschiedenen Manipulationen ist das Produkt und das Bild unserer kranken Welt, die ankerlos auf eine neue Zivilisation zutreibt, von der leider anzunehmen ist, daß sie eher dem von Saint-Exupéry geschilderten Termitenstaat als dem griechischen Stadtstaat gleichen wird.

In der griechischen Antike war der Sport Ausdruck und Spiegelbild einer vollkommenen Welt. Die Ausbildung des Körpers durch den Sport war das Symbol für das Streben nach einem geistigen Ziel: nach dem vollendet Schönen und Guten.

Da ich kein Träumer bin, hoffe ich nicht auf die Rückkehr zur Kultur der Athener. Ich erwarte nicht, daß morgen die Bevölkerung unserer Städte sich in Prozessionen, Hymnen singend, zu den Sportplätzen begibt, um die Götter zu feiern. Das Wasser unter den Brücken der Geschichte fließt niemals zurück.

Wir gehen auf das Jahr 2000 zu, und das Jahr 2000 bedeutet: noch mehr Information, Kybernetik, Technologie, Bionik und Physiko-Chemie. Darüber muß man sich klar sein.

Morgen wird man den Menschen „herstellen" können. Es wird den „Cyborg" geben, ein Geschöpf halb Mensch, halb Maschine. Die medizinische Technik wird unglaubliche Prothesen erfinden. Man wird ohne Schwierigkeiten Organe einpflanzen und austauschen können. All das ist mir bewußt, und niemand kann diesen gewaltigen Umsturz verhindern. In gigantischen Stadien werden ungeheure Massen den Leistungen der Sportmaschinen zujubeln, diesen halb aus Fleisch und Blut bestehenden, halb elektronischen, in Labors entwickelten, „in Form" gebrachten und „stimulierten" Wesen. Und diese Sportroboter werden ganz neue Spiele erfinden, die vielleicht wie in dem amerikanischen Film „Rollerball" den römischen Zirkusspielen gleichen werden.

Ich muß aber zugeben, daß diese Welt von morgen, diese „beste aller Welten", mich nicht reizt. Ich hoffe, ich erlebe sie nicht mehr; denn ich bin unheilbar primitiv. Ich bin ein Mensch der jüngeren Steinzeit, ein Überlebender der alten Art, die Sonne und Mond verehrte und für die Wasser, Luft und Erde wohltuende Gottheiten waren.

Ich bin ein „Tiermensch" und kein „Robotermensch". Ich bin ein Mensch, der den großen Garten der Natur liebt, in dem so lange Zeit Mensch und Tier in gutem Einverständnis miteinander lebten. Ich bin einer dieser „Halbzivilisierten", die, wie „Il Poverello" von Assisi, von „Schwester Biene und Bruder Sonne" sprechen.

Und ich werde Ihnen den Kern meiner Gedanken mitteilen: Ich glaube, wenn in ferner, ferner Zukunft die fürchterliche Zivilisation der „besten aller Welten" verfallen sein wird, wenn die Menschen die riesigen in Trümmer gefallenen „Metropolen" verlassen haben werden, dann werden unsere Ururenkel den verlorenen Garten wiederentdecken. Und ich möchte jede Wette eingehen, daß sie wieder lernen werden zu laufen, zu werfen, zu springen, aus reiner Freude an ihrem Körper und ihrer Seele. Auch den Sport werden sie wiederentdecken, aber einen Sport, der wieder an das englische Wort „disport" anknüpft – das sich übrigens vom guten alten französischen Wort „desport" herleitet – und das Spiel und Vergnügen bedeutet. Und sie werden wieder spielen wie die Kinder. *Zum reinen Vergnügen!*

9

Seele und Körper

Bei uns im Südwesten Frankreichs lernen wir sehr früh, was Gleichgewicht des Körpers heißt, denn wir wachsen mit dem Rugbyball in der Hand auf.

Ich glaube nicht, daß es auf der Welt einen Sport gibt, der das Auge und die präzise Bewegung, also die Beherrschung des Körpers, besser schult als Rugby.

Wie alle Jungen meines Dorfes habe ich auf dem Schulhof und auf dem Marktplatz gelernt, mit dem Eierball umzugehen. In meiner Heimat hat man den Sinn für Stürmen, Abgeben, Fußwechseln fast als Erbe mitbekommen. Instinktiv macht man die richtige Bewegung.

Als ich in der Schule in den Geschichtsbüchern die Reproduktionen griechischer Statuen sah, war das für mich nichts anderes als ein Wiederbegegnen mit den „Bildern" von Athleten, wie ich sie am Sonntag im Stadion meines Heimatbezirks gesehen hatte.

Für mich war der Körper immer ein Symbol harmonischen Gleichgewichts. Dieser bewundernswert gebaute Körper erschien mir immer wie geschaffen für Liebe, Sport, Freude und Vergnügen. Und immer war ich tief empört, wenn ich einen kranken, leidenden, verwundeten, deformierten und aufgegebenen Körper vor mir hatte. Ja, die Krankheit ist ein Ärgernis, und auch der Tod ist für mich ein entsetzliches Ärgernis, ein Skandal, obwohl ich weiß, daß er das natürliche und legitime Ende ist.

Wenn es mir gelang, eine Krankheit zu heilen oder den Tod aufzuhalten, und sei es nur für einen Augenblick, dann hatte ich das Gefühl, diesen Skandal bekämpft zu haben. Einem Körper die Gesundheit zurückzugeben, bedeutete für mich, dem Gott zu huldigen, der in diesem Tempel wohnte. So verehrte ich auf meine Weise das Leben und die Schönheit, die den Griechen so wichtig waren, daß für sie der vollkommene Mensch zugleich gut und schön sein mußte.

Nun, die Menschen unserer Zeit kennen, respektieren und pflegen ihren Körper immer weniger. Die moderne Zivilisation „vergißt" und verachtet den Körper. Sie vergißt, daß der Körper eine „Totalität" mit eigenen Gesetzen ist. Sie vergißt vor allem, daß es eine „Weisheit des Körpers" gibt.

Schon Hippokrates sprach vierhundert Jahre vor Christus von der vitalen, heilenden Kraft, der „vis medicatrix naturae". Das ist für mich eine gute Rückendeckung.

Ich bin zutiefst davon überzeugt, daß ein richtig behandelter Körper, also ein natürlich lebender, natürlich ernährter und natürlich schlafender Körper die meisten Krankheiten, wenn nicht vermeiden, so doch sicher „reparieren" kann.

Wir sind keine kybernetischen Maschinen. Man versucht heute mit Hilfe von äußerst gelehrten Thesen und Theorien zu beweisen, daß der Mensch eine Art Supermaschine sei, eigentlich die perfekteste aller Maschinen. Ich bin überzeugt, daß er es nicht ist, ebensowenig wie die Katze, die auf meinem Fensterbrett schläft, oder der Hund, der in dem Moment, da ich ihn rufe, in großen Sprüngen über den Rasen setzt, oder die Enten, die einander flügelschlagend auf dem See zwischen den Bäumen verfolgen, oder die Bäume selbst, die sich im Wasser spiegeln; sie alle sind keine kybernetischen Maschinen. *Und sie sind es deshalb nicht, weil sie noch etwas darüber hinaus haben.*

Ich bin kein Wissenschaftler, wie ich immer wieder betone, aber ich weiß, daß ein Mensch und ein Hund nicht nur eine Addition bedingter Reflexe sind, wie es alle jene Forscher behaupten, die im Verhalten des Pawlowschen Hundes, der beim Ton einer Glocke Magensaft absonderte, die letzte Erklärung des menschlichen Verhaltens sehen.

Es gibt mehr als nur diese jämmerlichen Reflexe in dem Hund von Pawlow, und es gibt mehr im Menschen als das. Die Welt ist mehr als nur eine kolossale, von biochemischen Gesetzen dirigierte Maschine, und die Lebewesen sind keine Roboter, die automatisch nach diesen Gesetzen handeln und reagieren.

Ich glaube nicht, daß Zufall und Notwendigkeit das Geheimnis dieser Welt und des Lebens erklären können, noch jenes andere Geheimnis, das sich Mensch nennt.

Ich glaube, daß ein Schöpfer die berühmten physikalisch-chemischen Gesetze geschaffen hat und daß der Mensch und das Universum ohne Gott und ohne göttlichen Plan nicht zu ergründen sind.

Die Wissenschaft kann nichts erklären. Chemie und Biologie sind nicht in der Lage, die Phänomene des Lebens zu erklären.

Es ist wirklich erstaunlich, daß der Mensch von heute zwar auf dem Mond spazierengehen und Sonden auf den Mars schicken kann, aber genausowenig wie der Alchimist des Mittelalters das „Primum movens“, den Urantrieb des organischen Lebens erklären kann.

Man hat zwar eine hervorragende, blind funktionierende chemisch-physikalische Technologie erfunden, aber man weiß nicht, „wie“ und „warum“ eine Zelle lebt.

Ich hatte vor kurzem Gelegenheit, den zytoarchitektonischen Atlas der menschlichen Gehirnrinde anzuschauen, den die medizinische Akademie der UdSSR herausgegeben hat.

In jahrelanger Arbeit hat hier ein Forscherteam die Struktur – die Geographie – der menschlichen Gehirnrinde zur Darstellung gebracht. Auf mehr als zweihundert Tafeln.

Es war ein erstaunliches Erlebnis für mich. Als ich die Tafeln betrachtete, glaubte ich, Milchstraßen und Sternensysteme vor mir zu haben. Die Karte des menschlichen Gehirns ist den astronomischen Karten durchaus vergleichbar. Die Verteilung der Hirnzellen entspricht der Verteilung der Sterne in Milchstraßensystemen.

Kein Bildnis kann uns besser die geheimnisvolle Unergründlichkeit des Universums und des Menschen, die gewaltige Komplexität der Materie und des Lebens vor Augen führen als diese Fotos der zerebralen Unendlichkeit. Diese Milliarden Milchstraßen und Sonnensysteme, die in unserem Gehirn glitzern und funkeln, aufleuchten und verlöschen, sind ein Beweis für die Nichtigkeit der wissenschaftlichen Dogmen und die Überheblichkeit der meisten Theorien. Sie sprechen für die Anwesenheit eines Organisators und eines vorbedachten Plans und überzeugen uns einmal mehr, daß unser Schicksal kein absurdes Abenteuer ist und der Mensch kein „unnützes Wunder", wie Jean Rostand, der große verstorbene Biologe und Moralist, es ausdrückt.

Wir haben ständig vor unseren Augen das Schauspiel vollkommener Harmonie: das Leben. Wir brauchen nur die Augen zu öffnen, um zu begreifen; denn „das fröhliche, dankbare Befolgen der kosmischen und biologischen Gesetze ist das einzige Mittel, den Menschen wieder aufzurichten, seine physischen und geistigen Krankheiten und die Pestbeulen der Gesellschaft und ihrer Politik zu heilen".[1]

Sobald die großen kosmischen Gesetze vergessen werden, die Gesetze einer universellen Harmonie, die das Leben bestimmen, die Geburt, den Tod und den plötzlichen Heilungsprozeß in den Zellen, dann hat der Körper darunter zu leiden.

Der moderne Mensch neigt mehr und mehr dazu, seinen Körper nicht zu beachten. Die Griechen sahen im Menschen eine Einheit von Geist und Körper, ihr Ideal war „ein gesunder Geist in einem gesunden Körper" – und wenn möglich auch in einem schönen.

Der moderne Mensch hat sich selbst in zwei Teile gespalten: auf der einen Seite der Körper, auf der anderen der Geist. Und da der Körper anscheinend nicht mehr gebraucht wird, vernachlässigt er ihn. Da er es nicht mehr nötig hat zu laufen, zu werfen und zu klettern, ja nicht einmal mehr zu gehen, vergißt er seinen Körper und begnügt sich mit dem Geist, dem Gehirn, ja, er besteht nur noch aus dem Gehirn, in dem sich alles abspielt.

Und dieser Körper, dessen er sich nicht mehr zu bedienen weiß und der auch zu nichts mehr dient, führt ein Dasein am Rande als eine Art Wurmfortsatz. Der „abgewiesene" Körper ist nur mehr ein „Gegenstand".

Das aber ist eine absolut anarchische und anormale Situation, weil die Identität des Menschen sich auf die harmonische Integration von Geist *und* Körper gründet.

[1] Dr. A. Salmanoff

Das Resultat dieses Irrtums zeigt sich in den immer schlimmer werdenden Phänomenen des „Verlustes der Identität".

Eine der häufigsten Neurosen oder Geisteskrankheiten in unserer hochentwickelten Gesellschaft – zum Beispiel in den Vereinigten Staaten – ist die Schizophrenie. Ihre Symptome sind die Flucht aus der Realität und die „Spaltung", die auseinandergebrochene Einheit der Person. Ein Schizophrener ist ein Kranker, der aus der Wirklichkeit aussteigt und seine Identität verliert – und vor allem seinen Körper. Er geht zum Arzt und sagt: „Ich weiß nicht, wer ich bin", und: „Ich habe keinen Körper mehr. Ich weiß nicht, wo mein Körper ist."

Die Vernachlässigung des Körpers und der Verlust des Körperbildes wurde früher allein durch die Psychoanalyse geheilt, indem man sich also vor allem an den Geist wandte. Und die Resultate waren meistens enttäuschend.

Aber dann regte sich die Vernunft. Man kam auf die Idee, die allmächtige Psychologie zu vergessen und an den stummen Vergessenen zu denken: an den Körper.

Man hat sich einer sehr einfachen und sehr alten Wahrheit erinnert: der Körper hat entscheidenden Anteil an allen Krankheiten, an denen der Geist leidet; es gibt keine lokal begrenzte Krankheit, keine nur organische Krankheit. Es ist immer der ganze Mensch, der krank ist. Und daher geht es darum, den Körper zu lehren, in der ihm eigenen Harmonie zu leben, damit sich sein Gleichgewicht dem Geist mitteilt. Es ist genau das, was unsere Kuren in der Schweiz zu erreichen versuchen. Und sie haben auch Erfolg.

Der Mensch und alle anderen Lebewesen sind keine kybernetischen Roboter. Man kann einen Menschen nicht behandeln wie eine Maschine, so wie es sich etwa La Mettrie[1] vorstellte. Gesundheit läßt sich nur erreichen, wenn man das harmonische Zusammenspiel aller Teile und Phänomene wiederherstellt.

Es gibt eine Definition des großen Physiologen Claude Bernard,

[1] Julien Offroy de la Mettrie wandte auf den Menschen die Theorie Descartes' von der „Tier-Maschine" an. Er hat einen Essay über die „Mensch-Maschine" geschrieben (1748).

die mir immer als ein erstaunliches Geständnis der Ohnmacht der explikativen Wissenschaft erschienen ist, wenn er nämlich mit Bezug auf die lebenswichtigen Vorgänge im Körper vom „vitalen Arrangement“ spricht.

Was ist das „vitale Arrangement“? Nun, das läßt sich vielfach beantworten: vitale Energie, Vitalität, schöpferische Harmonie etc. Und die Gesundheit ist das Resultat des „vitalen Arrangements“. Es ist die wiedergefundene, wiederhergestellte Harmonie zwischen Körper und Geist.

Um diese lebenswichtige Harmonie wiederzufinden, haben amerikanische praktische Ärzte sich entschlossen, ihre an Schizophrenie leidenden Patienten wieder zum vollen Bewußtsein ihres Körpers zu bringen. Sie haben dafür eine Behandlung erfunden, die durch eine Reihe von Übungen den Körper wieder mit Leben erfüllen oder, anders ausgedrückt, dem unterdrückten Körper neue Energie zuführen soll.

Alle diese Kranken verabscheuen nämlich ihren Körper. Sie haben Angst vor physischen Empfindungen; denn sie verachten ihr „Fleisch“, weil es „tierisch“, also minderwertig ist.

Die Behandlung versucht also, den Körper zu „befreien“. Er soll wieder atmen, sich bewegen und seine anormale Steifheit ablegen, die ein Zeichen für seine Spannungen und Blockierungen ist.

Die Reaktionen der Kranken sind oft erstaunlich: sie beginnen zu weinen, zu schreien und zu wimmern. Manche fallen sogar in Ohnmacht. Diesen von ihnen als so fremd empfundenen Körper finden sie nun wieder und bauen mit ihm ihre verlorene Identität wieder auf, er führt sie in die richtige und wunderbare Einheit mit der kosmischen Natur zurück.

Die Chefs der neuen amerikanischen Schule[1] – deren Arbeiten mich um so mehr interessieren, als sie auf wissenschaftlichem Wege das herausgefunden haben, was mir mein gesunder Menschenverstand schon lange gesagt hat – erklären die Vorgänge folgendermaßen:

[1] Dr. Alexander Lowen („Der verhöhnte Körper“ – Le corps bafoué, Ed. Tschou) ist einer der bekanntesten.

„Die Voreingenommenheit gegen den Körper ist daraus zu erklären, daß man den Körper mit der tierischen Natur des Menschen gleichsetzt. Die Zivilisation ist die gewaltige Anstrengung des Menschen, sich über das Niveau des Tieres zu erheben. Er hat sein Ich entwickelt, seinen Geist befreit und sein Bewußtsein erweitert. Und auch der Körper hat sich verfeinert. Er ist sensibler und gewandter geworden. Aber zugleich hat der Körper, der ja das Tierische repräsentierte, an Wertschätzung verloren. Der tierische Bereich ist der emotionale Bereich. Er schließt die Leidenschaften und Wünsche, die Freuden und Schmerzen ein, welche den Organismus in gesunder Bewegung halten. Bei seiner Geburt ist der Mensch noch ein Tier. Wenn er dann im Verlauf seiner Zivilisierung und der Erwerbung von Wissen den tierischen Teil seines Wesens verdrängt, dann verwandelt er sich in eine verzweifelte, schizophrene Person. Das Ich und der Körper bilden eine Einheit. Wir können nicht eines zugunsten des anderen verdrängen. Wir können nicht Mensch sein, ohne zugleich Tier zu sein."

Diese Wiederentdeckung des Tierischen im Menschen spielt sich in einem so überzivilisierten und technisierten Land wie Amerika nicht ohne lächerliche Übertreibungen ab. Die „Bewegung des menschlichen Potentials", die „Gruppen der Begegnung", die zum Beispiel in Kalifornien aus dem Boden schießen, würden einen Bauer aus der Gascogne, der mit beiden Füßen auf der Erde steht und niemals den „tierischen" Teil seines Ich „verstümmelt" hat, vollkommen aus der Fassung bringen. In meiner Heimat sind die Menschen im positiven Sinn „gute Tiere" geblieben, die noch etwas mit ihrem Körper anzufangen wissen und seine Sprache verstehen.

In den „T-Groups"[1] und in den Diagnose- und Basisgruppen bemalt man sich den Körper mit allerlei Motiven, rezitiert Hindu-Gedichte, schreit im Chor, zieht sich nackt aus, um sich „in aller Freundschaft" zu betasten, und übt sich in kreativer Aggressivität. Die Seminare zur „Entmassung" oder zur „Sensibilisierung gegenüber der Nacktheit" oder die „Workshops einer

[1] Abkürzung für „Basic Skills Training Group".

gehobenen Begegnung" sind sehr oft reine Bauernfängerei, die irgendein als „Guru" verkleideter Witzbold managt, der Berge von Dollars kassiert.

Ich habe nicht auf die „Gurus" und die „T-Groups" gewartet, um dem Körper meine ganze Aufmerksamkeit zuzuwenden. Denn mir war immer klar, daß die orthodoxe Medizin nicht den „ganzen Menschen" behandelt und daß die entmenschlichte und zerstörerische Technik nichts von der großen „Weisheit des Körpers" versteht.

Ich habe immer geglaubt und gesagt, daß der beste Arzt die Natur selbst ist und daß man ruhig auf die natürliche Selbstheilung vertrauen kann, wenn man nur die „vitalen Kräfte" unterstützt.

Wie betäubt vom lauten Geschrei der Werbung überläßt sich die Medizin widerstandslos der chemischen Therapeutik, die eine Vielfalt von medikamentösen Krankheiten hervorruft. Die Widerstandskraft des Körpers wird dadurch stark herabgesetzt. Die chemische Therapeutik hat die Pharmakologie des Organismus vergessen lassen, sagte Salmanoff, ein großer Kliniker, der aber so wie ich für die einfachen und natürlichen Lösungen eintrat und pflanzliche Heilmittel verschrieb. Er hatte als erstes entdeckt, daß es keinen Mechanismus, keinen Apparat gibt, der bewundernswerter und intelligenter ist als unser Körper. Schon 1885 erklärte der belgische Physiologe Léon Frédéricq, daß jede Störung im Körper sofort das entsprechende Organ aktiviert, das den Schaden neutralisieren und beheben kann.

Es geht an erster Stelle also darum, den Körper selber arbeiten zu lassen und nicht seine natürlichen Abwehrkräfte durcheinanderzubringen.

Die Medikamente knüppeln die Krankheit zwar nieder, aber sie machen dabei auch den Kranken aktionsunfähig, indem sie das Abwehrsystem seines Körpers schwer beschädigen. Und das zeigt, wohin ein Prinzip führt, für das die Medizin traditionsgemäß mehr „ein Krieger gegen die Krankheit als ein Hüter der Gesundheit ist".

Die „Macht", die die Medizin über die Natur und den Menschen ausübt, kann man nicht anders als aggressiv und gewalttätig nennen.

Es handelt sich da in der Tat um eine militärische Strategie: Man *bekämpft* die Krankheit, man *vernichtet* den Feind (die Mikrobe), man *sterilisiert* ein Organ, man *bombardiert* ein Gewebe etc. Der Kranke selbst wird zum Objekt. Er muß seinen Willen aufgeben und sich der medizinischen Macht unterordnen. Er hat in dieser Affäre, die sich Krankheit oder Gesundheit nennt, nichts zu sagen. Die medizinische Macht wird über seinen Körper verfügen, sie wird mit ihm nach Gutdünken *operieren.*

Wir müssen zu einem neuen Hippokratismus zurückfinden und lernen, die Weisheit des Körpers zu respektieren. Und das tut die „natürliche Medizin", die man heute wieder zu entdecken beginnt. Die Phytotherapie[1] und die Aromatherapie sprechen die Sprache des Körpers und passen sich lediglich an die Pharmakologie des Organismus an. Die Heilpflanzen, Öle und aromatischen Kräuter führen mit dem Körper ein harmonisches Gespräch.

Schon im Ekklesiastikus[2] (38, 4) steht: „Der Herr schuf Heilungsmittel aus der Erde; ein kluger Mensch verschmäht sie nicht."

Schönheit ist kein unnötiger Luxus. Sie ist vor allem ein Zeichen von Gesundheit, ein Zeichen, daß die Einheit Körper – Geist intakt ist.

Daher habe ich mich auch sehr intensiv mit Schönheitspflegemitteln beschäftigt. Denn wenn ich einer Frau dazu verhelfe, schön zu sein, zu wissen, daß sie schön ist, dann helfe ich ihr damit, ihren vernachlässigten, vergessenen Körper wiederzugewinnen. Denn es gibt durchaus eine Pathologie der Schönheit.

Ebenso ist es mit der Zellulitis.

Die Zellulitis ist nicht nur unschön, sie ist auch ein Alarmzeichen. Nicht nur, daß sie die Figur einer Frau deformiert, sie drückt aus, daß es dieser Frau nicht gutgeht.[3]

Die Zellulitis, eine Krankheit, unter der 90 von 100 Frauen aller Altersgruppen leiden, hängt mit Veränderungen der Zellen innerhalb des Nerven- und Kreislaufsystems zusammen. Hier liegt die Ursache für das vorzeitige Altern des Organismus.

[1] Vom griech. phyto-, pflanzlich
[2] Buch des Alten Testamentes
[3] Dr. Jean-Jacques Legrand: La Cellulite. Ed. R. Laffont

Wir kennen die meisten natürlichen Ursachen der Zellulitis. Wir wissen heute, daß sie ein Preis unter vielen anderen ist, den wir für den sogenannten Fortschritt zahlen müssen; sie ist eine Folge der vielen Aggressionen, die das Grundschema unseres Lebens bilden. Die moderne Frau ißt schlecht und zu schnell, schläft schlecht und zu wenig, steht unter dem Druck des Arbeitstempos und der zahllosen sozialen und kulturellen Anforderungen ihrer Zeit.

Dazu kommen vererbte Anlagen, hormonelle Störungen und schließlich die schlechten Gewohnheiten, die zu Haltungsschäden führen. Denn unglaublich viele Frauen halten sich schlecht.

Bemerkenswert ist, daß es eine Art Landkarte der Zellulitis gibt. Die „Zellulitische Zone" ist das Mittelmeerbecken. Im Mittleren Osten, in Nordafrika, in Italien und Spanien ist die Zellulitis schon eine „historische" Erscheinung. In den skandinavischen Ländern dagegen tritt sie nicht auf, ebenso wenig wie in Afrika und Asien. Die Schwarzen, die Gelben und die Indianer kennen keine Zellulitis.

Man muß kein Gelehrter sein, um zu ergründen, daß die Erklärung für dieses Phänomen in den „Lebensgewohnheiten" zu finden ist, besonders in denen des Essens. Hier muß man sich mit der sogenannten „Sozio-Kultur" beschäftigen, den Wertvorstellungen, Traditionen und „Modellen" der Gesellschaft.

So hat unsere westliche Zivilisation vor einem Vierteljahrhundert ein neues „Modell" des weiblichen Körpers geschaffen: die schlanke, nahezu magere Frau. Es handelt sich da um eine absolut neue Norm, einen neuen Maßstab für die Schönheit des Körpers.

Das traditionelle, tausendjährige Modell weiblicher Schönheit war die üppige, breithüftige Frau mit schweren Brüsten. Die Venus Kallipygos („die mit dem schönen Gesäß") der Griechen hatte keineswegs die berühmte „Bohnenstangenlinie" unserer Mannequins. Auch die Menschen der Renaissance und unsere Klassiker liebten „fleischige, schöne Frauen" – denken wir nur an die Modelle Raphaels, Tizians, Rembrandts und Rubens'. Renoir malte noch vor kaum 60 Jahren üppige Frauen mit breiten Hüften und schwellenden Brüsten. Und auch der 1944 verstorbene Maillol liebte ausladende weibliche Formen.

Eine Frau ist von Natur aus kein Mannequin. Das Mannequin

ist ein Kunstprodukt der Zivilisation. Und die Frauenzeitschriften haben die falsche Vorstellung verbreitet, daß diese anormale Gestalt das natürliche Modell der Frau sei.

Nun, das „Naturmodell“ ist sicher die Venus mit dem schönen Gesäß; denn die Stellen des weiblichen Körpers, die zur Ausbuchtung neigen, sind ja geschlechtsspezifische Regionen: die Schenkel, das Becken und das Hinterteil. Zusammenfassend möchte ich sagen, daß die Zellulitis bei der Frau normal ist und durchaus weiblichen Sexualcharakter hat.

Beunruhigend ist die Zellulitis nur, wenn sie über die erträgliche Norm hinausgeht. Wenn sich typische Anzeichen zeigen: die häßliche „Reithose“, welche die Hüften deformiert, oder die unschöne „Orangenhaut“ oder der „Stiernacken“ oder die „Säulenbeine“ mit Fettpolstern am Knie und an der Wade. In diesem Fall zeigt die Zellulitis Zellgewebsstörungen und Störungen des Kreislaufs und des Hormonhaushaltes an. Gleichzeitig wird sie zu einer nicht mehr ästhetischen Anomalie und muß behandelt werden.

Es gibt zahllose Behandlungsarten. Die Zellulitis ist der Goldesel der Spezialisten, der Kosmetiker, Heilgymnastiker etc. Viele dieser Behandlungen sind vergeblich. Andere schädlich. Viele einfach gefährlich. Sie reichen von der brutalen Massage und der äußerst aggressiven Unterwassermassage bis zur intrazellulären Injektion „fettauflösender“ Chemikalien und Schilddrüsenderivate, bis zur völligen Entkräftung durch Entwässerung, ja bis zu Eingriffen der kosmetischen Chirurgie, die dann große Narben auf dem Körper hinterlassen.

Nun, ich habe es schon gesagt: über die Zellulitis habe ich meine größten Siege errungen. 98 Prozent der behandelten Fälle konnte ich heilen. Geholfen haben mir dabei weder Wunder noch geniale Eingebungen, sondern allein der gesunde Menschenverstand. Für mich stand fest, daß die Zellulitis das Resultat einer chronischen Vergiftung sein mußte.

Wenn ich es mit einem Fall schwerer Zellulitis zu tun habe, dann weiß ich, daß es sich bei der Patientin um eine „Vergiftete“ handelt, meistens um eine nervöse Frau, die abwechselnd zu Beruhigungs-, Aufputsch- und Schlafmitteln greift und das ganze

Angebot der legalen Gifte durchprobiert. Bei drei Viertel der Fälle treten Verdauungsstörungen auf, sehr oft Verstopfung. Die Verstopfung wiederum verlangsamt den Kreislauf, was zur Folge hat, daß die Gifte länger im Gewebe bleiben und Zeit haben, die Bildung von Gewebepolstern zu fördern. Die Zellulitis ist aus denselben Gründen auch bei Leberkranken anzutreffen.

Ich habe vor einigen Jahren in Mougins Versuche mit zwölf weiblichen Versuchspersonen durchgeführt. Es handelte sich um Frauen verschiedener Nationalität, Französinnen, Spanierinnen, Schweizerinnen, Italienerinnen, Deutsche und Holländerinnen. Sie waren zwischen dreißig und fünfundsechzig Jahre alt. Das ist die Altersspanne, in der die Zellulitis auftritt und sich festsetzt.

Meine Behandlung dauerte 18 Tage und setzte sich aus einem spezifischen Ernährungssystem, der Wirkung meiner harntreibenden Kräuter und meiner Antizellulitis-Salbe zusammen.[1]

Am Ende des achtzehnten Behandlungstages hatten meine Versuchspersonen nach ihrer „Totalkur" erstaunlich viele Kilo verloren und an den gewünschten Stellen spektakulär abgenommen.

Außerdem waren sie in bester Verfassung. Weder depressiv noch müde. Im Gegenteil, die psychische Veränderung im positiven Sinn war unübersehbar. Alle „ehemaligen Dicken" waren fröhlich, und dabei hatten die meisten vorher mit Depressionen zu tun gehabt. Sie hatten das Gefühl, wieder anziehende Frauen zu sein.

Diese Erfahrung machte mir bewußt, wie wichtig außer der Behandlung mit meinen Produkten und der Diät für alle diese Frauen eine angenehme Atmosphäre ist. *Man nimmt nur gut ab, wenn man sich wohl fühlt.* Eine unerfreuliche Kur mit einer unerfreulichen Diät in einer unerfreulichen Umgebung wird nicht sehr überzeugende Ergebnisse bringen.

Die Freude am Leben vermag sehr viel bei der Behandlung der Zellulitis und der Zurückeroberung des Körpers.

[1] Ich empfehle außerdem, in den nächsten vier oder fünf Monaten jeden Abend einen Aufguß zu trinken, und zwar abwechselnd an einem Abend einen Salbeiaufguß (zwei Prisen pro Tasse), am nächsten Abend einen Anis-Aufguß (zwei Prisen pro Tasse). Jeden Aufguß zwei Minuten ziehen lassen.

gegen Schlaflosigkeit

je 2 Fingersp.

Anis, Melisse, Linden=
blüte, Orangenknospen

1 Tasse v. d. Frühstück
1 " abends

Aktion:

»FREUNDLICHKEIT GEWINNT«

INTERESSENGEMEINSCHAFT
ALTSTADT
INNSBRUCK

Ich wurde bei ______________________________
sehr freundlich

Hr.
von Fr. ______________________________ bedient.
Frl.

Meine Anschrift: ____

____

Was würden Sie in der Altstadt verbessern?
Anregungen für die Altstadt:

____

Ein vernachlässigter Körper ist allen möglichen Leiden ausgesetzt; zuerst melden sich meistens die Kreuzschmerzen. Denn ein Mensch, der seinen Körper nicht beachtet, hält sich schlecht, und darunter leidet vor allem die Wirbelsäule.

Bei einem zu dicken Menschen wird die Wirbelsäule meistens überdehnt; die Mehrheit der deprimierten, ängstlichen, schlaflosen und verstopften Patienten hat Rückenschmerzen.

Man muß nämlich wissen, daß die Wirbelsäule verhältnismäßig schnell altert, weil sie außerordentlich schnell ermüdet. Die Zwischenwirbelscheiben oder Bandscheiben nutzen sich ab und werden immer dünner, und deshalb schrumpfen wir im Alter auch zusammen. Die Wirbelsäule beginnt schon mit 20 Jahren zu altern – lange vor dem Gehirn!

Unsere Wirbelsäule bestimmt unsere Form und unsere Spannkraft, sie ist der „Mast“ des Körpers. Der Diskuswerfer, dieses Muster an Gleichgewicht und Kraft, ist vor allem ein Beispiel für die vollkommene Gelenkigkeit der Wirbelsäule und des kompensierenden Spiels der Muskeln.

Bei einer ungenügenden Muskulatur, bei Übergewicht und falschem Atmen hängt die Wirbelsäule, ihres „Tauwerks“ beraubt, durch und verbiegt sich.

Wenn man den Körper „eines aufrecht gehenden Tieres“ haben will, dann muß man zuerst einmal lernen, sich gerade zu halten und die Wölbung des Kreuzes zu korrigieren, indem man den Bauch und die Hinterbacken einzieht und das Becken nach vorne schiebt.

Der Lumbago oder „Hexenschuß“ ist die natürliche Folge schlechter Gewohnheiten, einer schlechten Körperhaltung und falscher Bewegungen. Er tritt blitzartig nach einer übermäßigen Anstrengung auf oder schleicht sich heimlich und langsam nach einer längeren Anstrengung in ermüdender Körperposition heran.

Auch die Bauern kennen den „Hexenschuß“. Bei ihnen war es eine Art Arbeitskrankheit. Als der Traktor noch nicht existierte und man den von Ochsen gezogenen Karrenpflug lenken mußte oder zur Erntezeit die Garbe mit Schwung auf den Wagen beförderte, da war der Hexenschuß ein häufiger Gast. Auch bei der Weinernte, wenn man die schweren, mit Trauben gefüllten

Zuber schleppen mußte. Deshalb trugen unsere Alten einen Flanellgürtel, „der ihnen das Kreuz stützte“ und vor Verkühlung schützte.

Ich habe dem „Buch der Pflanzen“ meines Vaters ein Rezept für eine Kompresse entnommen, welche die Alten bei einem „Hexenschuß“ auflegten: eine Mischung aus Klette, Weißdorn, Butterblume, Zwiebel und Brennessel. Man legt sie sich aufs Kreuz; außerdem empfehle ich sie auch für Fuß- und Handbäder.

Die Schönheit ist das deutlichste Merkmal der Gesundheit. Und unsere Heilkräuter und natürlichen Substanzen, die uns „Gesundheit schenken“, sind auch der Schönheit förderlich. Hingegen sind die üblichen kosmetischen Mittel oft genug gefährliche Produkte.

Schon ein lateinischer Autor machte sich über die alten Männer lustig, die sich die Haare färbten, aber ihren ehrwürdigen weißen Bart so ließen, wie er war. Schon damals waren die kosmetischen Produkte giftig, weil sie schädliche Ingredienzien enthielten: Blei, Kreide, Gips. Die mittelalterlichen Schönheitsrezepte erinnern an die greulichen Mischungen der alten Medizin, etwa aus Krötenblut, Schlangengift und jungfräulichem Urin. Hier ein Rezept aus einem magischen Arzneibuch, um sich „die schönsten Augen der Welt“ zu verschaffen:

„Man nehme Weinbergschnecken oder gewöhnliche große Schnecken, wasche sie achtmal in frischem Wasser und destilliere sie; dann nehme man den Kot einer korallroten Eidechse, Kandiszucker und von allem die Hälfte Wasser, das man destilliert, über die besagten Drogen gießt und nochmals destilliert.“

Während ein derartiger Unsinn verzapft und in den damaligen Labors zusammengebraut wurde, bot die Natur im Überfluß ihre wohltätigen Substanzen an, die Pflanzen, die Freundinnen unseres Körpers.

Die besten „Schönheitsmittel“ finden wir im Garten oder auf dem Markt. Aus Pflanzen, Gemüsen, Obst, Blumen, Mehl und Eiern kann man Zaubermittel herstellen, die uns helfen, schön, jung und gesund zu bleiben.

Im Einkaufskorb der Hausfrau befinden sich die besten Sonnenöle, die wirksamsten desodorierenden Mittel, die intensivsten Shampoos, die sanftesten Zahnpasten, die freundlichsten Hautcremes. Sie verursachen keine Hautkrankheiten und keine Allergien, die so oft der Preis für die chemischen, in Laboratorien hergestellten Kosmetika sind.

Karotten, Gurken und Kirschen sind reich an Vitamin A, das die Neubildung und Entwicklung der Hautzellen fördert. Erdbeeren entfernen den Zahnstein. Lavendel macht den Teint frisch und die Haut geschmeidig. Ein Absud aus den Blättern des Nußbaums gibt den Haaren einen weichen Fall und sorgt für Wimpernwuchs.

Der gekochte und zerdrückte Apfel ergibt eine wundenschließende Paste, die man früher oft anwendete. Später ist daraus die „Pomade" geworden. Ein Kerbelaufguß, Rosenwasser aus mazerierten Blütenblättern, auch die Blütenblätter selbst, Gurkensaft, geraspelte Karotten und zerdrückte Erdbeeren mit und ohne Mandelöl können sich auf Ihre Haut sehr wohltuend auswirken. Und einfache Kompressen aus lauwarmem Salzwasser und lauem Tee von Hamamelis, Efeu und Schachtelhalm können zur Linderung der häßlichen „Säcke" unter den Augen benützt werden. Man sollte hier jedoch keine Wunder erwarten.

Die schöne Madame Tallien ließ ihre Badewanne mit Erdbeeren füllen, legte sich wollüstig hinein und erhielt sich so den Samtglanz ihrer Haut, von dem die Männer schwärmten.

Auch „Toilette de Flore" empfahl 1771, zur Erfrischung der Haut einige Erbeeren auf dem Gesicht zu zerdrücken, sie während der Nacht trocknen zu lassen und sie am nächsten Morgen mit Kerbelwasser abzuwaschen. Und auch ich rate immer wieder mit einigem Erfolg zu Erdbeermasken.

Alle diese wohltätigen Pflanzen sind sehr reich an Vitaminen und an den für den Stoffwechsel der Haut notwendigen Mineralsalzen.

Ich kann mich noch sehr gut an einige sehr alte Damen erinnern, die zur Zeit der Pferdedroschken jung waren und sich bis ins hohe Alter eine außerordentlich frische Haut und dichtes weiches Haar bewahrt hatten. Ihr ganzes Leben lang hatten sie nur selbstgemachte Schönheitsmittel verwendet: Honigmilch und Honigcremes, Mandelöl, Zitronen, pflanzliches und tierisches Wachs. Und ihr Teint war wirklich jungmädchenhaft.

Man benutzte damals in der Schönheitspflege zahlreiche tierische Öle: vom Heilbutt, Nerz, Hai und Murmeltier. Heute wissen wir, daß diese Öle ungeheuer vitaminreich sind. Außerdem war Bärenfett, Schweineschmalz, Lanolin und Bienenwachs für die Haut eine unendlich reiche und gut zu assimilierende Nahrung. Auch entfärbt und geruchsfrei gemacht behalten sie ihre natürliche Kraft.

Ebenso wie Öle und Fette kann man auch natürliche Farbstoffe von Tieren und Pflanzen gewinnen. Und man sollte destilliertes Blütenwasser anstelle von synthetischen Parfüms benützen, vor deren Giftigkeit immer wieder gewarnt wird, besonders wenn sie in einem Produkt enthalten sind, das tief in die Haut eindringt.

Bärenfett freilich ist rar, und ich bin zu sehr Naturfreund, um zu fordern, daß man die letzten Braunbären der Pyrenäen jagt, damit man aus ihrem Fett Schönheitsmittel herstellen kann. Ich denke auch nicht daran, von den jungen Frauen zu verlangen, daß sie sich ihre Parfüms selber herstellen. Ich möchte nur nicht, daß wir jahrhundertealte Erfahrungen einfach über Bord werfen.

Die Sexualität ist die Sprache des Körpers. Ein ausgeglichener Mann und eine ausgeglichene Frau lieben die Liebe und lieben gerne. Fängt jemand an, sich nicht mehr wohl in seiner Haut zu fühlen, Probleme zu haben, an Boden zu verlieren, unter „Identitätsverlust", also unter dieser Spaltung zwischen Körper und dem Ich zu leiden, der Krankheit unseres Jahrhunderts, dann tauchen auch im Sexualleben Störungen auf.

Es ist kaum zu glauben, wie häufig heutzutage sexuelle Probleme sind. Mein Buch „Lernen wir wieder zu lieben"[1] ist auf Grund meiner Erfahrungen mit Problemen der Impotenz, der Frigidität, des Nichtverstehens und der sexuellen Frustration geschrieben worden, deren Wichtigkeit mir von meinen Patienten deutlich vor Augen geführt wurde. Ich war der „Beichtvater" für Hunderte von Paaren, die mir ihr Leid und die Angst vor ihrem heimlichen Elend gestanden. Wie viele Männer haben mir nicht auf der Höhe ihrer beruflichen, politischen und sozialen Laufbahn ihre Qual anvertraut und waren, nachdem die Maske gefallen war, nur noch arme, verzweifelte Menschen. Wie viele schöne junge

[1] Fritz Molden Verlag, Wien, 1975.

Frauen, von denen einige sogar Berühmtheiten waren, haben mir nicht ihr „Unbefriedigtsein“ gestanden.

Die Liebe war zu keiner Zeit eine einfache Angelegenheit. Selbst zu der Zeit, da Ovid seine „Kunst zu lieben“ schrieb, gab es schon Probleme. Die Liebe ist eben etwas sehr Geheimnisvolles und Komplexes: sie umfaßt Geist und Körper, Imagination und Biologie. Sie ist schön und schrecklich zugleich und berührt den tiefsten Grund unseres Wesens.

Eros ist nicht nur der pausbäckige kleine Bogenschütze, der um die Liebenden herumflattert und sie mit seinen Pfeilen „spickt“, wie Ronsard es ausdrückt. Er ist auch der eifersüchtige und furchteinflößende Gott, der Menschen und Tiere verrückt und Weise wahnsinnig machen kann.

Während vieler Jahrhunderte galt die Liebe als das Symbol für die menschliche Dualität, für den „Bruch“ zwischen Geist und Körper. Es gab die Verstandesliebe, die platonische Liebe, das Liebesgefühl, die höfische Liebe. Und daneben gab es den „tierischen Teil“, die Sexualität, das war die „schändliche“ Liebe. Nicht ohne Grund nannte das Mittelalter die sexuellen Körperteile „Schamteile“; man hatte sich ihrer zu schämen und sie zu verbergen.

Die Frau war in gewisser Weise die Inkarnation dieser beiden Auffassungen der Liebe. Sie war entweder die Jungfrau, die Mutter, die Madonna, die reine Frau, vor der der Mann niederkniete und der er sein Werk und seine Arbeit widmete, oder die Prostituierte, die Unreine, die Kurtisane und Verführerin, die sexuell Besessene, in der sich alle dunklen Mächte des Körpers offenbarten.

Unsere Urgroßmütter trugen noch jene Nachthemden, die an einer gewissen Stelle ein Loch hatten, durch das sich der Ehemann seiner Frau „näherte“ – zum Zweck der Zeugung, keinesfalls des Vergnügens. Vergnügen war Luxus, also Sünde. Wollust war böse und verdammungswürdig. In den „Verfluchten Königen“ erzählt Maurice Druon von der Königin Clémence, die, nachdem es ihr in den Armen ihres Mannes so gut gefallen hatte, von moralischem Entsetzen gepackt wurde und schwor, sich niemals mehr fleischlicher Lust hinzugeben.

Dieses Vergnügen blieb den „Freudenmädchen" reserviert. Schon der Name sagt, daß „Freude" also nicht zum Los der braven Ehefrauen und zukünftigen Mütter gehörte. Was da geschah, war eine unerhörte Verstümmelung der Liebe, man schnitt sie einfach mitten entzwei und hatte nun den Kopf mit dem Gefühl und den Körper mit dem Sex.

Heute erleben wir die Umkehrung des Phänomens durch die sogenannte „Sexplosion". Die Sexualität hat sich durchgesetzt, sie ist überall. Es gibt inzwischen sogar eine „Wissenschaft des Sex", die „Sexologie", mit Ärzten und Technokraten. Es gibt Frauenzeitschriften, die Sex-Kurse veröffentlichen, es gibt spezielle Magazine, die sich jede Woche in Artikeln und graphischen Darstellungen über die sexuellen Techniken auslassen. Die Bücher der neuen Propheten der wissenschaftlichen Sexualität, Masters und Johnson, werden auf der ganzen Welt gedruckt und erreichen Millionenauflagen. „Gruppensex" ist Usus geworden. Schülerinnen, die noch kaum geschlechtsreif sind, diskutieren ernsthaft über den Vagina- und den Klitorisorgasmus und die Dauer ihres „Höhepunkts".

Steht es nun deshalb besser um uns, und ist diese universelle sexuelle Frühreife nun wirklich das Allheilmittel, das man sich erhofft hatte?

Ich für meinen Teil bin überzeugt, daß dem nicht so ist. Die gepriesene „sexuelle Befreiung" war in der Tat ein Umsturz, eine brutale Explosion. Vom Verbot, vom Tabu ist man unvermittelt zum uneingeschränkten Laisser-faire übergegangen. Auf die Großmutter im hermetisch geschlossenen Nachthemd ist das kleine Mädchen gefolgt, das die Pille nimmt, weil es nicht weiß, welchen Jungen es im Lauf des Tages „ausprobieren" wird.

Ich bin weder Theoretiker noch Theologe, ich bin nicht einmal Moralist. Ich bin nur in der besonderen Situation, daß ich sehr viel von der „kaschierten Wirklichkeit" zu sehen und zu hören bekomme. Denn ich bin, wie ich schon sagte, ein „weltlicher Beichtvater" und habe Hunderte von Eltern, jungen Mädchen und jungen Leuten angehört. Und weil sie es mir anvertraut haben, weiß ich, welche Angst und welche Verwirrung sich unter ihrer „Freiheit" und ihrem „Recht auf Vergnügen" verbirgt.

Die sexuellen Probleme nehmen einen derart wichtigen Platz im Leben ein, daß der Kongreß der katholischen Ärzte in Straßburg im Januar 1977 seine Arbeit unter das Motto stellte: „Das Ehepaar, die Liebe und ihre Beständigkeit." Als Wissenschaftler, Christen und Menschen haben die Ärzte mutig versucht, dieses Thema, das seit geraumer Zeit als „tabu" galt, neu anzupacken.

Die große sexuelle Befreiung hat sehr oft katastrophale Begleiterscheinungen. Am meisten erschreckt mich die „Langeweile" oder die „Desillusionierung", die das Schicksal der jungen Leute zu sein scheint. In den „Acht Todsünden der zivilisierten Menschheit" spricht Konrad Lorenz von den jungen Leuten, die er in London beim Liebesakt im Hyde Park gesehen hat, wobei sie das gelangweilte Gesicht von Babies machten, die an ihrem Daumen lutschen. Und er führt aus: Wunsch und Anstrengung sind so notwendig wie Sauerstoff. Das ist ein Gesetz des Lebens. Man muß sich etwas wünschen, um daran Freude zu empfinden. Nein, nicht „Vergnügen" – das ist nur etwas Mechanisches –, sondern Freude, die ein psychologischer Zustand ist.

Der Koitus, der nach Belieben irgendwo, irgendwann mit irgendwem stattfinden kann, ist auf die Dauer gesehen unendlich traurig. Wenn von der Liebe nur mehr die Technik und eine Art Gymnastik übrigbleibt, muß sie ja immer mehr an Geschmack verlieren.

Die junge naive Ehefrau des letzten Jahrhunderts, die erst in der Hochzeitsnacht entsetzt die Liebe kennenlernte, war das Opfer der Verbote und der Unterdrückung eines schwachsinnigen Systems. Man beraubte sie eines Teils ihrer selbst, des sexuellen Teils, man verstümmelte sie, indem man ihr das legitime Recht auf Vergnügen nicht zugestand.

Es ist statistisch erwiesen,[1] daß nur 49 Prozent der Frauen zum Orgasmus kommen, wenn sie einen Monat verheiratet sind, aber daß nach zwanzigjähriger Ehe 89 Prozent der Frauen den Orgasmus erleben. Kaum 28 Prozent kommen beim ersten Mal „auf ihre

[1] Fisher-Statistik, bekanntgemacht von der seriösen französischen Gesellschaft für Sexologie bei ihren Table-ronde-Gesprächen.

Kosten", und 30 Prozent der Frauen haben überhaupt keinen Orgasmus.

Das junge Mädchen von heute, das einen Jungen wie ein Motorrad „ausprobiert" und mit derselben Leichtigkeit mit ihm ins Bett geht, mit der es sich eine Zigarette anzündet, dieses junge Mädchen ist das Opfer eines ebenso schwachsinnigen Systems der permanenten Laxheit und einer entwürdigenden Permissivität, die *alles* für erlaubt erklärt. Auch das moderne junge Mädchen wird um einen Teil, den geistigen Teil seines Ichs betrogen. Denn man gesteht ihm nicht das legitime Recht zu, sich selbst zu respektieren. In beiden Fällen kennen wir das Resultat: ein durch und durch gestörtes Gleichgewicht.

Auf diese Weise bringen wir eine junge Generation hervor, die total ernüchtert und schon mit fünfzehn übersättigt ist. Die sexuelle Frühreife hat sie, weit davon entfernt, sie zu bereichern, nur ärmer gemacht. Sie sind zwar Herren über ihren Körper und können mit ihrer Freiheit schalten und walten, aber unversehens sind sie depressiv geworden und von Freude so weit entfernt wie nur überhaupt möglich. Vielleicht empfinden sie noch Lustgefühle (auch das ist nicht sicher, trotz des Überangebotes an Kursen und an technischem Schnellunterricht), aber sie sind so trist, daß einem angst und bange wird.

Was gibt es „Freieres" als diese Jugend, die alles gekostet und versucht hat: den Sex, die Droge, den „Trip", und die man dann im Dämmerzustand in Katmandu und in Goa wiederfindet. Das Ende ist meist Krankheit und Prostitution. Kann man sich etwas Unfreieres, Unvollkommeneres vorstellen als sie?

Wenn Julia auf dem Balkon Romeo ihre Arme entgegenstreckt, der klopfenden Herzens zu ihr hinaufsteigt, während die Nachtigall schlägt und der Mond den Park in silbriges Licht taucht, dann ist das nicht nur eine romantische Szene. Es ist die Wahrheit einer totalen Liebe, die Seele und Körper vereint, Gefühl und Sexualität, Zärtlichkeit und Wollust. Shakespeare hat sehr wohl begriffen, daß diese beiden in ihrer Leidenschaft und ihrem gegenseitigen Respekt, in ihrer Begierde und in ihrer Zartheit die Liebe, wie sie sein soll, vollkommen verkörpern.

Diesen beiden sind ihre Familien und deren Regeln und Tabus, sind die Mauern und der Haß um sie herum gleichgültig geworden. Sie entdecken sich selbst und die Gesetze der Begierde und der Zärtlichkeit, das Gleichgewicht zwischen Körper und Seele, sie genießen ihre geöffneten Sinne und die Verzauberung ihrer Herzen. Und sie empfinden auch, daß die lauen Lüfte der Nacht, die Düfte des Gartens und der Gesang der Vögel ihr Glück noch vollkommener machen. Sie ruhen in der Harmonie der Welt und des bestirnten Himmels.

Julia macht sich bestimmt keine Gedanken darüber, welcher Orgasmus ihr mehr zusagt, der vaginale oder der klitorale. Und Romeo schert sich sicher nicht um die Vor- und Nachteile gewisser „Stellungen"! Keiner von beiden beherrscht die Technik, aber wie lebendig ist Julias Körper und wie stark ist die Begierde in Romeo. Und als sie am frühen Morgen der Gesang der Lerche weckt, da zeigt ihr Bett, welches Vergnügen die beiden Liebenden aneinander gehabt haben. Vor allem aber, und das ist der springende Punkt, sind sie *glücklich!* Sie teilen ihr Glück miteinander.

Das ist die Lehre, die ich den jungen Leuten, die mich aufsuchen, mit auf den Weg geben möchte, und auch den weniger jungen und den nicht mehr jungen. „Lernen Sie wieder zu lieben", mit Ihrem Körper, Ihrem Herzen, Ihrer Seele!

Die Herren brauchen deshalb nicht mittels einer Strickleiter auf den Balkon einer Julia zu klettern, und die Damen brauchen nicht, wenn der Mond scheint, auf ihrer Terrasse auf irgendeinen Romeo zu warten! Sie sollen sich nur daran erinnern, daß sie eine Einheit, ein Ganzes sind und daß sie sich nicht zerstückeln können, indem sie da den Kopf einsetzen, hier das Herz und dort die Phantasie. Sie können weder mit ihrer Psyche Engel spielen noch mit ihrem Körper Tier. Sie müssen „Mensch sein", Mensch mit Körper und Seele.

Es gibt jetzt ein neues Wort, bei dem es mir kalt den Rücken hinunterläuft, wenn ich es höre: „Sexklinik". Eine Klinik also, in der amerikanische – und inzwischen auch europäische – Sexologen den Paaren Liebe beibringen, als handle es sich um Physik oder Chemie. Das ist tatsächlich der letzte Niederschlag der Pawlowschen Wissenschaft, der „Konditionierung". Wie der berühmt gewordene, bedauernswerte Hund darauf dressiert war, beim Ton einer Trompete Speichel abzusondern, so werden jetzt die Paare von den Technikern des Orgasmus zur Erektion und zum Samenerguß auf Befehl abgerichtet. Das ist reiner Mechanismus, und die „Liebe“ wird zu einer verhängnisvollen Turnerei.

In seinem ungewöhnlichen Film „Casanova“ macht Fellini aus dem Verführer eine Art Marionette, eine sexuelle Maschine, einen Koitus-Schwerarbeiter, einen Techniker, der sein sexuelles „Arbeitssoll“ wie ein „Stachanow-Held“ erfüllt. Er bearbeitet die Frauen ohne Freude, ohne Lust, ohne Begeisterung, mechanisch, weil das seiner Funktion entspricht. Und er funktioniert, ohne zu wissen, warum er funktioniert.

Ich fürchte, die Techniker der Sexkliniken wollen genau diesen Typ Liebhaber ausbilden: präzise Maschinen, die nach dem Ton der Pawlowschen Trompete die und die Bewegung vollführen, um beim Partner die und die „Antwort“ hervorzurufen.

Wenn das funktioniert, wird unsere Welt bald von diplomierten Fachleuten des Orgasmus und des disziplinierten Samenergusses bevölkert sein. Schon jetzt sind die Frauenmagazine voll von höchst verblüffenden Ratschlägen. Ich las kürzlich den Artikel eines Doktor X (alle diese Artikel sind von einem geheimnisvollen Doktor X gezeichnet), der, nachdem er zum soundsovielten Mal die weiblichen Genitialen erklärt hat, seine Leserinnen mit einigen praktischen Rezepten beglückt und ihnen zum täglichen vaginalen Muskeltraining rät, damit sie auch in den Genuß des berühmten mehrfachen Orgasmus kämen, mit dem man jetzt die Frauen verrückt macht. Denn es ist doch heute fast so, daß eine Frau, die nicht den mehrfachen Orgasmus erreicht, sich eigentlich schämen müßte.

Als ich das las, mußte ich mir unwillkürlich vorstellen, wie die Durchschnittsfranzösin jetzt in der Straßenbahn, in ihrer Küche oder im Büro zehnmal nacheinander ihre Vaginalmuskeln kontrahiert, und das jeden Tag, den Gott geschaffen hat!

Bitte legen Sie mir nicht Dinge zur Last, die ich nie gesagt habe. Es gibt eine „Kunst zu lieben“, und ich habe Ovid zitiert, der 43 vor Christus schon die Wissenschaft der Liebe, einige Liebesmittel und sogar die „Medicamina faciei femineae“, die Schminke, pries.

Ja, ich bin auch der Meinung, daß die Lust eine Kunst ist und daß der Körper die Sprache der Liebe lernen muß (wozu die viktorianische Ehefrau in ihrem hochgeschlossenen Nachthemd eben nicht den Mut hatte, ebensowenig wie ihr Mann, der nicht einmal wagte, ihr das Hemd auszuziehen!). Aber diese Kurse über Sexualtechnik in der Sexklinik sind unmenschlich und kalt.

Ich glaube nicht, daß die „galanten Damen“, von denen der Renaissanceschriftsteller Brantôme erzählt, jemals Masters und Johnson nötig hatten, um Lust zu empfinden, und ich möchte wetten, daß ihre Orgasmen einwandfrei waren! Und ich möchte wetten, daß der französische König Heinrich IV., dieser „Sexualprotz“, niemals von Übungen der sexuellen Bio-Energie gehört hatte und dennoch zu befriedigenden Erektionen kam – zumindest behaupteten das die Damen, die er mit seiner königlichen Glut beehrte.

Aber sie alle lebten so natürlich und intensiv, wie wir es längst nicht mehr tun. Sie wußten um die Bedeutung der Gerüche und der Parfums, um die Wirkung einer sinnlichen Musik, um den optischen Reiz und den Reiz der Berührung.

Die galanten Damen und Herren jener Zeit kannten auch die mächtige Wirkung des „odor di femina“. Heinrich IV. – schon wieder er – schwärmte von dem „Duft der Frau“, und er selbst roch so stark nach Mann, daß Gabriele d'Estrées sagte, der König „stank wie ein Ziegenbock“. Napoleon schickte Josephine, bevor er heimkehrte, einen Boten, um ihr zu verbieten, „ihre Weiblichkeit zu waschen“.

Der übermäßige Gebrauch körpergeruchstötender Mittel ist ein Fehler. Die Nase ist nun einmal ein Zentrum der Begierde, und der Don Juan aus meinem Dorf wußte das anscheinend ganz genau. Er hatte nämlich die Gewohnheit, bei einem Ball zwischen den Tänzen sich die verschwitzten Achselhöhlen mit seinem Taschentuch abzureiben und an diesem dann die Damen schnuppern zu lassen, die er zu verführen gedachte. Die Wirkung war allem Anschein nach höchst erregend.

Es gibt übrigens Parallelitäten zwischen dem Schleimhautgewebe der Nase und dem der weiblichen Genitalien. Wenn man bei einem Tier gewisse Partien der Nasenschleimhaut entfernt, dann wird das Tier impotent und pflanzt sich nicht mehr fort. Spritzt man aber einem Tier Extrakte der Nasenschleimhaut, dann zeigt es eine geradezu rasende sexuelle Aktivität. Gewisse „Reflexologen" behandeln die Impotenz durch Ätzen oder „Berühren" der Nasenschleimhaut.

Das Wissen um geschlechtserregende Parfums ist so alt wie die Frau.

Die Kurtisanen Alexandriens hatten sogar für jede Körperpartie ein anderes Parfum. „Sie wusch sich Hände und Füße in einem vergoldeten Becken mit ägyptischem Parfum; für Wangen und Brüste nahm sie phönizisches Parfum; für ihre Arme nahm sie krause Minze; für ihre Brauen und Augen verwendete sie Majoran; für ihre Beine und ihren Hals Feldthymian."

Die Eunuchen, die Wächter des orientalischen Harems, kannten stark duftende, pflanzliche Substanzen und parfumierte Öle, die die Begierde des Herrn weckten, und damit rieben sie die Favoritinnen ein oder die, die es ihrer Meinung nach werden sollten. Hier sind wir schon nicht mehr weit von den Liebestränken entfernt. Und die Kunst der Parfumherstellung ist der kunstvollen Giftmischerei sehr nahe. Vergessen wir nicht, daß es Katharina von Medici war, die am französischen Hof die Mode des Parfümierens einführte. Sie brachte einen Florentiner mit nach Paris, der am Pont-aux-Changes einen Laden eröffnete, wo er Rauschwässerchen und Gift verkaufte.

Der Mißbrauch, der mit den Parfums getrieben wurde, und ihre erotisierende Wirkung erregten schließlich den Ärger der Kirche. Nicolas de Montant warf in seiner Predigt bei Hof den Damen vor, „alle möglichen Parfums zu gebrauchen, Zibet, Moschus, Ambra und andere kostbare Gerüche, um ihre Kleider und Wäsche, ja sogar ihren Körper zu parfumieren".

Eine so listige und intrigante Frau wie Madame de Montespan setzte natürlich die erotisierende Kraft des Parfums bewußt zur Verfolgung ihrer Ziele ein. Um sich acht Jahre als Favoritin Ludwigs XIV. zu halten, verwendete sie ein ganzes Sortiment an Parfums und Ölen und ließ sich täglich drei Stunden mit Pomaden und duftenden Ölen massieren, deren Wirkung auf den König sie kannte. Aber dann ging sie allerdings von den Parfums zu den

Giften über und wurde, sagt man, Kundin bei einer berühmten Giftmischerin, der „Voisin".

Auch die Zaubergetränke, die dem begehrten Wesen Liebe „eingeben" oder dem, der sie braucht, unerschöpfliche Herkuleskräfte verschaffen sollten, haben Männern und Frauen seit eh und je den Kopf verdreht. Besonders häufig wurde die „spanische Fliege" für ältere Ehemänner und Verführer verwendet. Das Insekt wurde zu schwarzem Pulver vermahlen, das angeblich unwiderstehliche Leidenschaften eingeben konnte. In Wahrheit aber verursacht es Nierenschäden, und die Borgias unseligen Angedenkens mischten es gerne in ihr berühmtes Gift.

Aber die besten Liebestränke existieren in der Natur. Sellerie, Trüffel, Fenchel, Knoblauch, Majoran, Vanille, Basilikum und Rosmarin sind die wunderbarsten und ungefährlichsten Erotika.

Die „brünstigen Hirsche" bei mir zu Hause kauen Knoblauch – wie der König von Navarra, der riesige Mengen davon aß. Und natürlich auch Bohnenkraut, dessen Wirkung ich tausendmal bei den Großen dieser Welt beobachten konnte, besonders bei den Scheichs des Mittleren Ostens, die von panischer Angst vor dem Verlust der männlichen Potenz beherrscht werden. Ein Orientale, dessen Geschlechtstrieb nicht mehr funktioniert, ist kein richtiger Mann mehr. Er muß sich als gestorben betrachten. Daher ihre Angst und ihre Jagd auf Säfte, Pomaden und Drogen, die ihre Männlichkeit stärken könnten.

Ich habe schon öfters erzählt, wie einer dieser Ölprinzen, den ich erfolgreich mit Bohnenkrautbädern behandelt hatte, mit teurem Geld das gesamte Bohnenkraut des Marktes zusammenkaufte und mit einer Boeing 747 voller Bohnenkraut in sein Scheichtum zurückflog.

Wer „Lernen wir wieder zu lieben" gelesen hat, kennt meine „kleinen Liebesgerichte". Sie sind sehr einfach und wirksam und außerdem köstlich. Ich glaube, daß ein Abendessen bei Kerzenlicht in einem diskret nach Jasmin und Moschus duftenden Raum, wo als Vorspeise kleine Zwiebeln mit Koriander gereicht werden, dann Krebssuppe, Fisch mit Thymian und Fenchel oder ein mit Bohnenkraut gewürzter Rostbraten, dazu überbackene Kartoffeln mit Minze, Thymian und Rosmarin, zum Schluß mit Zimt bestäubte gebratene Äpfel und zu allem ein guter Champagner, ja, ich glaube, daß dieses Menü bessere Ergebnisse erzielen wird als ein Kurs über den „stufenweisen Orgasmus“ in einer „Sexklinik“.

Und wenn Sie, gnädige Frau, sich auch noch die Mühe gemacht haben, ein Liebesbad zu nehmen, indem Sie in die Badewanne ein Säckchen Salbei, ein Säckchen Rosmarin, ein Säckchen Wacholder, ein Säckchen Thymian, ein Säckchen Minze und ein Säckchen Majoran gelegt haben, dann können Sie die Abhandlungen über die „Vereinigung in 75 Positionen“ von Doktor XY getrost in Ihren Schrank schließen!

Bevor ich dieses Kapitel abschließe, möchte ich noch sagen, daß der Körper der beste Freund des Menschen ist. In dem uralten Gespann Geist–Materie ist er, wenn nicht der intelligentere, so zumindest der weisere und sicherere Partner. Dieser tierische Teil, in dem der Mensch lange Zeit seinen schlechtesten, ja den teuflischen Teil gesehen hat, ist der, der ihn im Leben verwurzelt.

Wir lernen heute wieder die Weisheit und Tugend der Tiere schätzen. Eine neue Wissenschaft, die „Ethologie“, die Wissenschaft der artmäßig verschiedenen Verhaltensweisen, deckt uns die Überlegenheit, ja die *moralische* Überlegenheit gewisser Tierarten gegenüber dem Menschen auf. Die Tiere töten nie „zum Vergnügen“. Sadismus ist ihnen fremd. Sie kennen keine bösartige Aggressivität. Der Wolf erledigt niemals einen besiegten Gegner, der ihm als Zeichen der Unterwerfung seine Kehle bietet: der Mensch ja. Der Wolf bleibt sein ganzes Leben seiner Gefährtin treu: der Mensch nicht. Der Wolf gibt sein Leben hin, um seine Jungen zu verteidigen: der Mensch nicht. Der Wolf verläßt niemals die Seinen: der Mensch tut es. Vernichtungskriege führen nur Ameisen, Bienen und Menschen. Wir haben die Grausamkeit der Insekten, während die Affen und Halbaffen den Krieg „spielen“, ihn „symbolisch“ führen, indem sie Schreie und Beleidigungen ausstoßen und jeder von seinem Territorium aus dem andern die „Stirn bietet“. Wir dagegen zerstören die Städte mit Phosphor- oder Atombomben, massakrieren im Bürgerkrieg, im Libanon oder in Irland, Frauen und Kinder und verstümmeln die Gefangenen.

Vercors sagt in seinem Roman „Die denaturierten Tiere“, daß

der Mensch ein Tier ist, das sich von der Natur „losgerissen“ hat und solcherart denaturiert ist. Das ist sein einmaliges Schicksal und sein geistiges Abenteuer. Aber zugleich hat auch das „aufrechte Tier“, der „nackte Affe“ seine einstige tierische Weisheit verloren, welche die der Natur selbst ist. Dieses Großhirn, das sich eine Welt erschaffen kann, ist ein ebenso wunderbares wie gefährliches Instrument, fähig zum Schlimmsten wie auch zum Besten, der genialen Erleuchtung ebenso nah wie dem furchtbarsten Wahnsinn. Dieses „logische“ Hirn kann zugleich die Sixtinische Kapelle und die Gaskammern ersinnen. Es bringt Michelangelo und Hitler, Sokrates und de Sade hervor.

Dieses außerordentliche Gehirn braucht die Weisheit des Körpers, um nicht das Gleichgewicht zu verlieren. Es braucht das Leben, damit es Wurzeln schlagen kann, damit es lernt, geduldig zu werden, Erfahrungen zu sammeln und die großen kosmischen Gesetze des Lebens und des Todes zu akzeptieren.

Wenn er sich weiter für einen „Demiurgen“, einen Gott hält, der sich die Natur unterjochen kann, wird sich der Mensch zerstören und wird bald dieses „unnütze Wunder“ sein, von dem Jean Rostand sprach. Wenn er sich aber akzeptiert, wie er ist, in seiner ganzen demütigen Wahrheit, und sich freudig und dankbar den kosmischen und biologischen Gesetzen unterordnet, dann wird er vielleicht das finden, was ihm die Frucht vom Baum der Wissenschaft nicht geben konnte: Glück.

10

Die Negation der kosmischen Gesetze

Wie alle Menschen leide auch ich unter Zeitangst. Ich weiß, daß die verrinnende Zeit meinen Lebensfaden sachte abwickelt, daß die Zeiger an der Großen Uhr unerbittlich weiterrücken und eines Tages die letzte Minute unfehlbar kommen wird: ultima necat . . .

Aber meiner bäuerlichen Abstammung verdanke ich es, daß ich den Zeitablauf akzeptiere. Ich weiß, daß alles, was geboren worden ist, wachsen, altern und sterben muß. Keinem Philosophen ist dazu mehr eingefallen als meinem Freund Estève, der die „Philosophie des Gärtners“ auf meinen Feldern praktisch anwendet.

Die zunehmende Geschwindigkeit, die rasende Abnutzung aller Dinge und Ideen, die Veränderung um jeden Preis, alle diese Phänomene zeugen für den Wahnsinn der heutigen Gesellschaft. Es wirkt so, als hätten die Menschen beschlossen, den Rhythmus der Zeit, der uns in einer geheimnisvollen zyklischen Bewegung mit sich zieht, plötzlich wie wild zu beschleunigen.

Die Gewohnheiten, Verhaltensweisen, Moden und Sitten ändern sich immer schneller. Ein Star des Showbusineß verbraucht sich in zwei, drei Jahren. Eine Erfolgsschallplatte bleibt nur ein paar Wochen lang ein Bestseller, die Kleidermode gilt für ein Viertel der Saison, ein Modewort verbraucht sich wie ein Papiertaschentuch.

Unsere „Konsumgesellschaft“ ist eigentlich eine Verbrauchsgesellschaft. Sie muß um jeden Preis verändern, das, was ist, durch Neues ersetzen, den Rhythmus der Zeit vorantreiben.

Unsere Großeltern waren denselben Gesetzen der Zeit unterworfen, aber wir haben den Eindruck, als hätten sie sich kaum bewegt, als wäre damals die Zeit langsam und friedlich dahingeflossen, als hätte sich alles anders, gewissermaßen chronikartig abgespielt.

Auch unsere Umwelt verändert sich mit unglaublicher Schnelligkeit. Die Landschaft wird unter unseren Augen von den polypenartigen Städten aufgefressen. Die Flurbereinigung verwischt das Profil der Gemeinden und des alten Besitzes. Das Gesicht Frankreichs hat sich in den letzten 25 Jahren mehr verändert als vorher in fünf Jahrhunderten.

Manche Zahlen können einen schwindlig machen. So ist zum Beispiel das Wachstum der städtischen Zonen erschreckend. Im Jahr 2000 wird es zum erstenmal in der Geschichte der Menschheit weniger Land- als Stadtbevölkerung geben, und dreieinhalb Milliarden Stadtbewohner werden in Städten mit mehr als 20.000 Einwohnern leben!

Zur Stunde wachsen die städtischen Anlagen doppelt so schnell wie die Bevölkerung. Die Entwicklung der großen Städte von mehr als einer Million Einwohner verläuft doppelt so schnell wie das Wachstum aller anderen Städte zusammengenommen. Und Städte mit mehr als zwei Millionen Einwohnern können noch zweimal schneller wachsen[1].

Es ist frappant zu beobachten, wie in den Metropolen, in denen ich mich niemals lange aufhalte, da ich mich in ihnen ganz und gar fremd fühle, der Reichtum der Einwohner im selben Tempo wächst, wie die Lebensqualität abnimmt. Immer mehr Autos und Kühlschränke und Fernsehapparate und Waschmaschinen. Aber um nur das Beispiel Auto zu zitieren: Allein das hemmungslose Ansteigen der Zahl der Autos schafft in den Zentren der Städte mehr Probleme, als durch die Motorisierung gelöst werden.

Ich verzichte darauf, mich hier über den Vandalismus und die Gewalttaten zu verbreiten, die sich in den Randbezirken ausbreiten und zu den ständigen städtischen Übeln gehören.

[1] Zit. nach dem Bericht der englischen Nationalökonomin Barbara Ward für die Vereinten Nationen über „Die menschlichen baulichen Einrichtungen“. Barbara Ward hat zusammen mit René Dubos das Buch „Wir haben nur eine Erde“ geschrieben.

Der Geburtenzuwachs macht nur ein bis zwei Prozent der Bevölkerungszunahme in den Städten aus. Das heißt, daß 97 bis 98 Prozent Zuwanderer sind; Millionen neuer Bürger sind in die großen Städte gekommen, weil sie eine Anstellung, ein besseres Einkommen und überhaupt ein besseres Leben, besonders für ihre Kinder, suchten.

Es handelt sich da um die größte Völkerwanderung der Menschheitsgeschichte. Und sie findet in einer Zeit statt, da der Mangel an Reserven eklatant wird.

Denn in demselben Maß, in dem die vom Menschen selbstgeschaffene Umwelt immer weniger lebenswert wird, in demselben Maße vergrößert sich der Schaden, den er der Natur zugefügt hat: „Die größten Verletzungen der Natur gehen auf das Konto der großen bevölkerungsdichten Zentren.“

Und hier stoßen wir wieder auf das geheimnisvolle Gleichgewicht des Lebens; denn diese Verletzungen offenbaren sich in einem anormalen Altersprozeß des organischen Lebens und selbst der anorganischen Strukturen, eben in einer Beschleunigung der Zeit.

So wie zum Beispiel die chemische Verschmutzung den Sterbeprozeß in unserer Umgebung sehr beschleunigt hat. Die Liste der Schäden ist für ein bäuerliches Gemüt wie das meine unfaßbar. Die Akropolis, die 2400 Jahre lang allen Angriffen der Zeit und der Menschen wiederstanden hat, ist heute von Vernichtung bedroht. Und zwar allein durch die industrielle und private Luftverpestung von Athen und dem Piräus[1]. Durch den ungewöhnlich hohen Kohlendioxydgehalt der Luft verwittert der Stein und zerfällt in Staub. Der Mazut – das Heizöl – ist auf dem besten Weg, die Akropolis zu zerstören. Man überlegt ernsthaft, sie abzutragen und Stein für Stein, Statue für Statue, Säule für Säule zu „kurieren“.

Venedig, das ständig unter der Industriezone von Marghera und seinem Ölhafen zu leiden hat, ist in den letzten zehn Jahren mehr gealtert als in der ganzen langen Zeit seines Bestehens. Das

[1] Fachleute haben in der Luft von Athen einen Kohlendioxydgehalt von 60 Mikrogramm (1 Mikrogramm = 1 Tausendstel Gramm) im Sommer und 420 Mikrogramm im Winter festgestellt.

unvergleichliche Venedig versinkt und zerfällt. Werden wir es retten können? Dieselbe Krankheit des beschleunigten Alterns hat auch die Kathedralen gepackt. Das Hauptportal von Chartres, das vor einem halben Jahrhundert noch in Ordnung war, ist jetzt so angegriffen, daß man es abtragen und behandeln muß. Und in Reims muß man die Königsstatuen durch Kopien ersetzen, um die Originale vor der Luftverpestung zu schützen.

Das tägliche Leben hält uns so in Atem, daß wir die entsetzliche, unaufhaltsame Zerstörung, die sich täglich vor unseren Augen abspielt, nicht so ernst nehmen, wie wir es eigentlich müßten. Schließlich kommt man nicht alle Tage nach Venedig, Athen, Chartres oder Reims. Erst wenn der Tod in unserer unmittelbaren Umgebung zuschlägt, dann werden wir plötzlich wach. Als junger Mensch führten mich meine Tante und mein Onkel vor das wunderbare romanische Portal der Abtei von Moissac in der Nähe von Fleurance, im Departement Tarn-et-Garonne. Schon damals kam es mir ziemlich beschädigt vor. Und da ich im Lauf der folgenden Jahre oft einen Umweg machte, um eine Viertelstunde vor diesen majestätischen Steinen und zarten Skulpturen zu verweilen, konnte ich den rapiden Verfall dieses Meisterwerks der mediterranen Romanik verfolgen. Heute muß man schon zu alten Fotografien greifen, um die Apokalypse des Tympanons und die Gesichter der Propheten betrachten zu können, die ein anonymer Meister 1130 schuf. Sicher hat mir dieser Vorfall die Gefahr der Umweltverschmutzung erst so richtig deutlich gemacht, zunächst als Privatmensch, dann als Verantwortlicher, dessen Pflicht es ist, die Gefahr zu beschwören, solange es noch Zeit ist.

Überall in unserer Welt altern und sterben durch die industrielle Verschmutzung Kunstwerke, die für die Ewigkeit geschaffen schienen, mit beängstigender Schnelligkeit: in England die Saint Paul's Cathedral und die unschätzbaren Glasfenster der Kathedrale von Canterbury[1] aus dem 12. Jahrhundert, in Rom das

[1] Man glaubte, Glasfenster seien gegen die Gefahren der Umweltverschmutzung gefeit. Seit etwa 20 Jahren hat man aber einen rapiden Verfall feststellen müssen, und zwar durch die ätzende Wirkung des schwefelhaltigen Anhydrits, das in Industrieabgasen enthalten und dann besonders schädlich ist, wenn diese sich mit Regen und Nebel mischen.

Kolosseum und der Konstantinbogen. Als seien die alten Gesetze der Dauer umgeworfen worden! Wir sehen zu, wie Städte sterben, Denkmäler sterben und Seen sterben. Morgen sterben vielleicht Meere und Ozeane.

Und da wären wir beim nächsten Punkt. Wir wissen heute, daß das Mittelmeer wirklich ein totes Meer werden kann, wenn nichts geschieht, um das zu verhindern. Ich stelle die Verwüstungen jeden Sommer von meinem Boot aus fest, wenn ich mich während einer Kreuzfahrt erhole, mich sonne, mich vom Wind durchblasen, von der jodhaltigen Gischt besprühen lasse und Fische esse (gegrillt!), die man mit einigem Geschick selbst fischen kann. Während ich auf diese Weise wenigstens für ein paar Tage das gesündeste Leben lebe – und diese Tage sind unentbehrlich für mein Gleichgewicht –, kann ich jeden Tag in den Wellentälern, in den Häfen und an den Stränden die Umweltverschmutzung studieren und mir die Klagen der Leute anhören, die ich beim Anlegen mehr oder weniger zufällig kennenlerne. Sie alle sind von großer Sorge um die Zukunft „ihres" Meeres, „unseres" Meeres erfüllt.

Denn das Mittelmeer ist ein geschlossenes Becken und muß jedes Jahr eine riesige Menge von mehr oder weniger giftigen Stoffen in flüssiger und fester Form in sich aufnehmen. Erstens wird es durch die nicht gefilterten Abwässer von 150 Städten mit einer Gesamtbevölkerung von 100 Millionen Einwohnern verschmutzt, welche täglich ganze Niagarafälle von toxischen Stoffen ins Mittelmeer abfließen lassen. Zweitens wird es durch Industrieabwässer verunreinigt. Denn das Mittelmeer ist leider die Endstation sämtlicher Industrieanlagen des Südens.

Viele werden sich an die „Affäre des roten Schlammes" erinnern, die Korsika an den Rand des Aufstands brachte. Täglich warfen Tanker aus dem Hafen Follonia zwischen Cap Corse und der italienischen Küste 3000 Tonnen Rückstände von Titandioxyd ins Meer. Diese Rückstände setzten sich zu 95% aus flüssiger Schwefelsäure und Eisensulfaten und zu 5% aus Kalium, Kalzium, Titan, Aluminium, Mangan, Blei, Natrium, Stickstoff, Vanadium, Chlor und Phosphor zusammen. Es mußte zu regelrechten Volkserhebungen auf Korsika und in Italien kommen, damit die dahinterstehenden Interessengruppen und Geldgeber den Müllabwurf einstellten.

Aber auch wir Südfranzosen haben unseren „roten Schlamm“. Vor der Bucht von Cassis werden jährlich anderthalb Millionen Tonnen Rückstände, die bei der Verarbeitung von Bauxit entstehen, ins Meer versenkt.

Angeblich hat die Ablagerung keine negativen Folgen für das Leben im Meer.[1] Glaubt man den Experten, dann gleitet die Masse mühelos in die Tiefseeschichten des Mittelmeeres, wo dieser enorme Zufluß an Rückständen, wie es heißt, auf längere Sicht keinen Einfluß auf das ökologische Gleichgewicht haben soll. Die Herren Experten mögen mir verzeihen, aber sie können mich nicht überzeugen! Ich habe so meine eigene Meinung über ihre Versicherungen. Man könnte einen dicken Katalog von falschen Experten-Urteilen anlegen, gleichgültig, ob es sich um Toxikologen vor Gericht bei Verhandlungen wegen Vergiftungen oder um Techniker bei Katastrophen der Luft- und Seefahrt, bei Erdbeben usw. handelt. Die Geschichte der Katastrophen und Unglücksfälle ist gespickt mit voreiligen Behauptungen der Experten. Die Anwälte haben übrigens folgendes Bonmot geprägt: „Ein Experte: eine Behauptung; zwei Experten: ein Widerspruch; drei Experten: eine Verwirrung.“

Eine große Bedrohung für „Mare Nostrum“, das Meer, das einst Götter gebar und morgen vielleicht schon eine ekelerregende Kloake sein wird, stellt der Industriekomplex FOS mit seiner Raffinerie, Erdölchemie und Eisenindustrie dar. Diese technisch grandiose Anlage trägt möglicherweise entscheidend zur gestörten Ökologie des Mittelmeeres bei. Alle Industrien dieses Konzerns sind im höchsten Maß umweltverschmutzend. Sie sind es so sehr, daß man z. B. nicht mehr im Teich von Berre fischen darf, der Gehalt an konzentrierten Schwermetallen liegt über der zumutbaren Grenze. Nicht zu vergessen die giftigen Niederschläge über dem Rhône-Delta und dem Naturschutzgebiet der Camargue.

Die Gefährlichkeit ist so offenkundig, daß man in der Gegend

[1] Raymond Thévenin sagt in seinem Plädoyer „Gegen die Umweltverschmutzung des Mittelmeeres“, daß Abwässerkanäle den Müll von Cassis mehr als 300 Meter tief und mehr als vier Kilometer von den Küsten entfernt ablagern.

des FOS-Komplexes ein ständiges Sekretariat für die Probleme der industriellen Umweltverschmutzung eingerichtet hat. Aber werden diese Leute irgend etwas ausrichten können, wenn, wie zu erwarten ist, die Produktion erhöht wird? Nein, das ist alles höchst beunruhigend. Und wenn ich meine alten Freunde in Cassis, Bandol und anderswo an der Küste wiedertreffe, dann kann ich mich davon überzeugen, wie groß ihre Sorge ist, und daß Jahr um Jahr diese Sorge berechtigter wird. Im Widerspruch zu den Voraussagen der Techniker.

In dieser Kriminalaffäre – die Zerstörung eines Meeres *ist* ein Verbrechen – ist die Gewissenlosigkeit der Behörden wirklich erschreckend.

Kein Beispiel ist dafür bezeichnender als der Skandal um den jugoslawischen Frachter „Čavtat", der in der Adria von einem Bananendampfer aus Panama gerammt wurde und mitsamt seiner Ladung von 909 Fässern mit insgesamt 250 Tonnen Bleitetraäthyl und Bleitetramethyl unterging.

Das Blei dient in der Verbindung mit Benzin als Antiklopfmittel. Es ist ein äußerst gefährliches Gift. Geraten seine Verbindungsstoffe – zum Beispiel durch Absorption der Haut – in den menschlichen Körper, dann wirken sie sich sofort schädlich auf das Nervensystem aus und können Wahnsinn und Tod zur Folge haben. Kompetente Wissenschaftler, namentlich die Akademie der Wissenschaften in den USA, haben sie unter die gefährlichsten toxischen Stoffe eingereiht.

Und dieses gefährliche Zeug liegt nun weniger als hundert Meter tief unter der Meeresoberfläche und kaum drei Meilen von der italienischen Küste entfernt, an einer Stelle, die mir gut bekannt ist, wo starke Strömungen für einen lebhaften Wellengang sorgen und also anzunehmen ist, daß die 909 Fässer kräftig hin- und hergeschaukelt werden.

Man wird nun trotzdem 28 Monate warten müssen, bis diese Giftbombe – nein, nicht endgültig entschärft, sondern nur einer Überprüfung unterzogen wird. Und das haben nicht etwa die Regierungen Italiens und Jugoslawiens erreicht, der Länder also, die immerhin unmittelbar betroffen sind, erreicht hat es die Privatinitiative eines „kleinen Richters" aus Otrante in Apulien, der sich zum Sprecher einer mit Recht empörten Bevölkerung gemacht hat.

Im Augenblick steckt man in den unvermeidlichen Streitereien der Experten. Offensichtlich gibt es wieder einige, die finden, daß alles bestens ist und daß überhaupt keine Gefahr besteht.

Dieser Meinung sind allerdings die Ozeanographen nicht, und schon gar nicht teilt diese Ansicht der Tiefseeforscher Cousteau. Im Gegenteil, er bedauert[1], daß man sich damit begnügt, die Öffentlichkeit zu beruhigen, anstatt sie auf die ernste Gefahr einer Vergiftung durch Blei, Quecksilber und Radioaktivität aufmerksam zu machen.

„Man muß wissen, daß die Meeresströmungen einen ‚toten Fluß' Tausende Meilen weit mit sich führen können, zu Ufern, an denen niemand etwas Böses ahnt."

Nun lagern also die giftigen Substanzen in den Tiefen des Meeres, und die benachbarten, sehr fruchtbaren Regionen des Festlands sind einer ständigen Bedrohung ausgesetzt. Und über das Plankton, über Algen, Fische, Kühe und Geflügel landen am Ende die Gifte auch auf unseren Tellern.

Jeden Tag transportieren Tausende Frachter genauso gefährliche Ladungen wie Bleiderivate über die Meere der ganzen Welt. Hunderte durchkreuzen das Mittelmeer. Schon morgen kann eine neue tödliche Ladung, eine neue Giftbombe auf Grund laufen.

„Indem man angesichts einer ernsthaften Gefahr der Vergiftung durch Blei, Quecksilber und Radioaktivität die Öffentlichkeit zu beruhigen versucht, verschweigt man ihr auch, daß auch das Leben zukünftiger Generationen ernsthaft gefährdet ist. Ich stehe auf dem Standpunkt, daß dies der scheinheiligste und empörendste Mord ist, den man sich vorstellen kann", sagt Cousteau.

Aus diesem Grund beschäftige ich mich so sehr mit diesen Problemen. Um das Konzert der Proteste gegen dieses Massaker noch um eine Stimme lauter zu machen. Natürlich könnte man sagen, daß dieser Maurice Mességué hinten in seiner Gascogne, im tiefsten Gers, im grünen Südwesten Frankreichs, mit seinem Kohl, seinen Karotten, seinem Bohnenkraut, seinen Orangenblüten,

[1] In einer Artikelserie von „Opera Mundi".

seiner Malve und seinem Rosmarin genug zu tun hat, um sich nicht auch noch mit dem Meer zu beschäftigen. Man kann aber den Kampf gegen die Umweltverschmutzung nicht in Scheibchen schneiden und sich einmal dies und einmal das heraussuchen. Mit der Natur verhält es sich wie mit der Freiheit: man kann sie nur im ganzen verteidigen oder angreifen. Und ich hätte auch den Hunderttausenden Menschen gegenüber, die mir seit langer Zeit vertrauen und meine Ratschläge befolgen, ein schlechtes Gewissen, wenn ich nicht auch hier „Achtung" rufen würde. Denn dies ist ein globales Problem, ein Problem unserer Zivilisation, es geht uns alle an, und jeder hat das Recht und die Pflicht, sich an dem Kampf zu beteiligen. Jeder mit seinen Mitteln!

Übrigens ist die Umweltverschmutzung durch die Industrie und die Schiffahrt, die ich auf den vorhergegangenen Seiten angeprangert habe, längst nicht die gefährlichste für die Gesundheit des Meeres, wenn auch sicher die spektakulärste.

Noch bedrohlicher für das Mittelmeer ist die tägliche Verschmutzung, sind die direkt ins Meer fließenden Abwässer der Städte. „Allein an der Küste der Provence kann man hundert Ableitungskanäle zählen, ungerechnet die zahllosen unerlaubt einfließenden Abwässer. Die dreißig wichtigsten liegen an dem Küstenstreifen zwischen der Baie des Anges bei Nizza und dem Port-la-Nouvelle in der Nähe von Narbonne. Die Abflußmenge beträgt annähernd 60.000 m^3 in der Stunde. Das heißt, in 24 Stunden ergießen sich allein an diesem Teilstück der französischen Küste 1,400.000 m^3 mehr oder weniger giftiger Flüssigkeiten ins Meer, 1440 Millionen Liter!" Das schätzt Prof. Nardo Vicente[1].

Die Ballungszentren Montpellier, Nîmes, Marseille, Toulon, Nizza und Menton, um nur die drastischsten Beispiele zu nennen, verfügen über keine ausreichenden Reinigungsanlagen. Marseille führt seine Abwässer von 200.000 m^3 täglich ungereinigt ins Meer. Dort, wo der Kanal ins Meer mündet, ist in einem Umkreis von

[1] Prof. Nardo Vicente hat im Winter 1975 in Marseille anläßlich der von der C. N. R. S. (Centre National de la Recherche Scientifique) organisierten Ausstellung „Bilder der Forschung" einen reich dokumentierten Vortrag über die ins Meer geführten Abwässer gehalten. Er hat zusammen mit Alain Bombard eine Studie über die „wichtigsten Ableitungskanäle im Mittelmeergebiet" herausgegeben.

mehreren Quadratkilometern das Wasser verunreinigt und die Flora zerstört. Und dieses Beispiel ist entlang der ganzen Küste zu beobachten. Hier wird ein Schaden angerichtet, der möglicherweise nicht mehr gutzumachen ist.

Schon hat an gewissen Stellen des Meeresgrundes nicht weit von der französischen Küste giftiger, einige Zentimeter dicker Schlamm die wunderbare Unterwasserflora verdrängt. Und das wird im Lauf der Jahre immer schlimmer werden, wenn man nicht endlich zu energischen und unpopulären Maßnahmen greift.

Auf Grund meiner Tätigkeit in der bescheidenen Verwaltung von Fleurance, im Stadtrat und in der Direktion der Kammer für Handel und Industrie des Departements Gers, kann ich ermessen, daß nichts schwieriger ist und mehr Mut erfordert, als ohne Furcht vor den von allen Seiten ausgeübten Pressionen zu handeln und sich nur von der Sorge um das Wohl der Bevölkerung leiten zu lassen, das sich ja nie mit der Summe aller Einzelinteressen deckt. Ich habe das Glück, ein freier, unabhängiger Mann zu sein, der sich keinem Druck irgendwelcher Interessensgruppen beugen muß, und seien sie noch so mächtig. Und aus dieser Freiheit ziehe ich den größtmöglichen Nutzen für das öffentliche Wohl, sei es in meiner Stadt, sei es für mein Departement. Aber ich muß betonen, daß ich ein Sonderfall bin, was mir meine Gegner nicht wenig übelnehmen. Befangen in Vorurteilen, wie sie nun einmal sind, blind in Parteienhaß verstrickt, sind sie unfähig, selbständig zu existieren, und deshalb verurteilt zu Herdenleben und Schafgeblök. Für einen Mann in der Öffentlichkeit ist die persönliche Aktionsfreiheit ein unschätzbarer Luxus.

Der Strom von schmutzigen und giftigen Abfällen[1], von Bleiderivaten, Kohlenwasserstoff, Putzmitteln, schmutzigen Ölen, Giftspritzmitteln, Düngemitteln, Verpackungsmaterialien ect., der täglich ins Meer fließt, ist das Erbrochene der industriellen Zivilisation und ihrer Tochter, der Konsumgesellschaft. Dieser Unrat ist genauso bezeichnend für den Zustand einer Gesellschaft wie der Inhalt der Mistkübel für den Lebensstandard eines Landes.

[1] Schätzungsweise handelt es sich allein in den neun Ländern der EWG um jährlich 15 Millionen Tonnen giftiger und gefährlicher Abfälle.

Da sind vor allem die Abfälle der verschiedenen Industrien, der Gießereien, Ölraffinerien, Zementfabriken, Parfümerien, Papierfabriken etc., dann die Abfälle der Haushalte, wie Waschpulver, Putzmittel, Schönheitsprodukte, Altöl; und schließlich die Abfälle der Landwirtschaft: Giftspritzmittel, Vertilgungsmittel und Kunstdünger.

Um den Rauminhalt der Verschmutzung bemessen zu können, müßte man den Rauminhalt aller Abwässer sämtlicher mehr oder weniger industrialisierten europäischen und afrikanischen Mittelmeerländer zusammenrechnen. Und man muß sich darüber klar sein, daß die nicht mehr umzukehrende Tendenz Industrialisierung heißt. Ein Land, das sich wirtschaftlich weiterentwickelt, industrialisiert sich, das heißt, es trägt zur Umweltverschmutzung bei. Alle unterentwickelten oder sich entwickelnden Länder haben nur ein Ziel: sich zu industrialisieren, und das bedeutet, daß sie chemische Giftstoffe produzieren werden. Die Schaffung von Fabriken in Jugoslawien, in der Türkei, in Algerien, Marokko, Tunesien, Libyen, Ägypten drückt sich automatisch in der steigenden Verschmutzung des Mittelmeeres aus. Der Anstieg des Lebensniveaus der Bevölkerung verläuft parallel mit dem Anstieg der Verschmutzung durch die Abfälle der Städte. Ein unerbittliches Gesetz unserer Zeit sagt: Entwicklung gleich Industrialisierung gleich Lebensniveau gleich Verschmutzung. Das heißt also: je mehr das Lebensniveau der Mittelmeerländer ansteigt, umso mehr ist das Mittelmeer bedroht. Anders ausgedrückt: Das Glück der Menschen oder zumindest ihr Reichtum scheint, wenn man nicht sehr schnell Abhilfe schafft, teuer erkauft zu sein. Der Preis ist die Vergiftung des Mittelmeeres.

Auch in der Nordsee haben uns die letzten Katastrophen mit dem Öltanker „Torrey Canyon" und der Bohrinsel von Ekofisk die Gefährdung des biologischen Gleichgewichtes des Meeres durch industrielle Umweltverschmutzung in dramatischer Weise verdeutlicht. Überall sind die Meere in tödlicher Gefahr.

Glücklicherweise ist das Ende nicht schon morgen zu erwarten. Das Zerstörungswerk geht sehr langsam vor sich, und die Natur kämpft Schritt für Schritt um ihre Selbsterhaltung. Zum Beispiel hat das Meer dank günstiger Bedingungen ganz allein die Schäden abgebaut, die durch Ölausfluß bei Unterwasserbohrungen auf offener See vor der schottischen Küste aufgetreten waren. Aber unbestreitbar bildet sich das Leben in den Meeren und Ozeanen, die wir so notwendig zu unserem Leben brauchen, zurück.

Man muß sich klar darüber sein, daß, wenn kein Leben mehr in den Ozeanen ist, auch auf der Erde kein Leben mehr für den Menschen möglich sein wird.

Der Mensch des Industriezeitalters, der blinde Zerstörer der Natur, sollte sich, ehe es zu spät ist, an die Worte des Koran erinnern: „Und wir schufen aus dem Wasser alle lebenden Wesen."

Es scheint so, als hätte man begriffen, daß zur Rettung des Mittelmeeres, unseres gemeinsamen Meeres, alle betroffenen Länder die Eigeninteressen auf wirtschaftlichem und politischem Gebiet zurückstellen müssen. Die alten Streitereien müssen vergessen werden; und die unterschiedlichen Sprachen und Religionen dürfen die Verständigung nicht länger blockieren.

Es ist sehr erfreulich, daß in Barcelona die Repräsentanten von sechzehn Küstenstaaten nach der Feststellung ihrer Divergenzen: reich und arm, industrialisiert und nicht industrialisiert, zum erstenmal in der Geschichte zu einer Einigung gekommen sind. Sie besagt, daß die Schätze des Mittelmeeres nicht mehr als Privateigentum des jeweiligen Küstenstaates angesehen werden sollen, sondern allen gemeinsam gehören.

Man hat ein koordiniertes Forschungs-, Überwachungs- und Austauschprogramm mit sieben Schwerpunkten ausgearbeitet:

1. die Ölverschmutzung des Wassers;
2. die Verseuchung des organischen Lebens im Meer durch Metalle, besonders durch Quecksilber;
3. die Verseuchung des organischen Lebens im Meer durch DDT und chlorierten Kohlenwasserstoff;
4. die Wirkung der umweltverschmutzenden Stoffe auf das organische Leben im Meer;
5. die Wirkung der umweltverschmutzenden Stoffe auf das ökologische System des Meeres;
6. die Verschmutzung durch den Küstenverkehr;
7. die Kontrolle der Wasserqualität in den Küstenzonen.

Diese Pilotprojekte sind für zwei Jahre angesetzt. Die ersten drei dieser wichtigen Vorhaben sollen mit Hilfe eines Systems ständiger Überwachung dazu beitragen, die Umweltverschmutzung zu stoppen.

Nach meinen Informationen ist man nicht sehr viel weiter gekommen, denn selbst hier, wo man sich eigentlich vollkommen einig sein müßte, gibt es nicht zu überbrückende Gegensätze. Aber die Bedeutung dieses Übereinkommens liegt darin, daß Menschen verschiedener Nationalität, Sprache, Kultur und Religion das, was sie einigt, höher gestellt haben als das, was sie trennt, und begriffen haben, daß sie Glieder einer Gemeinschaft sind, welche dieselben Probleme bewegen und dieselben Gefahren bedrohen und die ein gemeinsames Erbe zu verteidigen haben.

Immerhin ist dies der erste Schritt, den die Menschen dieses Landstrichs machen, um sich von der „Krankheit der Osterinsel“ zu heilen, dem kollektiven Selbstmord. Und sie werden eines Tages ihre Ziele verwirklichen, so wie Frankreich, das Fürstentum Monaco und Italien ihre Pläne zum Schutz der Küste zwischen Genua und Saint-Raphaël verwirklicht und Italien und Jugoslawien sich über die Maßnahmen gegen die Verschmutzung der Adria und der Flußmündungen geeinigt haben. Aber man sollte sich nicht zu viel Zeit lassen.

Für einen Gascogner ist das Meer nicht seine natürliche Landschaft. Ich bin ein Mensch der Erde. Ich habe das Meer sehr spät entdeckt. Andererseits war mir die Bedeutung des Wassers schon in frühester Jugend klar, denn das Wasser war knapp und daher wertvoll in der Gascogne.

Die Dörfer hatten damals keine Wasserversorgung. Es gab nur Weiher, Brunnen und einige Quellen. Und wenn während der Hundstage im August die Erde verdorrte und die Weiher und Bäche austrockneten, mußten die Bauern das Wasser in Fässern und Zubern von weit her holen.

Marcel Pagnol hat wunderbar über das Wasser in Südfrankreich geschrieben. Wir haben es in diesem mit Quellen so spärlich versehenen Land mit einer uralten Religion des Wassers zu tun. Das Geheimnis einer Quelle wurde eifersüchtig gehütet. Denn Wasser bedeutet Reichtum. Der Besitz einer Quelle konnte das

Leben eines Bauern verändern. Der bucklige Vater der „Manon des Sources" (Manon der Quellen) stirbt vor Erschöpfung neben einer vom Nachbarn geheimgehaltenen Quelle. Übrigens stirbt dann auch dieser Nachbar an Gewissensbissen.

Und viele Dörfer, Städte, Klöster zeugen quer durch Frankreich mit ihren Namen für den Kult der Quellen: Fontfroide, Fontsegrive, Fontainebleau, Font-Romeu etc., und Namen wie Fontainiers oder Fonteniers erzählen uns noch heute einiges über die Wichtigkeit der Quellen und über die Kunst, in den Besitz des kostbaren Wassers zu kommen.

Deshalb trifft mich die Verschmutzung der Flüsse und Seen so hart.

Einst war Frankreich für seinen Reichtum an Gewässern berühmt. Heutzutage ist der traurige Anblick, den unsere vergifteten Flüsse bieten, schon nichts Besonderes mehr. Der Fluß, der Tausende von toten Fischen mit dem Bauch nach oben mit sich führt, fügt sich wie selbstverständlich in das Bild unserer Zeit. Die meisten der berühmten alten Flüsse sind nur mehr „Kloaken unter freiem Himmel". Und jeden Tag werden unsere Flüsse durch neue Defekte und „Pannen" stärker vergiftet. Im Juli 1976 gerieten 20 Tonnen Akrolein durch die Kanalisation einer Fabrik in die Rhône und töteten 367 Tonnen Fische.

Bekannt ist ein Fall von gigantischem Ausmaß: der Rhein brachte 20 Millionen (!) toter Fische nach Rotterdam, die alle binnen weniger Tage eingegangen waren, weil ein Faß mit chlorhaltigem Insektenspritzmittel von einem Lastschiff in den Fluß gefallen war. Die Mosel wurde kürzlich mit Zyanid vergiftet. Und da solche „Pannen" auch abseits der großen europäischen Industriezentren passieren, kann man nicht bestreiten, daß wir es nun überall mit der Umweltverschmutzung zu tun haben. In Condom, einige Kilometer von meiner Gemeinde, können die Einwohner nicht mehr das Wasser der Baïse trinken, das ekelerregend schmutzig aus ihren Leitungshähnen rinnt.[1]

Wohin soll das führen, wenn nun auch die letzten ländlichen

[1] Man bemüht sich allerdings in Frankreich sehr um die Reinigung des Leitungswassers.

Gebiete Europas der Vergiftung anheimfallen? Vielleicht sollte man gerade die ländlichen, bäuerlichen Gebiete mit der allergrößten Wachsamkeit beobachten.[1]

Von allen großen, geschichtsreichen Flüssen ist der Rhein am ärgsten krank. Er ist unbestreitbar einer der schmutzigsten Flüsse der Welt, bei ihm kann man schon von einer chronischen Krankheit reden. Der Rhein ist der große „Sammler", die „cloaca maxima" des industriellen, des reichen Europas. Wie immer wandern die Abfälle des Reichtums in die Flüsse. Und der Reichtum eines Landes drückt sich in der Vergiftung seiner Flüsse aus. Von der Quelle bis zur Mündung nimmt der Rhein die internationalen Exkremente auf und transportiert sie weiter. Bei seiner Ankunft in Holland führt der Rhein, nachdem er die Abwässer der französischen, deutschen und Schweizer Städte und die Rückstände des Bergbaus und der chemischen Industrie „verschlungen" hat, 60 Millionen Tonnen Abfall mit sich, die er seinerseits dann in die Nordsee ablädt.

Keine Loreley könnte ein längeres Bad in einem derart giftigen Konzentrat überstehen, und schon lange haben die Wassergeister diesen sagen- und märchenumworbenen Strom verlassen, der heute nur noch Blei, Arsen, Quecksilber und die Sulfate mit sich führt, welche die Schlackenhalden der Ruhr und die elsässischen Salzlaken der Kaliminen ausspeien.

Auch die großen Seen sterben. Ihre tödliche Krankheit trägt einen charmanten Namen: Eutrophisation[2]. Bei dieser Krankheit stirbt der Kranke den langsamen Erstickungstod. Die Abwässer, die sich in die Seen ergießen – besonders Stickstoff und phosphorhaltige Reinigungsmittel –, bringen das biologische Gleichgewicht der Seeflora durcheinander, indem sie das Wachstum gewisser Algen übermäßig fördern. Diese Algen breiten sich anormal aus und verbrauchen den gesamten Sauerstoff des Wassers. In dem erstickten, „eutrophisierten" See ist tierisches und pflanzliches Leben nicht mehr möglich. Im Endstadium der Krankheit ist der

[1] Es werden diesbezüglich angeblich sehr strenge europäische Gesetze ausgearbeitet.

[2] Auch Flüsse und Meere sind von dieser Krankheit bedroht; ein Beispiel: die Rhônemündung.

See nur noch ein totes, stinkendes Gewässer, in dem alles fault. Auf diese Weise sterben nacheinander die großen Seen der Welt.

Das Resultat dieser Morde an Flüssen, Bächen und Seen tritt klar zutage und ist von jedem siebenjährigen Kind zu erraten: Süßwassermangel. Das Unglaubliche wird Wirklichkeit: Schon jetzt leiden wir in Europa unter Mangel an Süßwasser.

Vier europäische Länder verbrauchen schon jetzt mehr Trinkwasser, als ihre Quellen hergeben, und sieben andere werden sich noch vor der Jahrhundertwende in derselben Situation befinden! Die Bundesrepublik Deutschland, Zypern, Ungarn und Malta müssen Wasser einführen. Die sieben anderen bedrohten Staaten sind: Belgien, Bulgarien, Luxemburg, Polen, Portugal, Rumänien und die Türkei.

Diese Situation verdanken wir der Nachlässigkeit der verschiedenen Regierungen, die nicht beizeiten gegen die Umweltverschmutzung aufgetreten sind. Enorme Gelder werden allein dazu dienen müssen, die Fehler der letzten hundert Jahre wieder gutzumachen.

Man hat die Wasserentnahme aus unterirdischen Schichten vervielfacht und geht in dieser Richtung immer weiter. Mit starken Pumpen schöpft die Industrie die unterirdischen Wasservorräte aus, ohne darauf zu achten, daß eine genügend große Wassermenge zurückbleibt. Das Reservoir entleert sich schneller, als es sich wieder auffüllt. Bald wird es sich nur noch mit eingesickertem, meist vergiftetem Wasser wieder füllen.

Die Erdölchemie und die Brauereien haben in manchen Gegenden die großen unterirdischen Wasserreservoirs buchstäblich entleert[1].

Dazu kommt der Wahnsinn, Unrat und Abfälle zu vergraben; das ist wahrscheinlich eine der größten Gefahren für die unterirdischen Wasser.

Wie viele Säugetiere vergräbt auch der „homo industrialis" seinen Kot. Er versenkt seine Abfälle in die Erde, gleichgültig, ob es sich um radioaktive Substanzen oder um Haushaltsmüll handelt.

[1] Das unterirdische Wasser wird wegen seiner Reinheit zur Herstellung von Bier verwendet.

Ich habe schon einmal die authentische Geschichte des in natürlichen Erdhöhlen vergrabenen Kerosins (Petroleum) erwähnt, das sich über 50 Hektar weit ausgebreitet hatte. „Pannen“ dieser Art passieren täglich und immer häufiger. Millionen Tonnen giftiger Abfälle aller Arten türmen sich in unterirdischen Höhlen, in verlassenen Minen und in Steinbrüchen und werden eines Tages das unterirdische Wasser vergiften, dem „Gesetz Murphys“ zufolge, daß „alles, was möglich ist, eines Tages geschehen wird“. Dieses so einfache und einleuchtende Gesetz wird aber vom „homo industrialis“ und dem Produkt der technisch-bürokratischen Zivilisation, dem Experten, nicht zur Kenntnis genommen.

Der Experte scheint nicht zu wissen, was jeder Bauer bei mir und überall weiß, daß nämlich die unterirdischen Wasser Flüsse sind, welche die Gifte viele Kilometer mit sich führen können, und daß das Vergraben des Unrats und der Abfälle sowie die künstliche Düngung ein ganzes Netz von Brunnen und Quellen einer Gegend vergiften kann. Die Dörfer, in denen eines Tages die Brunnen und Quellen nach Kohlenwasserstoff stinken oder gefährliche Mengen an Spritzmitteln und Bakterien enthalten, lassen sich schon gar nicht zählen.

Deshalb müssen heute Spanien, Portugal, Finnland, Dänemark und die Schweiz in aller Eile darangehen, neue unterirdische Wasservorräte zu entdecken, während andere Länder versuchen, die Ausbeutung der vorhandenen Reservoirs zu verbessern.

Ich habe mich im Mai 1976 während der dreitägigen Generalversammlung der Heilpraktiker in Mainz lange mit einigen Freunden über die Folgen der städtischen Müllablagerung auf die Reinheit des unterirdischen Wassers unterhalten. Es ist dies ein Problem, das mich sehr beschäftigt, und es sollte alle Bürgermeister, Gemeinderäte und die Abgeordneten der ganzen Welt beschäftigen und alle Behörden, die für Bodenkultur und Gesundheit verantwortlich sind. Denn es ist bekannt, daß kreuz und quer Genehmigungen erteilt werden, ohne das Objekt vorher geprüft zu haben, allein wegen der treuherzigen Miene des Antragstellers oder weil man nicht weiß, wohin mit dem Müll, oder weil die Gemeindekasse leer ist oder aus politischen Erwägungen oder Kumpanei, wobei leider auch Bestechungen eine Rolle spielen.

Bestens informiert zeigten sich über dieses Problem die Deutschen; denn die Berliner Technische Hochschule hält Kurse ab, in denen die Perfektionierung in der Müllvernichtung behandelt wird. Es wird immer wahrscheinlicher, daß der öffentliche Müll tatsächlich für die Verschmutzung der unterirdischen Wasser verantwortlich ist, denn dieser Müll ist angereichert mit Chlor, Kalium, Natrium, Mangan, Quecksilber, Kadmium, Aluminium, Strontium, Kupfer, Blei, Zink, Arsen und organischem Unrat.

Und da man sehr wenig Genaues über die natürliche Filtrierung der tieferen Erdschichten weiß, läßt sich auch der Grad der Verschmutzung nicht genauer bestimmen, dem die unterirdischen Wasser ausgesetzt sind.

Man weiß aber immerhin schon, daß die Erdschichten sehr unterschiedliche Filtriereigenschaften besitzen. Deshalb darf man für eine öffentliche Müllablagerung nicht eine x-beliebige Stelle wählen. Vor allem ist es unerläßlich, die betroffenen Bodenschichten zu isolieren, damit man die zu reinigenden gefährlichen Abflüsse auch unter Kontrolle hat. Die Deutschen haben auf diesem Gebiet eine sehr kostspielige Kampagne gestartet. Es wäre wünschenswert, daß man sich auch bei uns die Mühe macht, das Trinkwasser vor einer unnötigen Verunreinigung zu bewahren. Aber dazu müßten die Abgeordneten und die dafür zuständigen Stellen erst einmal informiert werden. Erst dann sind sie theoretisch in der Lage, alle unverantwortlichen Anträge mit einem klaren „Nein“ zu beantworten, besonders solche, die nur den unmittelbaren eigenen Vorteil bezwecken, ohne die späteren bösen Folgen zu berücksichtigen.

Selbst Amerika wird mit seinem Trinkwasser sparsamer umgehen müssen. Die Zeit des verschwenderischen Umgangs mit Süßwasser ist vorbei. Eine kürzliche Untersuchung über den Trinkwasserverbrauch einer Großstadt zeigt, daß das verbrauchte Wasser durchschnittlich 99 Prozent des häuslichen Abfalls ausmacht. Die befragten Fachleute haben sich für die Abschaffung der Wasserspülung ausgesprochen; denn durch diese gehen Millionen Tonnen Süßwasser verloren. Es ist unvernünftig, sagen die Verfasser der betreffenden Untersuchung, weiterhin ein so kostbares Produkt dazu zu benützen, organische Stoffe in den Abfluß zu befördern, was sich angesichts der Fortschritte innerhalb der Wissenschaft sicher auf andere Weise bewerkstelligen ließe.

Es sieht also ganz so aus, als hätte das klassische System der Wasserklosetts, das in der zweiten Hälfte des 18. Jahrhunderts in England erfunden wurde, ausgespielt.

Ich für meinen Teil stehe voll und ganz hinter folgendem lapidaren Urteil: „Wir müssen heute gegen zwei Geißeln der Menschheit kämpfen, die bei ihrer Erfindung als Zeichen eines gewaltigen Fortschritts gefeiert worden sind: Es handelt sich um den Explosionsmotor und um das Wasserklosett.[1]"

Es gibt einen Satz, den ich immer wieder zitiere, denn er ist meiner Meinung nach die beste Definition unserer heutigen Welt: „Ob der Mensch überlebt, hängt davon ab, was sich bei seinem Nachbarn abspielt und was in seinem eigenen Hause vorgeht."

Dieser Satz faßt die große Wahrheit unserer Zeit sehr präzis zusammen: Wir gehen zusammen unter, oder wir ziehen uns zusammen aus der Affäre. Wir retten gemeinsam die Ozeane, Meere, Flüsse, Wälder, die Luft und die Erde – oder wir gehen gemeinsam unter, nachdem wir uns vorher, wie die Bewohner der Osterinsel, gegenseitig umgebracht haben, und unsere Knochen werden auf einem toten Planeten bleichen.

Wir haben gerade wiederentdeckt, daß wir leben und Teil eines großen lebenden Körpers sind, der Natur, die ihre eigenen inneren Gesetze hat und in der jedes Lebewesen mit dem anderen in Beziehung steht. Wir haben wiederentdeckt, daß das Leben nicht aus einzelnen Elementen zusammengesetzt ist, die man isolieren und manipulieren kann wie abstrakte Prinzipien, sondern das Ergebnis der subtilen Abhängigkeit von „offenen", miteinander in Beziehung stehenden Systemen.

Man hat wiederentdeckt, daß Hecken, Wasser, Tiere und Bäume keine von einander unabhängigen Gattungen und Arten sind, sondern ein Ganzes, ein System bilden. Denn die jungen brillanten Experten der Landwirtschaft (schon wieder Experten!) mit ihrem Schulwissen hatten im Namen der Logik und der Modernität den

[1] Zit. n. Donald Koons, Präsident der Kommission für Umweltprobleme des Staates New York.

Entschluß gefaßt, aus der „Flurbereinigung“ das Allheilmittel unserer Landwirtschaft zu machen. Man hat also die Hecken abgeschafft und mit ihnen die Gräben. Und damit zerstörte man ein Gleichgewicht, das so alt ist wie die ersten eingefriedeten Felder und das für die Festigung des Erdreichs, den Ablauf des Wassers und die Erhaltung der vielfältigen tierischen Gattungen sorgte.

Ohne Hecken und Gräben zerfressen Rinnsale den Boden, und es ist durchaus möglich, daß so manche mitunter katastrophale Überschwemmung ein Resultat der „Flurbereinigung“ ist.

Ohne Hecken können die kleinen Vogelarten und die Nagetiere, die im Schutz der Sträucher gelebt haben, nicht existieren und sind verschwunden. Die Experten hatten uns versichert, daß diese Tiergattungen dazu übergehen würden, in den Wäldchen zu leben und zu nisten. Aber sie haben es nicht getan, weil ein Wäldchen ganz allein auf freiem Feld ein gefährlicher Ort ist, wo das Kommen und Gehen ungedeckt und ungeschützt vor sich geht, ganz anders als in einem von Hecken durchzogenen Gelände. Endlich hat man jetzt begriffen, daß man, wenn man eine Hecke umschneidet, ein ganzes lebendes System von Bäumen, Sträuchern und Tieren zerstört.

Aber auch die Wälder sterben. Der riesige Amazonaswald, dieser grüne Ozean, ist eines der letzten großen Waldreservate unseres Planeten. Denn in Afrika ist die Vernichtung der feuchten tropischen Wälder wahrscheinlich nicht mehr aufzuhalten. Jedenfalls sind die letzten organisierten Kampagnen zur Rettung der letzten tropischen Wälder ohne Erfolg geblieben.

Aber auch den Amazonaswäldern droht die Vernichtung. Die großen multinationalen Gesellschaften tragen sich mit gigantischen landwirtschaftlichen und industriellen Projekten für das Amazonasgebiet. Allerdings muß zunächst die „Grüne Hölle“ bezwungen, das heißt abgeholzt werden. Nun, die großen Gesellschaften haben auf ihre Weise abgeholzt, indem Tag für Tag Hunderte von Flugzeugen einen ununterbrochenen Regen von chemischen Pflanzenvertilgungsmitteln über den Wald niedergehen ließen, Mittel, wie sie die USA in Vietnam eingesetzt hatten, einen Regen aus Arsen, einen tödlichen Regen.

Meine brasilianischen Freunde im Verein zur Rettung der Natur hatten mich bei Beginn der Arbeiten gebeten, ihnen zu helfen, die Öffentlichkeit auf dieses Vorgehen aufmerksam zu machen. Sie sind überzeugt, daß dieses blinde zerstörerische Eindringen in ein tausendjähriges Naturgebiet ein nicht wiedergutzumachendes ökologisches Unglück bewirken wird. „Es sind alle Voraussetzungen geschaffen, daß aus dem Amazonasgebiet eine neue Sahara wird", sagen meine Freunde.

Aber was geht diese Amazonasgeschichte *uns* an, fragen sich die Europäer. Amazonas ist weit weg! Das ist Sache der Brasilianer.

Da täuschen sich die Europäer. Denn in dem großen „offenen" System dieses Planeten kann die Zerstörung der Amazonaswälder für unsere Enkelkinder ebenso bedeutungsvoll werden wie das Fällen einer Hecke für die Waldmausfamilie in dem kleinen „offenen" System eines Feldes.

Auf unserem alten Planeten sitzen wir alle zusammen im selben Boot. Wir müssen lernen, weiter zu denken, als unsere unmittelbaren Interessen es erfordern.

Aber man soll nie an den Menschen und am Leben verzweifeln. Man darf den Glauben an die Kraft des Lebens nicht verlieren.

Denn diese Menschen, die ihre Kunstwerke, Flüsse und Seen, Wälder und Meere zerstören, vergiften, verschmutzen und entstellen, eilen ihnen auch zu Hilfe, retten und beschützen sie.

Sie haben fast das Pantheon, die Kathedrale von Chartres und die Fenster von Canterbury „umgebracht", aber dann vereinigen sie sich, um das Erbe und das Kapital menschlicher Genialität zu retten und zu bewahren.

Die Menschen, die für den „roten Schlamm", für das Unglück der „Cavtat" und für die schwarze Ölpest auf allen Meeren verantwortlich sind, werden zusammenarbeiten, um die Meere und die bedrohte Unterwasserflora und -fauna zu retten.

Denn neben den Giftmischern und Schmutzfinken stehen die, die sich für das Leben einsetzen. Und die werden siegen.

Man hat den See von Annecy gerettet, man wird weitere Seen retten, bevor es zu spät ist. Schon jetzt schwimmen die Lachse wieder die Themse hinauf; denn diese ist wieder ein Fluß geworden und hat aufgehört, eine Kloake zu sein.

Die am meisten vergiftete Hauptstadt der Welt war Tokio. Hier war die Situation so ernst, daß die Fußgänger Münzen in einen merkwürdigen Apparat warfen, um wieder etwas Sauerstoff einatmen zu können. Und Tokio ist auf dem Wege, diese Schlacht zu gewinnen.

Die erste Initiative gegen die Umweltverschmutzung ist 1975 gestartet worden, aber als wollte die Natur sich für die ihr angetanenen Schäden rächen, trat wieder ein neuer Schaden auf: die foto-chemische Vergiftung.

Diese neuartigen Vergiftungserscheinungen wurden zum erstenmal in Los Angeles beobachtet. Sie werden durch die Verbindung von Sonnenlicht und Autoabgasen hervorgerufen und wirken sich nachteilig auf die Schleimhäute des Halses und der Augen aus. Sie führen zu Übelkeit, Krämpfen und Bewußtlosigkeit. Japan sah sich gezwungen, strengste Kontrollen der Abgase einzuführen, trotz ärgster Pressionen seitens der allmächtigen Autoindustrie. Die japanischen Fabriken wurden gezwungen, von Kohle auf Öl umzusteigen, und schließlich auf Öl mit nur geringem Schwefelgehalt. Geldstrafen und Gefängnis sind die unerbittlichen Folgen für Umgehungen und Nichtbeachtung des Gesetzes.

Tokio gibt jährlich mehr als eine Milliarde 300 Millionen Yen für die Kontrolle der Luftverschmutzung aus. Man hat sogar spezielle Gesetze für die soziale und finanzielle Unterstützung der Opfer der Luftverpestung geschaffen.

Die Resultate sind verblüffend. Im letzten Jahr war der Himmel über der japanischen Hauptstadt klarer, als er es je in den letzten 25 Jahren gewesen war, trotz einer jährlichen fünfprozentigen Anstiegsrate auf dem Automarkt.

Eine der letzten Verfügungen des Obersten Sowjets der UdSSR zeugt von ähnlichen Gedankengängen:

„Eine der wichtigsten Aufgaben des Staates ist die konstante Sorge um die Natur und die bessere Nützung der natürlichen Reserven. Dazu gehört die strenge Einhaltung der Gesetze über den Schutz des Bodens und der Luft, der Gewässer und der Wälder, der Fauna und Flora. Der wissenschaftliche und technische Fortschritt muß immer Hand in Hand mit einer besseren Kenntnis der Natur und ihrer Reserven gehen und zur Schaffung günstigerer Lebens-, Arbeits- und Urlaubsbedingungen für den Arbeiter beitragen."

Flüsse, Ozeane, Meere und Wälder sind die Systeme, durch die die Natur atmet und lebt. Und wir sind mit unserer Atmung an die große Atmung der Natur angeschlossen und leben von ihrem Leben.

Wir müssen lernen, von ihr, mit ihr und „in ihr" zu leben. Und zwar jeder für sich, auf seiner winzigen Stufe einer kleinen denkenden Eintagsfliege, aber auch wir alle zusammen.

Wir müssen zum Beispiel lernen, vom Stadium des blindwütigen Fischfangs in den Meeren zum Stadium der maritimen Aufzucht überzugehen und neue Nahrungsgrundlagen im Meer zu schaffen. Wir können nicht länger gedankenlos das Meer ausbeuten, wir müssen es kennenlernen, um harmonisch mit ihm leben zu können.

Ich habe von einem Freund genaue Angaben über die Arbeiten der sowjetischen Fachleute auf diesem Gebiet bekommen. So hat der Biologe Piotr Moissejew zum Beispiel dargelegt, wie wichtig es wäre, in internationaler Zusammenarbeit Unterwassergärten zu schaffen, bewirtschaftete „landwirtschaftliche Betriebe", die nach vorangegangenem Studium die Fische aus nächster Nähe mit mehr Nahrung und besseren Fortpflanzungsmöglichkeiten versorgen könnten. Man wird demnächst von der maritimen „Fischzucht" sprechen, wie man im Gers von der Gänsezucht und heute auch von gezüchteten Fasanen, Hasen und Wachteln spricht.

Wenn mein Freund mit der rauhen Stimme eines Bauern aus der Garonne diese erstaunlichen Zukunftsbilder beschwört, dann überzeugt er auch mich davon, daß wir, wenn wir die unermeßlichen Reichtümer des Meeres ausschöpfen, im Begriff sind, das prähistorische Zeitalter der Barbarei – den ungeregelten Fischfang – zu verlassen, um in das Zeitalter der maritimen Fischzucht einzutreten.

Dies ist kein Traum. Die mir geschilderten sowjetischen Versuche bedeuten den ersten Schritt in die Zukunft, auch wenn ihnen noch ein Hauch von Science-fiction anhaftet.

Es gibt schon jetzt künstliche Plantagen im Kaspischen Meer, man hat die Lachse aus dem Pazifik in den Atlantik „verpflanzt", man zieht mit Erfolg[1] im Küstengebiet Butt, Zander und andere maritime Fischsorten. Unterwasserfarmen bringen eine „Ernte“ von Hunderten Tonnen von Austern, Muscheln und anderen Schalentieren pro Hektar. Und die Produktion wird in den nächsten Jahren spürbar steigen, da man sich immer intensiver mit der Unterwasserflora und Unterwasserfauna zu beschäftigen beginnt.

Es ist kaum abzuschätzen, was das „Meer von morgen“ den Menschen an Möglichkeiten zu bieten hat. Durch umfangreiche Arbeiten in den Meeren und Ozeanen werden die Voraussetzungen für die Fortpflanzung und Ernährung der Fische, die der Mensch sich zur Zucht ausgesucht hat, immens verbessert werden. Und so werden in diesem gemeinsamen Meer alle Länder für ihre zukünftige Bevölkerung einen Teil der Nahrung finden, die sonst knapp zu werden droht. Man hat z.B. bereits herausgefunden, daß durch die Beseitigung gewisser unendlich kleiner Tiere in der Nordsee die Menge der Heringe ansteigt, da diese winzigen Tiere die Nahrung der Heringe zerstören. Und man erwägt, um die Produktivität im Beringmeer zu erhöhen, Fische aus der Antarktis hierher zu verpflanzen; denn der nördliche Pazifik hat Nahrung im Überfluß zu bieten.

Es ist an der Zeit, daß die „Philosophie des Gärtners“, die mich mein Vater in den Gascogner Hügeln gelehrt hat, indem er mir von den Pflanzen erzählte und mir die „Dinge des Lebens“ erklärte, daß diese Philosophie von allen Menschen praktiziert wird.

Es ist für die Menschen an der Zeit zu begreifen, daß die Natur mehr weiß als sie, daß die Natur intelligenter ist als sie. O ja, meine Herren Experten! Und daß am Ende immer die Natur recht hat[2], wie es der Titel eines meiner Bücher verkündet. Ja, *daß die Natur selbst die höchste Form der Vernunft ist.*

Es ist an der Zeit, daß der Mensch wieder auf die Natur hört und demütig wird. Während vieler Jahrtausende haben wir alles von ihr gelernt und empfangen und lebten mit ihr in magischer und

[1] Auch Frankreich ist dank der ausgezeichneten Arbeit seines Zentrums für Ozeannutzung (CNEXO) sehr aktiv auf diesem Gebiet.

[2] Maurice Mességué, „Die Natur hat immer recht“. Verlag Fritz Molden, Wien.

körperlicher Verbundenheit. Dann war plötzlich dieser Machtwille da, diese Aggressivität des Menschen der Welt und der Natur gegenüber. Und der wissenschaftliche Stolz war geboren, der laut Descartes uns zu „Lehrern und Besitzern der Natur“ machen soll.

Wir sind aber weder Lehrer noch Besitzer der Natur, wir sind ihre Kinder und eines ihrer Elemente.

Wenn mich, was manchmal vorkommt, die brillanten Thesen der Reden meiner modernistischen Gegner verwirren oder mich verblüffende Produkte des menschlichen Erfindungsgeistes aus der Fassung bringen und ich Mühe habe, in dem verrückten Durcheinander unserer heutigen Welt meine Wahrheit zu finden, dann lese ich an einem ruhigen Morgen in meinem Haus in Bazillac, während das Morgenrot die Tiere aus dem Schlaf weckt und aus dem Dunkel der Nacht die Natur hervortritt, der ich alles verdanke, die klugen Worte von René Dubos:

„Der Mensch behauptet gerne, seine physische Umwelt bezwungen zu haben, während er in Wirklichkeit nur gelernt hat, den Naturgewalten aus dem Wege zu gehen: im Winter zum Beispiel verkriecht er sich in geheizten Räumen, im Sommer bringt er Kühlung in seine Behausung. Eher schon kann er sich rühmen, die Mehrheit der Lebewesen um sich herum zu beherrschen. Er hat tatsächlich mehrere tierische und pflanzliche Arten ausgerottet, andere in zoologische und botanische Gärten eingesperrt und schließlich aus einigen Sklaven gemacht. Im Lauf der letzten Jahrzehnte hat er sogar angefangen zu glauben, er sei stärker als die Insekten und die Mikroben. Gewisse Epidemiologisten[1] gehen so weit zu behaupten, es sei möglich und wünschenswert, einige Arten vollständig auszutilgen, das heißt, sie von der Erdoberfläche verschwinden zu lassen.

Worte wie ‚erobern‘, ‚beherrschen‘ oder ‚ausrotten‘ gehören in eine ganz andere Welt als die der Biologie. Sie sind Ausdruck für eine Haltung, die den Menschen über die Natur stellt, ja außerhalb der Natur, und ihm suggeriert, daß das beste Mittel zum Überleben seine Macht zum Zerstören sei. Nun ist es aber durchaus nicht sicher, daß die Ausrottung von Lebewesen weiser

[1] Epidemiologie = Bevölkerungslehre

und wirksamer ist als der Versuch, in Frieden mit ihnen zu leben und ihre Gewohnheiten zu beobachten."[1]

Wir müssen wieder lernen, die Weisheit der Natur zu respektieren und auf sie zu hören, und den cartesianischen Wahnsinn vergessen. Die Natur ist in der Lage, uns alles zu lehren. Unsere armselige, rein verstandesmäßige Wissenschaft kann von der höheren Weisheit der Natur nur dazulernen: über die biologischen Rhythmen, die noch unbekannten Wirkungen der kosmischen und klimatischen Kräfte, die noch wenig bekannten Gesetze der natürlichen Umwelt etc.

Die Natur erfindet, seit es Leben gibt, unaufhörlich bewundernswerte Systeme der Anpassung, der Regulierung und des Verhaltens. In der Physik wie in der Chemie, der Biologie und der Physiologie hat die Natur alles „gedacht", „experimentiert" und „versucht". Und sie findet immer die adäquate Lösung.

So hat man kürzlich entdeckt, daß sich ganze Kolonien von kleinen Weichtieren in den Süßwasserbehältern und hydro-elektrischen Installationen einquartieren. Natürlich wollte man sie sofort mit chemischen Giften vernichten, da man fürchtete, sie würden dem Menschen und den industriellen Anlagen Schaden zufügen, bis man herausfand, daß diese Tierchen lebende Filter waren. Denn alle Restbestände von organischen Abfällen sowie kleine Pflanzen und winzige Tiere bleiben auf der Schleimhaut ihres Verdauungsapparates haften, werden später als Konzentrat ausgeschieden und im Wasser von Mikroorganismen vernichtet. Und so schließt sich die Kette der biologischen Reinigung des Wassers.

Sowjetische Forscher haben festgestellt, daß zwei in den Wasserbehältern sehr verbreitete Arten von Weichtieren, nämlich die „Anadontas" und die „Unios", mehr als 30 Liter Wasser pro Tag filtern. Man hat daraufhin folgenden Versuch gemacht: Man hat Wasser vom Don, der sehr verschmutzt ist und pro Kubikmeter bis zu 15 Gramm organische Partikel enthält, in einen Wasserbehälter mit 200 Anadontas gefüllt. Die Weichtierchen haben täglich bis zu 3 Kubikmeter Wasser gefiltert und die Verschmutzung auf

[1] „L'homme et l'adaption au milieu" von René Dubos, Professor der Rockefeller-Universität und Experte für Mikrobiologie und Ökologie bei der UNO.

0.2 Gramm reduziert. Da man den menschlichen Verbrauch an fließendem Wasser auf 400 Liter pro Tag schätzt, genügen rund 20 Anadontas, um diese Wassermenge zu reinigen.

Die unvergleichliche Intelligenz der Natur versucht immer wieder, die Dummheiten der Menschen zu korrigieren.

Langzeituntersuchungen über die Verschmutzung haben gezeigt, daß parallel zur Zunahme der Verschmutzung in den Flüssen ein Anwachsen der Filterweichtiere zu beobachten ist. Unter idealen Bedingungen können die Weichtiere innerhalb eines Flußsektors von 100 Meter Länge und 200 bis 250 Meter Breite die für den Konsum einer Stadt von 100.000 Einwohnern notwendige Wassermenge reinigen.

Laboruntersuchungen erklären uns, wieso gewisse Weichtierarten dem Sauerstoffmangel und giftigen Substanzen widerstehen können. Es ist bewundernswert, wie die Natur von sich aus ein organisches System erfindet, um ein erschüttertes, lebenswichtiges Gleichgewicht wiederherzustellen.

Wenn man heute versucht, mit Hilfe der Sonne Wasser zu produzieren, dann imitiert man die Natur. Sonnendestillierapparate sind billig und für die Gegebenheiten in tropischen Ländern aufs beste geeignet. Auch bei der Produktion von Wasser durch Kondensation imitiert man die Natur. In Pakistan und in Japan haben Forscher Methoden erfunden, den durch die Frische der Nacht entstandenen Tau einzusammeln.

Die „Bionik" ist eine neue Wissenschaft, welche die Erfindungsgabe der Natur anerkennt und sich damit begnügt, sie zu imitieren oder auch nur die Ergebnisse ihrer Erforschung festzuhalten.

Ein hervorragendes Mittel zur Verteidigung der Ernten und der Anpflanzungen gegen Parasiten ist zum Beispiel der Einsatz nützlicher Insektenarten. Diese schaffen einen großen Gleichgewichtszyklus und machen damit den ungebremsten Einsatz von Insektenvernichtungsmitteln und Giftspritzmitteln unnötig. Eine Handvoll zierlicher Mücken verzehrt zum Beispiel fast 2000 Raupen pro Tag. Kann man es mir übelnehmen, wenn mir die Mücken lieber sind als das DDT? Denn leider haben die Insektenvernichtungsmittel nicht nur die Insekten, sondern auch die Vögel getötet, denen sie die Nahrung weggenommen haben.

Die Wissenschaftler des französischen Instituts für agronomische Forschung haben eine natürliche Methode ausgearbeitet, die dazu dienen soll, den Mais vor der Zerstörung durch eine bestimmte Schmetterlingslarve zu schützen. Anstatt den Mais mit gewaltigen Mengen von Insektenvernichtungsmitteln auf DDT-Basis zu behandeln, wollen die Forscher die Larve von einer Wespe fressen lassen. Von einer Wespe besonderer Art, die fähig ist, mindestens 200 Eier zu verschlingen. Nun ja, der intensive Einsatz dieser Wespen wird auch einige Probleme mit sich bringen, betreffend der Aufzucht, der Kommerzialisierung und der gezielten Anwendung von zwei bis drei Millionen Wespen, die man täglich benötigen würde, um nur den französischen Mais zu schützen. Aber wichtig ist, daß die Forscher sich sicher sind: Es gibt eine Lösung.

Man sieht daraus, was die Wissenschaft vermag, wenn es darum geht, die Gefahren der Umweltverschmutzung zu beseitigen oder einzuschränken[1].

Die Stunde ist gekommen, da der Mensch sich aus seinem Machtrausch lösen und seinen unbegründeten Stolz ablegen muß. Vielleicht wird er dann wirklich *menschlich*. „Die Natur ist ein Teil unserer Menschlichkeit", schreibt Henry Besto, „und ohne das Wissen, ohne eine gewisse Erfahrung dieses öffentlichen Geheimnisses hört der Mensch auf, Mensch zu sein. Wenn die Plejaden und der Wind, der über das Gras hinstreicht, aufhören, den Geist zu beflügeln und Fleisch und Blut zu elektrisieren, dann ist der Mensch im Kosmos so etwas wie ein Außenseiter. Er hat nicht die Vollkommenheit des Tieres und nicht die Gabe wahrer Menschlichkeit.

[1] Schon gegen Ende des vorigen Jahrhunderts wurden in Kalifornien zum Schutz der Zitrusfrüchte vor australischen Schildläusen Marienkäfer eingesetzt.

11

„O moun pais“ – „O du mein Heimatland“

Meine Gascogne muß man während des Sommers kennenlernen. Aber nicht in einem dieser dahinfröstelnden Schnupfensommer, die uns seit einiger Zeit heimsuchen, sondern in einem leuchtenden Sommer mit harten senkrechten Schatten im blendend weißen Licht, wenn die Sonne von einem unbewegten glasig blauen Himmel herunterbrennt.

Dann ist die Gascogne schön, wie gemeißelt von einem orientalischen Licht, zugleich trocken und sanft.

Die Bauern sagen bei uns noch „Agoust“ statt „Août“ für den Erntemonat und knüpfen damit an die römische Vergangenheit des Namens an: Augustus. Und Mitte August wird das berühmte Notre-Dame-Fest gefeiert und dann noch das Schutzheiligenfest und die Kirchweih oder Kirmes.

Mein Vater hat noch die Feste der Schutzheiligen in ihrer ursprünglichen Form miterlebt, das Fest des heiligen Michael, des heiligen Hieronimus, des heiligen Rochus, Cäsar, Gauderich, Ludwig, Bartholomäus. Er kann sich noch gut an die ländliche Blasmusik erinnern, die man den „Wimmersack“ nannte. Das war die Zeit, wo noch ein Tanzmeister existierte, der zugleich Gesangsleiter war. Er stimmte die uralten, vertrauten Lieder an:

Moussu Curé dou Castéra
sai jouga de la guitaro
Pren soun fusil, s’en ba cassa,
Sai jouga da la guitaro.

(Der Pfarrer von Castéra – kann gut Gitarre spielen – nimmt sein Gewehr, geht auf die Jagd – kann gut Gitarre spielen.)

Nicht alle alten Traditionen und Bräuche der Landbevölkerung sind verschwunden. Bei den Dorffesten haben allerdings die Son-Orchester mit Sängern in Texas-Kluft die alten Dorfmusiken mit ihrem Tanzmeister verdrängt. Dennoch glaube ich nicht, daß die Gascogne sich in ihrem tiefsten Wesen sehr verändert hat. Wenn ich im Sommer über die Hügel wandere und über die weite Ebene bis zu den Pyrenäen blicke und der Westwind vom Ozean her mich streift, dann höre ich die lebendige Geschichte um mich herum rauschen.

Ich sehe die Dörfer auf den Hügelkuppen und die Städte in der Ebene, und die ganze Geschichte der Gascogne ist plötzlich da, das ewige Hin- und Herwandern der Menschen zwischen dem Zufluchtsort in den Hügeln und der still daliegenden Ebene.

Denn als die Barbaren im 5. Jahrhundert in die Länder einbrachen, die bis dahin zum römischen Kaiserreich gehört hatten, floh die Bevölkerung in die Hügel und baute sich dort ihre Befestigungen. Das sind die Dörfer, die den Horizont überwachen.

Und als der heilige Ludwig ihnen den Frieden wiedergab, stiegen sie wieder zu den Flüssen hinab, in das fruchtbare Land, und bauten dort neue Höfe und neue Städte. Es wurden immer mehr Wassermühlen, Türme, Hallen und Festungswälle. Fleurance, meine Stadt, geht auf eine solche Gründung im schützenden Schatten des heiligen Königs von Frankreich zurück.

Dann kamen die Mönche, Zisterzienser, Kluniazenser, Benediktiner. Und sie bauten. Über die Gascogne legte sich das weiße Faltenkleid der kirchlichen Gotik, das Frankreich vom Jahre 1000 an bedeckte. Klöster, Kathedralen (allein im Gers haben wir fünf), Kollegien, Kirchen mit viereckigen und Kirchen mit runden Befestigungstürmen, Oratorien und kleine, von Zypressen umstandene Kapellen wuchsen aus dem Boden, entlang der Pilgerstraße nach Santiago de Compostela oder Vézelay.

Wie lebendig ist die Geschichte für mich, wenn ich im Schatten der Zypressen spazierengehe und an dem Turm einer kleinen romanischen Kirche oder an den weißen Mauern eines Landhauses mit gewölbtem Eingangsportal vorbeikomme!

Wie nah und lebendig ist mir auch meine Gascogner Familie, die aus dieser Mischung von umherirrenden Völkern, Eroberern und Zugewanderten geboren wurde. Denn hier sind sie alle durchgekommen, nach Norden ziehend oder auf dem Weg nach Süden zur Sonne oder abbiegend zum Meer, Jäger und Gejagte, Zerstörer und Erbauer mit Schwert oder Winkelmaß, mit Göttern oder Idolen, mit Legionen oder Planwagen, mit ihrer Wissenschaft und ihren Gesetzen. Sie sind durchgezogen oder geblieben, die Vandalen des Nordens, die Normannen des Ozeans, die Sarazenen des Südens, die Goten des Ostens und die Römer und Basken von jenseits der Berge!

Ich brauche mir nur im Spiegel meine braune Haut und meine schwarzen Augen anzusehen, um zu wissen, daß die Sarazenen über die Pyrenäen gekommen sind und lange in der Gascogne verweilt haben! Und ich brauche nur die Sprache meiner Väter zu hören, um zu wissen, daß die Gascogner Sprache eine lateinische Sprache in iberischen Kehlen ist.

Diese Kinder der Gascogne sind ein wunderbarer Menschenschlag! Lustig und grüblerisch, spöttisch und leidenschaftlich, schlau und kühn, füllen sie die französische Geschichte mit ihren Heldentaten. Denn überall, wo es gefährlich war und um die Ehre ging, waren die Gascogner dabei, vom ersten Moment an, da die französische Nation Gestalt annahm.

Alle – fast alle – Hauptleute von Jeanne d'Arc waren Gascogner: La Hire, Xaintrailles, Thibaud d'Armagnac! Die Jungfrau liebte sie und sagte von ihnen: „Sie waren alle abenteuerlustige Soldaten, die nicht hinter den Mauern bleiben wollten, sondern immer hinausdrängten mit dem Schwert in der Hand." Und der einzige, der versuchte, sie nach ihrer Gefangennahme zu befreien, war La Hire, der Gascogner!

Die berühmte französische „furia" war in Wirklichkeit eine Gascogner „furia". Die erste Infanterie der Welt war die Infanterie der Gascogner von Gaston de Foix, von der Michelet sagte: „Nur die Körpergröße war zu bemängeln; aber diese feurigen kleinen Männer hatten so viel Elan, daß sie alles überrannten!"

So viel Mühe sich auch Paris gegeben hat, aus dem Gascogner einen lächerlichen Maulhelden zu machen, die Wahrheit war stärker. Es gibt nur wenige Provinzen, die im Lauf der Jahrhunderte so viel Blut für Frankreich vergossen haben wie die Gascogne! Allerdings fühlten sich die Gascogner auf dem Schlachtfeld auch weit wohler als in den Salons, wo die Schöngeister sich über ihren Akzent und ihre Manieren totlachen konnten. Der Gascogner hat sich immer viel lieber in die Gesellschaft einer Jeanne d'Arc als in die der „Précieuses ridicules", der lächerlichen Zierpuppen, begeben. Die „guten Kameraden" Heinrichs IV., die in ihrem Lederwams stark nach Schweiß, Knoblauch und Wein dufteten, verwandelten sich nur höchst ungern in Hofschranzen.

Aber der Gascogner ist nicht nur der brave Krieger, der in der Armee wegen seiner Armut nicht viel Ansehen genoß, obwohl er mutig sein Leben hingab, sondern er ist vor allem ein „bon vivant", ein Mensch, der die Lebenskunst zu praktizieren weiß.

Immer wenn ich über die Gascogne geschrieben und gesprochen habe, und das habe ich viele Hunderte Male in Europa und in Amerika getan, sozusagen als Handelsvertreter meiner Heimat, dann habe ich diese vergessene, diese verlorene Kunst gepriesen, die unsere Gascogner Bauern noch kennen: die Kunst des Lebensgenusses.

Was ich seit dreißig Jahren in meinen Büchern und Vorträgen zu verbreiten versuche, das praktiziert der Mensch in der Gascogne aus einer jahrhundertealten Tradition heraus. Die Männer und Frauen meiner Heimat sind im Besitz jener Lebensweisheit, die ich allen denen, die sie vergessen haben, wieder beizubringen versuche.

Es besteht, wie man weiß, zwischen Wein und Kultur ein geheimnisvolles Band. Der Arzt Voivenel hat recht, wenn er in seinem Buch „Wein und Geist" schreibt, daß Bier trinkende und Wein trinkende Völker wenig gemeinsam haben können. Griechenland und Italien sind Weinländer.

Ich bin überzeugt, daß die Spottlust und Lebhaftigkeit der Gascogner auf unsere Weine und den Geist des Armagnac zurückzuführen sind. Ich zitiere gerne die Worte Raymond Escholiers, weil sie so gut die Einheit von Rasse und Boden definieren: „Antoine von Navarra rieb die Zunge unseres Heinrich[1] gleich nach seiner Geburt mit Knoblauch ein, damit er geistreich und beredsam werde, und dann benäßte er seine Lippen mit Jurançon (Wein der Pyrenäen), damit er ein lustiger und mutiger Kerl werde. Das war wie eine Weihe durch unser Gascogner Volk. Sein Schicksal liegt in diesen beiden Gesten, welche die Bauern des Armagnac seit fünfhundert Jahren ausführen, jedesmal, wenn ihnen ein Junge geboren wird.

Du feine Gascogner Knoblauchzehe, du bist im Geschmack nicht so derb wie der Knoblauch des Nordens, und du gibst den Kindern der Gascogne den Sinn für Spott und Subtilität. Und du, prickelnder Wein unserer Weinberge, dir ist die schwere Trunkenheit des Bieres unbekannt, du machst deine Söhne unternehmend, kühn und beherzt, manchmal auch ausschweifend, gewiß, aber immer mit einem Schuß Ironie, Humor und gesundem Menschenverstand.“

Ich habe mich zu einer Kampagne für den Armagnac entschlossen, weil dieser die Quintessenz unserer Gascogner Lebensart darstellt. Unsere ganze Geschichte, unsere ganze Philosophie, das ganze Gascogner Genie liegt in diesem Weinbrand, dem reinsten Weinbrand der Welt, der die Farbe und den Geschmack unserer Eichen hat und, um zu altern, in seinen Fässern „atmen“ können muß; sie sind aus so dünnem Holz hergestellt, daß die Luft durch die Poren des Holzes ein und aus kann.

Der Armagnac ist lange der unbekannte und mißachtete Weinbrand unter den französischen Weinbränden gewesen und ist es noch. Und dabei ist er wahrscheinlich der älteste Frankreichs! Man kann im Armagnac-Museum in Condom Manuskripte des 12. und 13. Jahrhunderts studieren, die den „Aygardent“ (Branntwasser) oder „aqua vitae“ erwähnen. Aber damals war das noch ein Heilmittel, das in den Apotheken hergestellt wurde.

Übrigens ist Karl der Böse, König von Navarra, 1387 an der Behandlung mit aqua vitae gestorben. Juvénal des Ursins hat uns diese tragische Geschichte überliefert:

„Der König pflegte sich nach Verordnung seiner Ärzte in mit Alkohol getränkte Tücher einhüllen und einnähen zu lassen. Eines

[1] Es handelt sich natürlich um Heinrich von Navarra, Heinrich IV.

Nachts riß der Diener, der die Tücher zusammengenäht hatte, den Faden nicht ab, sondern wollte ihn unvorsichtigerweise mit der Flamme einer Kerze durchbrennen: Das Feuer griff auf die Tücher über, und König Karl starb laut und anhaltend schreiend unter entsetzlichen Schmerzen."

Damals wäre niemand auf die Idee gekommen, das Feuerwasser zu trinken, das als Medikament angesehen wurde. Auch der von den Gascogner Familien selber gebrannte Alkohol ist lange ein Desinfektionsmittel geblieben. Bis vor vierzig Jahren wuschen die Bauern ihre Wunden noch mit Armagnac aus.

Eigentlich verdanken wir den Armagnac den Mauren, denn sie haben die Technik des Destillierens erfunden. „Alambic" ist ein arabisches Wort, „al inbic", und bedeutet Destilliergefäß. Und mit der Invasion der Mauren in der Gascogne sind die Geheimnisse des Destillierens nach Frankreich gekommen. Bei uns wird die Wichtigkeit und die Dauer des sarazenischen Einflusses im Südwesten gerne unterschätzt. Dabei war die Gascogne sehr lange von der Armee der spanischen Kalifen besetzt, die von Cordoba und Toledo nach Frankreich vorrückte.

Von ihrem Durchzug zeugen noch die Namen der Dörfer: „Rabatles-Trois-Seigneurs", „Gourbit", „Castelsarrasin", „Maureilhan" etc. und einige uralte Redensarten wie „Aquel, es oun Sarrazi" (das ist ein echter Sarazene!) für einen Menschen, der einen Gemüsegarten zerstört oder eine Ernte zertrampelt. Und auch die schwarzen Augen und die Schönheit unserer Mädchen sind eine Hinterlassenschaft der Sarazenen, ebenso wie die Algebra, die Medizin, die Astronomie und Agronomie und eben das Destillieren. Dabei tranken die Mauren keinen Alkohol, die Destillate dienten allein der Parfümerzeugung, der Aromatherapie und der Medizin.

Erst 1515 wurde unter der Regierung Franz' I. die Korporation der Essighersteller und Destillierer gegründet. Und erst im 17. Jahrhundert wurde der Branntwein eine Ware und ein zum Verzehr bestimmtes Produkt. Holländische Kaufleute waren es, die den Branntwein aus der Gascogne bekanntgemacht haben. Holland war damals die mächtigste Handelsnation Europas. Es besaß eine starke Flotte, die fünfmal so groß war wie die englische und zehn- bis zwölfmal größer als die französische (16.000 holländische und 1400 französische Schiffe).

Die Holländer kauften alle französischen Weine, vom Bordeaux bis zum baskischen Wein. Die Weine wurden von Oktober bis Dezember nach Holland verladen und von dort nach Deutschland und zu den Ostseehäfen gebracht.

Um die Transportfläche zu verringern, ermunterten die holländischen Kaufleute die Winzer des unteren Armagnac, ihren Wein in Branntwein zu verwandeln. Dieser wurde dann den leichten Weinen zugesetzt, wodurch sie schwerer wurden, was den Skandinaviern und Deutschen besser zusagte.

Der Branntwein (holländisch: brandewijn) wurde in den Hafenkneipen verkauft. Und die Engländer machten aus „brandewijn" „brandy".

Noch nach dem Ersten Weltkrieg begegnete man in der Gascogne den „Brennern", die im Winter mit dem Destillierapparat auf dem Rücken von Hof zu Hof gingen, um Branntwein herzustellen.

Der Armagnac ist also eigentlich der Wein der Gascogne. Und der Wein in der Gascogne ist immer noch eine Gottheit. Die Weinernte ist ein Kult, eine Religion. Das betonen auch die alten Kirchenlieder:

> Wenn ich in den Weinberg geh,
> Treff ich die Jungfrau Maria
> Mit ihrem Buch in der Hand . . .

Früher wählte man sich einen „Abbé der Winzer", der auf der Presse den „großen heiligen Tortu" (tortu heißt gewunden, krumm, bois tortu ist der Weinstock) anbrachte. Es fällt nicht schwer, in dem heiligen Tortu den alten heidnischen Bacchus wiederzuerkennen, getauft und christianisiert.

Ich habe als Kind mit eigenen Augen gesehen, wie die Winzer am Martinstag der Statue des heiligen Martin eine Weintraube in die Hand legten.

Daß ich einiges über die Geschichte und Herstellung des Armagnac weiß, ist in diesem Lande, dessen Ruhm er ausmacht, nichts Besonderes. Jeder, der hier geboren wird, weiß etwas über ihn, zweifellos durch eine Art Osmose, durch eine geheimnisvolle Beziehung zwischen dem Individuum und der Umwelt, in der es aufwuchs und sich entwickelte. Als ich mich aber entschied, meine Liebe für den göttlichen Weingeist unseres Landes der ganzen Welt kundzutun, wollte ich mein Wissen vertiefen. Und die Brüder Samalens[1] aus einer alten Gascogner Familie unternahmen es, mich zu belehren. Sie haben mir alles über die Geschichte und die Geheimnisse unserer gemeinsamen Leidenschaft mitgeteilt. In Laujuzan, im Herzen des Landes, haben sie mir stundenlang in ihren alten Weinlagerhäusern, die zu den schönsten der Gegend gehören, über den Armagnac berichtet, mit Kompetenz und Leidenschaft und der pointierten Langsamkeit der wahren Erzähler.

Wie alle Mittelmeerbewohner bin ich anfällig für den Zauber des Wortes und für die Begeisterung, mit der jemand über seinen Beruf oder über ein Abenteuer berichtet. Für uns ist die Geschichte des Armagnac fast eine Liebesgeschichte. Und je größer das Verständnis, umso größer ist auch die Liebe. Und dieses Verständnis möchte ich Ihnen gerne vermitteln.

Sie müssen zum Beispiel wissen, daß man im Armagnac nicht das Recht hat, die Weine, die zur Destillierung bestimmt sind, dementsprechend zu „behandeln". Man darf sie zum Beispiel nicht „schwefeln", wie es üblicherweise zur Haltbarmachung von Weinen geschieht. Im Armagnac destilliert man absolut reine Weißweine. Man nimmt auch nicht die starken Weine, weil die Qualität des Weines in umgekehrtem Verhältnis zu seiner Stärke steht. Starke Weine nehmen dem Armagnac das Aroma. Und das Geheimnis des Armagnac ist nun einmal sein Aroma.

Trinken Sie einen Armagnac – einen guten und echten Armagnac –, und Sie werden einen Duft aufsteigen spüren, wie ihn kein anderer Weinbrand besitzt.

Warum?

Um das zu verstehen, muß man in die Geheimnisse der Alchimie

[1] Jean und Georges Samalens sind die Autoren eines ausgezeichneten Führers „L'Amateur d'Armagnac" (Ed. Salár).

eindringen und zusehen, wie unsere Destillierer im dämmrigen Halbdunkel der Weinlager mit gerunzelter Stirn und ernstem Blick den Alkohol kosten, der brennend heiß aus dem Destillierapparat kommt.

Der Destillierapparat unserer Gascogner Weinhäuser funktioniert nach einem besonderen System, das ich hier nicht beschreiben kann. Es ist nur wichtig zu wissen, daß er besser als jeder andere die subtilen Düfte der Weine einfängt. „Man macht im Grunde nichts anderes als das, was man macht, wenn man Pflanzen destilliert", erklärte mir ein Freund.

Sobald von Pflanzen die Rede ist, werde ich hellhörig. Ich erinnerte mich, daß die Etymologie des arabischen Wortes alambic Gefäß zum Destillieren bedeutet und daß die Araber als erste Heilpflanzen zu therapeutischen Zwecken und zur Parfümgewinnung destilliert haben. Auch mein alter Destillierapparat im Haus der Pflanzen von Gavarret bindet die Gerüche der wilden Pflanzen.

Der Armagnac verdankt seine wunderbaren Eigenschaften dem heimatlichen Boden, dessen Essenzen er durch die Früchte des Rebstockes einfangen konnte. Alles kommt aus der Erde, meine Pflanzen und der Armagnac! Und daher kann ich mit Recht den Millionen Zuhörern meiner Vorträge und Rundfunksendungen sagen, daß sie den Gers und die Gascogne, seinen Himmel und seine Erde, sein Licht und seine Düfte in sich aufnehmen, wenn sie Armagnac trinken.

„Der Armagnac", erklärte mir mein gelehrter Freund, „ist nicht nur ein Genuß für den Gaumen, sondern viel mehr noch für die Nase. Denn während man nur vier oder fünf verschiedene Geschmacksrichtungen ausmachen kann, gibt es für die Nase zahllose Gerüche. Die charakteristischsten sind der Veilchen- und der Pflaumengeruch. Und wenn man auf dem Grund eines Glases Armagnac den Duft der Pflaume wahrnimmt, dann kann man sicher sein, daß es sich um einen alten Armagnac handelt, denn dieses Aroma tritt im allgemeinen erst nach zehn Jahren auf.

Aber auch die Lagerung und das Altern sind wichtig für die Qualität des Armagnac. Die Art der Lagerung ist genauso bezeichnend wie die Herkunft des Weines.

Und deshalb altert der Armagnac, indem er langsam die Farbe des Bernsteins annimmt, in Vierhundert-Liter-Fässern aus Eichenholz aus den Gascogner Wäldern. Vierhundert Liter müssen die Fässer aufnehmen, nicht mehr und nicht weniger, das ist die richtige Menge für ein harmonisches Altern. Und auch dieses Holz muß es sein; denn die Gascogner Eichen sind die Brüder der Gascogner Rebstöcke, die sie mit ihrem Laubwerk umgeben und auf deren rebstockkrummen Ästen die grauen Ringeltauben sitzen.

Als es während des Krieges keine Küfer gab im Gers, mußte man den Armagnac in importierten Fässern lagern. Dieser Armagnac existiert noch teilweise, und man braucht nur an ihm zu riechen, um zu wissen, daß er nicht den traditionellen Geschmack hat. Man sagt bei uns, „er schmeckt nach fremdem Holz". Das heißt, er ist in Fässern alt geworden, deren Holz nicht von hier ist.

Was die Eiche angeht, so gibt es glücklicherweise bei Eauze, einer der „Hauptstädte" des Armagnac, einen gepflegten Staatsforst von eintausend Hektar.

Haben Sie schon einmal einem Küfer bei der Arbeit zugesehen? Es ist dies eine der ältesten und angesehensten Arbeiten, weil sie mit dem Wein, dem antiken Weinkult zu tun hat. Küfer und Schmied zählen zu den edelsten Handwerkerberufen. Der Schmied als der Mann des Eisens und tellurischer Geheimnisse. Der Küfer aus dem Armagnac ist für die Entwicklung des Getränks so wichtig wie der Boden, die Rebe und die Eiche. Und zwar, weil seine Faßwände bei aller Festigkeit so dünn sind, daß die Luft entlang dem Holz zirkulieren kann. Das begünstigt die Oxydation, und Oxydation ist eines der Zaubermittel für das kunstgerechte Altern.[1]

Die Geschichte des Armagnac – die Geschichte des Handels mit dem Armagnac – ist sehr bezeichnend für das Schicksal des französischen Südens, besonders des Südwestens, dieses von den Göttern gesegneten und von der Geschichte verfluchten Bodens.

Bis ungefähr 1850 existierte der Armagnac nicht als Handelsobjekt mit Ruf! Er wurde nur dort, wo er hergestellt wurde,

[1] Der Armagnac kommt als Dreijähriger in den Handel, und es sind ihm keine Altersgrenzen gesetzt. Einen Armagnac aus dem vergangenen Jahrhundert zu trinken, ist nicht ungewöhnlich.

getrunken. Und als im Zweiten Kaiserreich große Mengen Armagnac verkauft wurden, war er lediglich als Verschnitt gedacht. Der edle Armagnac wurde als Großhandelsobjekt ins Ausland verkauft und verschwand in der Masse mehr oder weniger anonymer Branntweine. Es handelte sich damals in der Tat um einen massiven Verkauf. Um 1900 destillierte man ungefähr hunderttausend Hektoliter reinen Armagnac jährlich, und es gab hunderttausend Hektar Weinbaufläche im Armagnac, während es heute nur noch zweiundzwanzigtausend sind.

Die Gascogne nahm sich im 19. Jahrhundert wie ein Teppich aus Weingärten und Wäldern aus, besonders der untere Armagnac, den man wegen seiner Eichenwälder den „schwarzen" nannte.

Und diese riesigen Gärten und Wälder produzierten die edelsten Weine und Fässer für die Lagerung eines Weinbrands, der den Händlern anderer Gegenden und Länder nur dazu diente, ihre Liköre herzustellen und ihre eigenen Branntweine zu „verbessern".

Man muß hier auf etwas eingehen, das mir eine große Schwäche der Gascogner zu sein scheint, die sonst so reich von der Natur mit Intelligenz, Fantasie und Energie ausgestattet worden sind. Aber aus dem hundertjährigen Armagnacabenteuer spricht nicht nur die koloniale Situation des landwirtschaftlichen Südens, der vom industrialisierten Norden unterworfen und ausgebeutet wurde, sondern auch eine Art Resignation des Menschen aus dem Süden, der sich mit seinem Schicksal abfindet und kein Interesse daran hat oder einfach unfähig ist, einen Markt zu beherrschen, beziehungsweise die Marktlage zu erkennen.

Kurzum, mit dem Armagnac wurde nicht so gehandelt, wie er es verdient hätte. Man lebt ja so gut in der Gascogne. Und man glaubt, es nicht nötig zu haben, sich kaufmännisch besondere Mühe zu geben. „Derselbe Boden kann nicht zugleich Luxus und Helden hervorbringen", sagte Kyros II., der Große. Was sich, bezieht man es auf das rein Wirtschaftliche, durchaus auf die Gascogne anwenden läßt.

Erst vor kaum dreißig bis vierzig Jahren hat sich der Armagnac als in Flaschen abgefüllter Markenbranntwein durchsetzen können, und zwar dank einiger Fachleute, die sich den Respekt vor der

Tradition, die Liebe zu ihrem Beruf und Liebe und Respekt für den Armagnac bewahrt haben.

Ihrem Willen und ihren Fähigkeiten ist es zu verdanken, daß sich der Armagnac nach und nach der Welt als hervorragendes Markenprodukt eingeprägt hat.

Und weil ich Gascogner bin, habe ich mich entschlossen, etwas für den Armagnac zu tun. Ich habe mich zu einem Kreuzzug für den Armagnac entschlossen, wie ich mich zu meinen Kreuzzügen für die natürlichen Produkte und die Verteidigung der Natur entschlossen habe.

Ich habe das den Verantwortlichen für den Armagnac-Verkauf mitgeteilt, als wir uns an der berühmten „Table des Cordeliers" (Franziskanertisch) in Condom versammelten, und Präsident Salamens sagte:

„Überall, wo der Armagnac einen guten Ruf genießt, wird man feststellen, daß ein Gascogner dort für den Armagnac geworben hat. Maurice Mességué könnte der Gascogner sein, der für den Armagnac im Ausland wirbt, denn er ist sehr bekannt im Ausland und viele hören auf ihn. Ich glaube, er könnte sehr viel für uns tun, denn er ist zur Zeit der berühmteste Gascogner."

Wenn ich mich für irgend etwas oder irgendwen einsetzen will, denke ich erst einmal über die Sache gründlich nach, denn ich mißtraue impulsiven Handlungen. Aber wenn ich die Voraussetzungen analysiert habe, dann gehe ich zur Aktion über. Diese Mischung aus Nachdenklichkeit und Temperament scheint eine meridionale Tugend zu sein.

Nun, ich habe mir Zeit genommen und lange über das Problem des Armagnac, seine Geschichte und seine Originalitäten nachgedacht. Ich bin dann zu dem Schluß gekommen, daß die Chance des Armagnac in seiner unvergleichlichen Qualität, seinem Charakter und seinem Aroma liegt. Aber auch in der Liebe der Weinbauern zu ihrem Boden und ihrem Armagnac. Das alles muß in der Werbung hervorgehoben werden. Der Armagnac muß ein sehr nobles und seltenes Produkt bleiben, er muß als Qualitätsprodukt genossen werden.

Qualität und Preis müssen sich die Waage halten. Meiner Meinung nach ist es falsch, den Armagnac billig zu verkaufen. Der

Armagnac darf nicht verschleudert werden. Er soll als wertvoller Branntwein verkauft und gekauft werden.

Ebenso überzeugt bin ich davon, daß die Vielfalt der Armagnacsorten zu befürworten ist. Man hat den Vorwurf erhoben, daß es zu viele kleine Häuser, zu viele Marken gäbe, daß es besser wäre, alles in einer Marke zusammenzufassen. Ich glaube ganz im Gegenteil, daß es für den Armagnac ungesund wäre, standardisiert zu werden. Er soll seinen vielfältigen Charakter behalten. Damit repräsentiert er seinen Gascogner Individualismus. Jedoch sollte Verschiedenartigkeit nicht gleichbedeutend mit Anarchie sein. Die Qualität sollte für alle verpflichtend sein.

Ich habe mich also entschlossen, in Europa eine Offensive großen Stils zu starten, die mich in alle Schlüsselstellungen des Gemeinsamen Marktes führen wird, während sich schon in weiter Ferne neue Märkte profilieren, die eines Tages für den Armagnac zu gewinnen sein werden: Hongkong, Japan und die Vereinigten Staaten, jungfräulicher Boden, der früher oder später zu erobern sein wird.

Aber zuerst Europa! Zuerst die Brudervölker, mit denen wir schon immer die Kriege und die Erfindungen, die Invasionen und die Pilgerschaften, die Seuchen und die Kunstwerke geteilt haben. Es kommt mir schon fast skandalös vor, daß die Schweizer, Italiener, Deutschen und Belgier nicht den Gers und den Armagnac kennen. Die Gascogne ist es ebenso wert, entdeckt zu werden, wie die Côte d'Azur. Und die südwärts strömenden Touristen sollten wissen, daß zwischen Toulouse und Bordeaux ein gesegnetes Land liegt, wo noch freie Menschen leben, die ein langes Leben schenkendes Elixier produzieren, den Armagnac!

Ich bin vom Bürgermeister von Verona, Signor Renato Rizzi, eingeladen worden, die erste Weltausstellung des Heilkräuterhandels im Rahmen der Internationalen Messe zu eröffnen.

Ich habe also die Plakette der Stadt Verona erhalten, die Ausstellung eröffnet und dann bei einer Pressekonferenz über den Armagnac gesprochen. Ich habe die Italiener eingeladen, ihn zu kaufen und zu trinken und die Weinhäuser im Gers zu besuchen.

Dasselbe tat ich in Mailand, Freiburg, Lausanne, Genf und Mainz.

Allen diesen Ausländern trage ich mein Liebeslied für mein Heimatland, die Gascogne, vor. Ich erzähle ihnen von diesem Land, seiner Geschichte, seiner Vergangenheit und Gegenwart. Ich schildere ihnen seine Schönheit, die aus Maß und Mäßigung besteht, die Linie seiner Hügel, seine Virgilschen Landschaften, in denen die Zeit verrinnt wie das Wasser einer kleinen Quelle. Und da ich mich erinnere, daß Aragon ein wunderbar musikalisches Gedicht geschrieben hat, indem er nur die Namen unserer Städte aneinanderreihte, rezitiere ich die geschichtsträchtigen Namen der Städte und Dörfer des Armagnac, die wie die Querpfeifen und Tamburine unserer Feste klingen.

Ich spreche über unsere Küche und unsere Rezepte. Ich weise darauf hin, daß unsere Gänse unvergleichlich sind, weil sie eine besonders große Leber haben, die andere Provinzen und Länder nur durch Injektionen erzielen (die Elenden!), und daß sie außerdem historisch sind, weil die Gänse des Kapitols unsere grauen Gänse von Masseuble waren.

Ich rühme die in Armagnac eingelegten Pflaumen, die Gänseleberpasteten, die „magrets" (Enten- oder Gänsefilets), die gebratenen Ringeltauben, die Endiviensalate mit Kapaun, die mit Armagnac flambierten Crêpes, den Gascogner Apfelkuchen aus feinstem Blätterteig, die „garbure" (Kohlsuppe mit gepökeltem Gänsefleisch, Schinken und Speck), das Gascogner Wildbret und die „cèpes à la paysanne" (Pilze nach Bauernart). Ich deklamiere unsere Spezialitäten wie Verse von Victor Hugo!

Und wenn ich dann während der Ferien auf unseren Straßen ausländische Autos sehe – aus Belgien, der Schweiz, Deutschland und Italien –, die vor unseren Armagnac-Lagerhäusern und vor unseren Gasthäusern stehenbleiben, dann freue ich mich, daß mein Kreuzzug Resultate zeigt und ich nicht ins Leere gesprochen habe.

Es hat lange gedauert, bis ich meine Landsleute davon überzeugen konnte, daß ich kein Dilettant bin, der zum Spaß einmal Bürgermeister spielen möchte, um sich eines schönen Tages nach Paris abzusetzen. Ich mußte meine Fähigkeiten unter Beweis stellen und Punkt für Punkt mein Programm durchsetzen, bevor ich der „Herr Bürgermeister" wurde, den man um Rat fragt und dessen Wartezimmer nie leer wird.

Wie alle Bauern brauchen auch die Gascogner Bauern lang, bis sie Vertrauen fassen. Anfangs sind sie sehr zugänglich, geradezu überschwenglich, aber in Wirklichkeit taxieren sie einen und lassen „einen kommen“. Man muß dazusagen, daß ich aus Paris kam und die Hauptstadt keine gute Presse hat in der Gascogne! Jeder aus dem Süden trägt tief im Herzen diesen alten Haß auf die zentralisierte Macht, auf die Büros und auf die Pariser Verwaltung. Ich mußte also zunächst einmal meine Versprechungen wahr machen.

Als ich davon sprach, in Fleurance eine Fabrik zu eröffnen, schüttelten die Bewohner meiner Stadt nur freundlich den Kopf. Sie hielten das für einen Bluff, einen „Schmäh“. Der damalige Präfekt rief mich extra an, um mich zu rügen: „Sie scherzen wohl, Monsieur Mességué!“

Dann wurde die Fabrik gebaut, Arbeiter und Arbeiterinnen wurden angestellt, und die Bewohner von Fleurance glaubten endlich das Unglaubliche, daß nämlich ihr Bürgermeister es fertiggebracht gebracht hatte, einen der größten Industriellen Europas zum Bau einer Fabrik in Fleurance zu überreden. Das ist ja der Traum jedes Bürgermeisters und jedes Abgeordneten, kurz eines jeden, der für die Entwicklung eines Gemeinwesens verantwortlich ist.

Und dann mußten sie noch eine unglaubliche Geschichte verdauen: die Tour de France in Fleurance. Auch hier hatten sie an ein leeres Gerede geglaubt, mußten sich dann aber doch eines anderen besinnen, als der größte Rummel der Welt sich in dieser kleinen Stadt des Südwestens breitmachte, in der verschlafenen, von der Geschichte übergangenen Provinz.

Jetzt mußten sie an die Realität des Gespräches glauben, das vor einigen Jahren im Büro von Jacques Goddet und Félix Lévitan zwischen dem Bürgermeister von Fleurance und den Direktoren der „Equipe“ und der Tour de France stattgefunden hatte:

„Die Tour muß durch Fleurance laufen.“

„Wieviel Hotelzimmer hat Fleurance?“

„Ich weiß nicht . . . Kaum dreißig.“

„Aber wir sind zweitausend!“

„Die Tour muß trotzdem durch Fleurance laufen.“

Und durch die alles vermögende Kraft der Freundschaft und der Organisation ist es damals gelungen, die Tour de France hierher zu leiten. Und dieses Jahr ist die Tour in Fleurance sogar gestartet worden.

Ich habe schon an anderer Stelle gesagt, daß ich als echter Gascogner ebenso nachdenklich wie aktiv veranlagt bin. Bevor ich mich zu einer Aktivität entschließe, untersuche ich erst einmal die Voraussetzungen. Das tat ich auch vor meinem Entschluß, Fleurance zum Ausgangspunkt der Tour de France zu machen. Es bedeutete, daß Fleurance für drei volle Tage – völlig kostenlos – zum Brennpunkt einer unglaublichen Publizität würde.

Ich habe also eine Befragung durchführen lassen, um die Meinung der Bevölkerung zu diesem Ereignis zu erfahren.

Erste Frage: Stehen Sie der Möglichkeit, daß die Tour de France in den Gers kommt, positiv oder negativ gegenüber?

Antworten: Positiv 84,31 Prozent
Negativ 1,97 Prozent
Ohne Meinung 13,72 Prozent

Zweite Frage: Halten Sie es für gut oder schlecht, daß der Gers durch die Tour de France in aller Welt bekannt wird?

Antworten: Gut 92,12 Prozent
Schlecht 3,92 Prozent
Ohne Meinung 3,94 Prozent

Diese außerordentlich starke Zustimmung sollte durch befürwortende Briefe aus allen Schichten noch verstärkt werden.

Vier Tage lang sprach in diesem traurigen Sommer 1977, in dem die Sonne nicht zum Vorschein kommen wollte, ganz Frankreich und ein Teil Europas von nichts anderem als von Fleurance, vom Gers und von der Armagnac-Etappe. Denn die Organisatoren der Tour haben mir zuliebe die ersten drei Etappen des größten Radrennens der Welt so genannt. Sogar das kanadische Fernsehen war beim Start in Fleurance und hat über Fleurance und den Armagnac berichtet. Das war eine ungeheure Publizität für das Land und seine Produkte, eine Publizität, die niemand, keine Stadt, kein Departement bezahlen könnte, wenn man bedenkt, daß zu Millionen Menschen während mehrerer Tage über uns gesprochen wurde.

Ich habe keinen Weingarten und keinen Besitz im Armagnac. Ich verkaufe auch keinen Armagnac. Aber da ich mich entschlossen habe, die Werbetrommel für ihn zu rühren, tue ich es. Mit meinen Mitteln, die, wenn ich die Resultate betrachte, mindestens so gut sind wie andere auch.

Ich bin nie auf die dumme Idee gekommen zu glauben, die Presse müsse Maurice Mességué herzlich lieben und müsse ihm bei allen Gelegenheiten lauthals zustimmen. Die Aufgabe der Presse besteht keinesfalls darin, Politiker und Leute der Öffentlichkeit zu beweihräuchern. Ihre Aufgabe ist einzig und allein, den Verantwortlichen Fragen zu stellen und sie notfalls um Rechenschaft zu bitten, da sie ja die Öffentlichkeit vertritt. Die amerikanische Presse, welche die freieste der Welt ist, erfüllt ihre Aufgabe auf die vollkommenste Weise, indem sie auch die Regierungsgewaltigen, ja sogar den Präsidenten selbst bei seinen Pressekonferenzen angreift.

Ich finde es daher durchaus normal, daß die Presse mich nicht schont, wenn sie mich als Mann der Öffentlichkeit beurteilt, der ich nun einmal bin, wenn ich mich um die öffentliche Sache bemühe.

Ein Journalist hat mich einmal gefragt, ob ich mich an irgendeine Politik gebunden fühle. Ich antwortete ihm: „Ich bin niemandem verpflichtet. Wenn morgen die kommunistische oder sozialistische Partei mit konkreten Plänen herausrückt, die das Los der Arbeiter verbessern, mehr Arbeitsplätze im Gers schaffen und den Bewohnern dazu verhelfen würden, glücklicher zu sein, ich würde morgen für sie stimmen.

Wenn „Politik machen“ heißt, sich um seine Stadt zu kümmern, um seinen Bezirk und dessen Administration, dann habe ich viel Politik gemacht und mache sie alle Tage. Dabei bin ich ein Landmensch. Ich weiß besser als die meisten Politiker die Geräusche des Waldes zu deuten, den Gesang der Nachtigall zu interpretieren, ich weiß, wann die ersten Tauben über uns hinwegfliegen werden und wo die Pilze im Wald stehen.

Ich möchte Ihnen hier eine Geschichte erzählen, die mich sehr berührt hat. Während des Wahlkampfes der belgischen Abgeordneten benützte einer von ihnen, Guy Coëme, der Kandidat der belgischen sozialistischen Partei für Liège, „Maurice Mességué" als Wahlkampfmittel. Indem er auf seine drei Mandatsjahre hinwies, sagte er: „Wenn ich von allen meinen Leistungen in den letzten drei Jahren nur eine einzige nennen dürfte, dann würde ich sicher den Kontakt erwähnen, den ich zwischen einem kleinen zweijährigen Jungen, der von Kopf bis Fuß mit einem Ekzem bedeckt war, und dem berühmten Heilpraktiker Maurice Mességué herstellen konnte. Wir sind mit Sebastian nach Auch in Frankreich gefahren, und heute ist er vollkommen geheilt. Was nicht nur beweist, daß Pflanzen heilen können, sondern auch, daß die so heftig kritisierten Politiker zuweilen auch ihr Herz sprechen lassen."

Guy Coëme war wirklich mit dem kleinen Jungen zu mir gekommen, und dieser litt tatsächlich an einem Ekzem am ganzen Körper. Guy Coëme zuliebe habe ich ihn behandelt. Mit seinen Neujahrswünschen ließ mir der belgische Abgeordnete folgende Mitteilung zukommen: „Sebastian ist vollständig geheilt. Er hat mich vor einigen Tagen mit seinen Eltern besucht und ist von allen, die wie ich über seinen früheren Zustand entsetzt waren, bewundert worden. Ich danke Ihnen nochmals herzlich für Ihre Freundlichkeit und Ihre sachgemäße Behandlung." Und zugleich bat mich Guy Coëme, einen seiner besten Freunde zu behandeln, der seit vier Jahren an neuralgischen Schmerzen des Trigeminus litt. „Ich bitte Sie, sich dieses Falles anzunehmen. Denn die Medikamente, die mein Freund in großen Mengen zu sich nimmt, haben ihm überhaupt nicht helfen können."

Auf diese Weise ist mein Name von einem sozialistischen Abgeordneten zur Wahlpropaganda verwendet worden. Natürlich ging es Guy Coëme in erster Linie um die Resultate meiner Behandlung. Seitdem hat er ein unerschütterliches Vertrauen zu mir. Mich beruhigt zutiefst, daß auch heute noch Gefühle über alle Gräben hinweg Menschen des öffentlichen Lebens verbinden können, die sonst mehr und mehr in Spaltungen und feindliche Lager gedrängt werden. Es beruhigt und beunruhigt mich zugleich. Denn aus Selbstschutz bliebe ich politisch gern ein Ignorant. So will ich trotz täglicher Beweise nicht wahrhaben, daß es zwei Arten von Sozialismus gibt. Besteht wirklich der eine aus

Nächstenliebe, Gerechtigkeit, intellektueller Sauberkeit und Großzügigkeit und der andere aus Rachsucht, blindem Parteigängertum und Fanatismus? Ich kann das nicht glauben; und auch das nicht, daß unser Land, daß Westeuropa in zwei Teile zerfallen könnte, in den Teil der „Guten“ einerseits und der „Schlechten“ andererseits. Und das nur wegen einiger Wahlzettel.

So einfach liegt die Sache nicht. Die Zukunft einer Stadt, eines Bezirks, einer Provinz und eines Landes sollte nicht einer derartigen Schwarzweißmalerei geopfert werden. Wenn die Menschen bei uns nur auf die Stimmen hören, die aus der Tiefe ihrer Geschichte und ihres Bodens zu ihnen sprechen, dann fühlen sie sich einander sehr nah. Und sie spüren, daß das, was sie verbindet, unvergleichlich stärker ist als das, was sie trennt. Das Trennende ist oftmals nur ein von politischen Ränkeschmieden ausgehobener künstlicher Graben. Auf solche Gräben stoße ich täglich in allen Parteien, Gruppen und Grüppchen des öffentlichen Lebens. Und das ist um so mehr zu bedauern, wenn man bedenkt, welche Aufgaben wir gemeinsam zu erfüllen haben, damit wir uns diese Form des Lebens erhalten können, an dem wir so sehr hängen.

Die Wirtschaftswissenschaftler sind die Generäle des Wirtschaftskriegs. Sie manipulieren mit abstrakten Ziffern; daß dabei auch Blut fließen kann, sehen sie nicht.

Mir dagegen ist das Drama des unterentwickelten, durch Auswanderung verbluteten und von der Regierung vergessenen Südwestens täglich vor Augen. Ich brauche nur mit den Arbeitern und den Arbeitgebern zu reden. Daher möchte ich die Probleme meines Landes einer größeren Öffentlichkeit verständlich machen und zeigen, was sich unter seinem Lächeln und seiner strahlenden Sonne verbirgt.

Die Geschichte des Südens ist eine Geschichte voller Sonne und voller Unglück. Man muß in diesem vom Himmel gesegneten und von der Geschichte verfluchten Land geboren sein, um zu begreifen, wie viele Demütigungen und verschiedenste Leiden unter der lächelnden Lebensfreude der Mittelmeermenschen verborgen sind.

Wir Südwestler sind alle Parias der Geschichte. Ich bin kein Rebell und kein Separatist, ich fühle mich durch und durch als

Franzose, aber der Protest, der aus dem Süden aufsteigt, muß verstanden werden. Man muß wissen, woher er kommt.

Wir sind ein erobertes Land gewesen und daher ein ständig revoltierendes Land. Unsere Alten sprachen noch von „Lou Francès", von französischen Wölfen, wenn sie die Nordfranzosen und Pariser meinten.

Wir wollen nicht zum soundsovielten Mal den Kreuzzug gegen die Albigenser verfluchen, die Schlacht von Muret, den Papst, den König von Frankreich und Simon von Monfort! Zur Zeit schießt der Lokalpatriotismus im Südwesten ins Kraut, und dabei wird auch viel dummes Zeug geredet. Aber es ist nur allzu wahr, daß der Süden von Paris, von der Regierung und der Verwaltung vernachlässigt worden ist, und das bis heute.

Es ist allzu wahr, daß man uns aus der Wirtschaftskarte gestrichen hat und daß sich im Süden Frankreichs eine echte koloniale Situation herausgebildet hat. Man kann hier durchaus berechtigt von einem innerstaatlichen Kolonialismus sprechen, ebenso wie von „Exil" und „Emigration"; denn seit Jahrhunderten wandern die jungen Leute aus, in den industrialisierten Norden und in die Pariser Verwaltung. Armut und Mangel an Arbeitsplätzen reißt die Jugend aus ihrem Ursprungsland. Die Worte, die man fast überall auf den Mauern lesen kann, „Volem viure al pais" – „Wir wollen in unserem Land leben" –, sind keineswegs Ausdruck einer verstiegenen Romantik oder einer leeren Auflehnung. Sie sind Ausdruck eines tiefsitzenden Gefühls. Es ist der uralte Schrei, der jedem Südländer in der Kehle steckt.

Viele Bücher sind über das „Phänomen des innerstaatlichen Kolonialismus" und über „die Verfremdung des Südens" geschrieben worden. Soziologen und Wirtschaftswissenschaftler haben die Zusammenhänge studiert. Ich kann und möchte hier nur als Mensch des Südens sprechen, als Gascogner, als Bürgermeister einer kleinen Stadt, der mit den konkreten Problemen seiner Gemeinde und seines Bezirks täglich konfrontiert wird.

Als Kind erlebte ich die Diskriminierung in der Schule, wenn die Bauernkinder im Dialekt redeten. Die Lehrer bestraften alle, die nicht reines Französisch sprachen. Und zwar bestand die Strafe darin, daß das Kind sich die Holzschuhe um den Hals hängen mußte als Zeichen der Schande. Ja, man hat die südfranzösische Sprache wie ein Unkraut ausgerissen, dabei war sie eine herrliche Blume!

Wir mußten alle unsere Muttersprache „vergessen“, weil man, um Karriere zu machen, um ein Zeugnis und später einmal einen Posten, wenn auch einen noch so subalternen, zu erhalten, die Sprache der Macht, der Verwaltung, die offizielle Sprache, die Kultursprache beherrschen mußte.

Ich bin sehr glücklich festzustellen, daß heute die Sprache des Südens wieder aufblüht, daß sie an Universitäten unterrichtet und von jungen Schriftstellern gebraucht wird. Ich hoffe, daß bald eine authentische südländische Literatur unsere versiegten Quellen wieder zum Sprudeln bringen wird.

Die Probleme der Auswanderung, des Arbeitsplatzmangels, gehen mir sehr nah, da ich sie jeden Tag erlebe. Ein Bügermeister ist ein Mann der Praxis, der mit der Wirtschaft unmittelbar zu tun hat. Theorien und Systeme nützen ihm da wenig. Er kann keine Kurven, Zeichen und Formeln manipulieren. Er lebt mit Angestellten, Arbeitern und Unternehmern, und er kennt ihre Probleme auf dem Arbeitsmarkt. Er erfüllt in gewissem Sinn die Rolle des Hauptmanns im Krieg, er kämpft auf dem Schlachtfeld, während die Generäle in den Hauptquartieren kleine Fähnchen auf die Karte stecken.

Im Gegensatz zu dem, was die Literatur uns weismachen möchte, ist der Languedoc und die Provence nicht von lauter närrischen Leutchen bevölkert, von Petanque-Spielern, Pastis-Trinkern, Mythomanen und begabten Witzbolden! Unsere Dörfer sind keine zoologischen Gärten, keine „Reservate“ für Pariser, die herkommen, um den rugbyspielenden Pfarrer, den furzenden Apotheker oder den „Seefahrer“ kennenzulernen, der nie übers Meer gefahren ist.

Es war von Paris, der „Kolonialmacht“, äußerst geschickt, die „Eingeborenen“ des Südens durch Verspottung ihres Akzents und ihrer Sitten lächerlich zu machen. Monsieur de Pourceaugnac, Tartarin und der Gascogner Maulheld sind Typen, die die Pariser erfunden haben, um ihre Überlegenheit zu dokumentieren und sich den Süden durch Gelächter zu unterwerfen.

Wenn Sie nach Südfrankreich fahren, in die Gascogne, die Provence und die Corbières, werden Sie vergeblich nach den Kolonnen von Hanswursten Ausschau halten, mit denen die Nordfranzosen den Süden ausstaffiert haben und – allerdings – manchmal auch die südfranzösischen Schriftsteller selbst. Denn man darf nicht vergessen, daß Alphonse Daudet, Paul Arène und Jean Aicard aus diesem Land stammen, ebenso wie die Autoren jener albernen Artikelserien, in denen die Gascogne als Land der schwachsinnigen Idioten geschildert wird!

In unseren Dörfern, auf den Feldern, im Wald und in den Weinbergen werden Sie im Gegenteil den Eindruck haben, es mit einer beherzten, fleißigen und fröhlichen – jawohl, fröhlichen – Bevölkerung zu tun zu haben. Aber wenn Sie die Gascogner länger beobachten und ihnen zuhören und wenn Sie sich die Mühe machen, mit ihnen zu sprechen, dann wird Ihnen nicht jene südliche Melancholie verborgen bleiben, jenes „tragische Lebensgefühl", das Mistral und Giono so gut beschreiben konnten!

Unsere Sonne hat Kraft, unser Himmel ist leuchtend blau, und unsere duftende Erde ist voll schlafender Götter wie die Erde Griechenlands. Aber wie die Griechen haben auch wir unsere Tragödie. Und manchmal erinnert mich die Schönheit des Südens an die Schönheit von Marmorgräbern unter einem blauen Himmel.

Aber das schüttle ich wieder ab, weil ich eine kämpferische Natur bin und mein ganzes Leben gekämpft habe, und weil ich weiß, weil ich fühle, daß etwas Unsterbliches in meinem Lande lebt – „moun pais!", du mein geliebtes Land!

Und ich zitiere einen Vers, den vor langer Zeit der Gascogner Dichter Jacques Boé bzw. Jasmin[1] d'Agen schrieb, der als einer der ersten die „languo mariado", unsere Ursprungssprache, wiederentdeckt hatte:

[1] Von Beruf Perückenmacher, hat der französische Dichter Jacques Boé, genannt Jasmin (1798–1864), sein beachtliches Werk der Wiedergeburt der Gascogner Sprache gewidmet. Der „Homer der Proletarier" (Lamartine) hat eine beeindrukkende Zahl von Gedichten veröffentlicht. Noch zu seinen Lebzeiten verbreitete sich sein Ruhm weit über die geliebte Gascogne hinaus. Er wurde auch in der Hauptstadt gefeiert und regelmäßig am Hof Louis-Philippes und Napoleons III. empfangen.

O moun pais! Plantara oune estello
A toun frount encroumit!
(O mein Land! Ich lege einen Stern
auf deine düstere Stirn.)

Auf meine Weise versuche auch ich mit derselben Liebe wie der „perruquier poète“ der Gascogne, der berühmte Jasmin, der die Arbeit, das Unglück und die Liebe der Menschen unserer Heimat beschrieb, einen Stern auf die Stirn meines Landes zu setzen!

12

Gestern und morgen

Ich habe es schon einmal im Kapitel über den Sport gesagt: „Das Wasser fließt unter den Brücken der Geschichte niemals wieder zurück." Wir werden nicht erleben, daß die Menschen unserer Zeit ein Pantheon oder Kathedralen erbauen.

Wie sehr man das auch bedauern mag, es ist so. Die Vergangenheitsduselei ist eine vollkommen sterile Melancholie. Man mag noch so viele Tränen vor den Türmen von Notre-Dame oder vor der Kathedrale von Chartres vergießen, man wird den mittelalterlichen Menschen nicht mehr zum Leben erwecken, der zu Fuß die Pilgerpfade nach Compostela oder ins Heilige Land wanderte, um sein ewiges Leben zu retten.

Die Vergangenheit darf nicht zu einer Krankheit werden, die uns zerfrißt und lähmt. Ich kannte eine junge Frau, die sich in ihr Elternhaus einsperrte und ihr Leben damit verbrachte, so zu tun, als wäre sie noch das kleine Mädchen von früher. Sie lebte außerhalb der Realität, in einer imaginären Welt, die nicht mehr existierte.

„Die Suche nach der verlorenen Zeit" oder der „unbeweglichen Zeit" ist ein literarisches und poetisches Thema, aber keine Direktive für praktische Lebensführung.

Ich bin also kein „Rückwärtsgewandter", ich bin nur für das Verwurzeln lebendiger Traditionen, für die Überlieferung und Weitergabe notwendiger „Werte" und dafür, auf unsere Alten zu hören, denn so ist Wissen ursprünglich überliefert worden. Ich verspüre dagegen nicht die geringste Lust, mich operettenhaft als

Bauer zu verkleiden, das Korn mit dem Dreschflegel zu dreschen und meine Kleider selbst zu weben, aus der Wolle meiner Schafe! Über all die Kommunarden oder die Ex-Direktoren, die ihren Beruf an den Nagel hängen, um in den Cevennen Ziegen zu züchten, kann ich nur lächeln. Man lebt nun einmal nicht mehr wie ein Bauer der Cevennen im 18. Jahrhundert. Und in gewisser Hinsicht ist das gut, denn der Bauer der Cevennen lebte ein sehr hartes, mitunter unerträgliches Leben. Es hat gar keinen Sinn, diese Lebensbedingungen für uns wieder neu zu entdecken und unter Kälte, Einsamkeit und mangelnder Pflege zu leiden.

Momentan ist es Mode, auf das Lebensniveau zu spucken. Das ist vollkommen unrealistisch und sinnlos. Das Leben unserer Vorfahren war derart hart, daß wir diese Lebensform heute keinesfalls akzeptieren würden noch könnten.

Wenn ich sage, „die Natur hat recht", dann will ich damit nicht sagen, daß alles, was die Natur macht, an sich schon gut ist. Außerdem ist das, was wir heute „Natur" nennen, etwas, das der Mensch hergestellt hat. Es gibt keine jungfräuliche Natur mehr, nicht in Europa und nicht in der Welt. Unser Europa bestand vor 5000 Jahren aus Sümpfen und Wäldern. Von Spanien bis Rußland nichts als Wälder und Sümpfe. Der Mensch hat das geändert. Er hat einen Garten daraus gemacht. Wir leben heute in einem vom Menschen entworfenen und kultivierten Garten. Unendlich viele Menschen aus allen Ländern Europas haben jahrhundertelang an dem Gesicht ihres Landes gearbeitet. Frankreich ist ein Garten, wie ihn sich die Franzosen vorgestellt haben, und die Schweiz ist ein Garten nach Schweizer Art.

Wenn ich also von der Natur spreche, dann meine ich etwas anderes. Ich meine die Gesetze des natürlichen Gleichgewichts, die Normen, die nicht überschritten, die Grenzen, die nicht verletzt werden dürfen. Denn genau das sind wir heute im Begriff zu tun: Wir sind dabei, unseren Garten zu vergiften und zu zerstören.

Wir sind im Begriff, unsere „natürliche" Umgebung, die wir seit der Jungsteinzeit so glücklich verändert und vermenschlicht haben, zu verwüsten und unbewohnbar zu machen.

Ich weine also keinesfalls der Vergangenheit nach, ich beklage nur die moderne Raserei, mit der wir heute das „menschliche"

Gleichgewicht der Natur zerstören. Ich beschwöre gar nicht die Flüsse der Vergangenheit, denn vor dem Auftreten des Menschen waren sie Sümpfe. Ich bedaure nur, daß wir im Begriff sind, unsere regulierten und vermenschlichten Flüsse zu vergiften. Ich weine auch gar nicht den herzynischen Wäldern nach, sie waren so dunkel und dicht, daß kein Mensch in ihnen leben konnte. Ich bedaure nur, daß wir im Begriff sind, den „menschlich gemachten" Wald zu verwüsten, diesen Wald, der aus dem langen Zusammenleben mit den Bäumen, unseren Freunden, hervorgegangen ist.

Ich beklage die Brutalität der Veränderung und ihre Schnelligkeit: den Bruch mit der Tradition und der Weisheit von Generationen.

Schon Hippokrates hat gesagt: „Das Schlimmste sind die Veränderungen. Und je plötzlicher die Veränderungen sind, um so schwerer werden die Krankheiten."

Veränderung ist ein Gesetz des Lebens. Aber sie muß durch *Anpassung* erreicht werden. Wir haben heute jedoch für Anpassung keine Zeit. Unsere Umwelt verändert sich zu schnell, und unsere Lebensart auch.

Der große frankoamerikanische Biologe und Philosoph René Dubos[1] hat das klar ausgedrückt: „Zum erstenmal in der Geschichte der Menschheit ist der biologische und soziale Erfahrungsschatz des Vaters für den Sohn praktisch ohne Nutzen."

Die Konsequenzen dieser „Revolution" sind unberechenbar. Und ich glaube, daß selbst Soziologen und andere Spezialisten der den Menschen betreffenden Wissenschaften, die sich über den „Tod des Vaters" aufregen, nicht in der Lage sind, die Folgen abzuschätzen.

Die ganze Menschheitsgeschichte ist vom Vaterbild ausgegangen. Der Vater besaß Autorität, Wissen, Macht und Erfahrung. Er erzog seine Söhne und vermittelte ihnen seine Erfahrung, seine Erkenntnisse.

Ihm wiederum waren die empirischen Kenntnisse seines Vaters überliefert worden und wurden von Sohn zu Sohn weitergegeben.

[1] René Dubos: „Cet animal si humain" (Hachette-Littérature éd.) und: „L'Homme ininterrompu" (éd. Denoël).

Auf dem Lande lehrte der Vater den Sohn, wie dieses und jenes Feld zu bebauen, der Wein zu schneiden und zu pflanzen sei etc. In einer Bauernfamilie unterrichtete jede Generation die nachfolgende nach dem doppelten Prinzip von Liebe und Autorität.

Ich weiß, wovon ich spreche. Ich habe meinen Vater mehr geliebt und respektiert als irgendein anderes Wesen auf der Welt. Er verkörperte für mich das Wissen um die Dinge und die Geschöpfe. Und dieses Wissen war ihm von weither überliefert worden. Er war sich dessen zutiefst bewußt und sagte mir: „Wir müssen lernen, in dem großen Buch des Schöpfers zu lesen. Ich werde dir das Buchstabieren beibringen." Er war der Vermittler, der Lehrer, aber außerdem war er mein Vater, und ich liebte ihn.

Heute jedoch kann der junge Landwirt sich sein Wissen nicht mehr beim Vater holen. Er muß sich zur landwirtschaftlichen Beratungsstelle, zu einem Verwaltungsfachmann, zum Geologen und zum Veterinär begeben. Chemische Bodenanalysen, Ertragsfähigkeitsteste und Verwaltungsmethoden, darüber weiß der alte Vater nichts. So wird der Vater zu etwas Unnützem. Er ist überholt, er lebt von der Familie, er hat eigentlich kein Recht mehr mitzureden, also ist er still!

Man wirft den Vätern heutzutage vor, nicht mehr mit ihren Kindern zu reden. Die Kinder beklagen sich über die „Stummheit in den Familien". Man redet nicht mehr miteinander: darüber wird in allen Familien geklagt. Aber man redet deshalb nicht mehr miteinander, weil *der Vater nichts mehr zu sagen hat.* Er ist selber meist schon der Sohn eines stummen Vaters, der seinem Sohn nichts mehr beizubringen hatte und dessen Erfahrung nutzlos geworden war. Nun ist er seinerseits stumm, angesichts eines Sohnes, der mehr weiß als er.

Die Beziehung zwischen Vater und Sohn ist zerstört und mit ihr die Quelle aller Tradition und alles kulturellen Wissens, die Familie.

Wir haben die unglaublichsten Haßtiraden gegen die Familie erlebt! Man tat so, als sei die Familie eine Einrichtung der Bourgeoisie, die man zerschlagen müsse, als ob die Familie eine Erfindung von „Herrn Biedermann" wäre! Darüber hinaus haben verbohrte Ideologen und fanatische Doktrinäre dekretiert, daß die

Familie „das Modell der repressiven Gesellschaft" sei. Daß der Vater identisch sei mit dem Typ des Arbeitgebers, Polizisten, Vorarbeiters, kurz, des autoritären Chefs, der samt der Familie möglichst schnell zu beseitigen sei. Erst dann werde die Menschheit das vollkommene Glück erleben.

Diese wahnwitzigen Theorien haben Gott sei Dank nicht das *Bedürfnis* nach Familie unterdrücken können, das nie so stark war wie gerade jetzt. Die neuesten Befragungen der jungen Generation zeugen für eine unglaubliche Anhänglichkeit der Jugend beiderlei Geschlechts an die Familie.

Es sieht sogar fast so aus, als habe die Stadtgesellschaft mit ihrer Isolierung des einzelnen in der Masse den Wunsch nach Verwurzelung in der Familie als einer letzten Zuflucht gegen die Einsamkeit und Eiseskälte der modernen Großstadtgesellschaft noch verstärkt.

Hier zeigt sich so etwas wie Protest gegen den brutalen Wechsel und gegen den Bruch mit uralten Traditionen, die so alt sind wie die Menschheit.

Deshalb sind unsere Dörfer, ist das Leben in einem Dorf so wichtig. Im Dorf geht der junge Mensch noch in eine wirkliche „Schule des Lebens". Ein Mensch, der in einem Dorf geboren wird, aufwächst und leben kann, bewahrt sich seine Verwurzelung und jene „Werte", ohne die es kein Gleichgewicht, keine Lebensklugheit und kein Glück gibt.

Heute erkennt man wieder, daß das Dorf das einzige zum Menschen passende Milieu ist. Wir wissen jetzt, daß wir dazu geschaffen sind, in Gruppen von 500 Personen zu leben. Ab 5000 häufen sich die Probleme, vor allem wird die Kommunikation zum Problem. Jedenfalls ist die Kommunikation in einer Gruppe von 500 Personen leichter. 500 ist die ideale Zahl.

Das ist auch die Einwohnerzahl fast aller Dörfer quer durch den Raum und die Geschichte. Sowohl die griechische Stadt wie auch das Bantu-Dorf, das chinesische, hinduanische und mexikanische Dorf wurden von ungefähr 500 Menschen bewohnt. Es ist *das* Modell des sozialen Zusammenlebens.

Darüber hinaus beginnen die Schwierigkeiten. Und in der Maßlosigkeit der Riesenstädte mit Millionen Einwohnern bricht jedes Beziehungssystem zusammen. Anarchie zieht ein, Wildheit bricht aus, die Sitten schlagen in Unsitten um und das Verbrechen regiert. *Es gibt keine Menschlichkeit mehr!* Die menschliche Gesellschaft ist zu einem gesetz- und glaubenslosen Dschungel geworden.

Wissenschaftler sind einfallsreiche Leute! Sie haben Ratten in Plastikkäfige gepfercht, genauso wie sich Menschen in Städte pferchen lassen. Und dann haben die Forscher diese Ratten beobachtet.

Ratten, scheint es, sind sehr bemerkenswerte Tiere. Ihre Gesellschaftsform ist beispielhaft. Sie funktioniert nach einem Klassen- und Generationssystem. An der Spitze steht so etwas wie ein Komitee der Weisen, das von alten, erfahrenen Ratten gebildet wird. Außerdem sind die sexuellen Gewohnheiten der Ratten vorbildlich und die Weibchen sehr tugendhaft. Die „normale" Stadt der Ratten ist also ein Modell der Ordnung und des Gleichgewichts.

Was passierte nun in der „anormalen", künstlichen Plastikstadt, in die man das Zehn- bis Zwanzigfache an Ratten gepfercht hatte? *Die Ratten benahmen sich genauso verrückt wie die Menschen!* Die Strukturen zerbrachen, die Gesetze verschwanden. Es gab weder Ordnung, noch Autorität, noch Respekt vor den Alten, den Weibchen und Kindern. Die jungen männlichen Tiere wurden „kriminell", wurden Gewalttäter und Mörder! Die Weibchen legten ihre Moral ab, prostituierten sich und verloren das Muttergefühl. Es bildeten sich „Gangs" der Jungtiere, angeführt von brutalen Chefs, und dann haben sie die alten Weisen umgebracht. In der Riesenstadt der Ratten herrschte die Anarchie. Die Rattengesellschaft war anomisch, das heißt gesetzlos geworden. Und das erstaunlichste war, daß die Ratten sich weigerten, die alten Gesetze wieder zu respektieren, als man sie zurück in ihr Dorf brachte. Sie hatten Geschmack an der Gewalt, der Anarchie und der Ausschweifung gefunden.

Das sollte uns eine Lehre sein! Wir sind dazu geschaffen, in unseren Dörfern zu leben, im Dorf in die Schule des Lebens zu gehen, als Kinder auf dem Dorfplatz zu spielen, die Bäckerin zu grüßen, den Herrn Pfarrer und den Lehrer, und für jedes Gesicht einen Namen zu wissen. Wir sind dazu geschaffen, unseren Vater zu lieben und zu respektieren, ihn erzählen zu lassen über sein Leben und seinen Krieg, wenn er einen mitgemacht hat, und ihn dazu zu ermuntern, uns die Welt zu erklären.

Ich finde, es gibt nichts Traurigeres als dieses „Stummsein" zwischen Vater und Sohn, das sich in die heutige Gesellschaft eingeschlichen hat. Ich beklage aus ganzem Herzen diese Kinder, die nicht mehr ihre Hand in die ihres Vaters legen und ihm nicht mehr sagen können: „Du, erzähl, wie du auf der Jagd warst!" oder: „Erzähl, wie du dich mit dem Rothaarigen geprügelt hast!"

Man weiß jetzt, daß das menschliche Wesen mit sechs Jahren schon fast fertig ausgebildet ist. Und zwar physiologisch, intellektuell und psychologisch. Mit sechs sind wir bereits das, was wir sein werden. Und deshalb kann man mit Recht sagen, „das Kind ist der Vater des Menschen".

Die wichtigen, entscheidenden, unauslöschlichen Dinge werden also vor sechs Jahren vom Kind aufgenommen und festgehalten, von der Totalität des Kindes, von der Einheit Körper-Seele. Vor sechs Jahren bildet sich seine Intelligenz und seine Sensibilität, wird es auf das Leben vorbereitet und, kurz gesagt, erzogen. Nun, diese Erziehung beginnt in der Familie.

René Dubos gibt uns ein schönes Beispiel einer „natürlichen" Erziehung durch das familiäre Milieu, und dieses Beispiel zeigt zugleich den Einfluß der Technik und des „Fortschritts" auf die Gesellschaft. Was er erzählt, berührt mich umso mehr, als es sich da um eine Erfahrung handelt, die auch die meine ist. Er erzählt uns nämlich, daß es noch kein elektrisches Licht gab, als er klein war. Warum das wichtig ist, fragen Sie? Weil das sehr folgenreich für das soziale Zusammenleben war. Weil es zu gefährlich war, den Kindern Lampen anzuvertrauen, und sie deshalb – und natürlich auch aus Sparsamkeitsgründen – in der Küche oder im Speisezimmer bleiben mußten, wo man gutes Licht hatte. Das bedeutete, daß die ganze Familie sich um denselben Tisch versammelte, und das, sagt Dubos, „war an sich schon eine Erziehung". Erstens weil hier Menschen aller Altersklassen zusammen kamen. Zweitens weil eine gewisse Disziplin unerläßlich war. Heute braucht man nur auf einen Knopf zu drücken, um es hell zu haben, und jeder zieht sich in sein Zimmer zurück, zu seinem Radio und seinem Fernsehapparat.

Das Kind lernt nicht, in einer Gruppe zu funktionieren.

Die Familie war aber die erste „Gruppe", in der das Kind sich selbst erzog.

Auch ich habe noch erlebt, wie sich die Familie vom Jüngsten bis zum Ältesten im Umkreis der Lampe versammelte und man über das Leben sprach, das „wirkliche" Leben, welches das Kind tagtäglich um sich herum sah und erfaßte: die Krankheit der Gemischtwarenhändlerin, der Unfall von Vater Alois auf seinem Feld, der Tod des Hundes vom Nachbarn, Erbschaftsangelegenheiten, das Mißgeschick des Postbeamten und die immer gleiche Geschichte vom ewigen Hahnrei etc. Die sich ablösenden Stimmen der Familienmitglieder klärten das Kind auf prosaische und menschliche Art über das Leben und die Gesellschaft auf. Und selbst Streiten und Schelten gehörten zum Lebensunterricht.

Heute hat das Kind das Fernsehen. Es sitzt allein in seinem Winkel oder in der stummen Runde der Familie und starrt in den Fernsehapparat, diese wunderbare und furchtbare menschliche Erfindung.

Was zeigt und sagt ihm das Fernsehen? Es zeigt ihm Dinge, die ihm fremd und unbekannt sind, die nichts mit ihm zu tun haben, es nicht interessieren und es infolgedessen auch nicht bereichern. Es wird überschwemmt von einer Flut von Informationen, die, obwohl oft schrecklich und erschreckend, auf das Kind so fremd und abstrakt wirken wie Landkarten.

Ich bin dankbar für das Glück, ein Kind gewesen zu sein, das erlebt hat, wie man sich um die Lampe versammelte, und vor dem der Vater liebevoll das große Buch des Lebens aufgeschlagen hat. Wenn ich heute der bin, der ich bin, dann – ich kann es nicht oft genug wiederholen – verdanke ich es meinem Vater.

Er hat mir das Wesentliche beigebracht. Er hat mich gelehrt, was sich niemals mehr vergißt und den Charakter von innen her bildet. Es ist das, was einen später dazu zwingt, das zu machen, was sein muß, koste es, was es wolle.

Daß man Freundschaften pflegen muß, daß man denen, die man liebt, die Treue bewahrt, daß man für seine Prinzipien ins Feld zieht und sich für seinen Glauben einsetzt, das habe ich von meinem Vater Camille gelernt, der ein einfacher Mann war und dennoch genauso viel und mehr über die Liebe, den Tod und das Leben wußte als mancher große Philosoph. Der falsch und echt, Irrtum und Wahrheit auseinanderhalten konnte und mir beigebracht hat, daß die Liebe stärker ist als Haß und das Leben stärker als der Tod!

In meinem Goldenen Buch in Bazillac stehen Worte, die ich immer wieder lese. Ein toter Freund, der mir sehr nahe stand, schrieb über „meinen unermüdlichen Willen, Hoffnung und Glaube ins Leben zu tragen". Dieser unermüdliche Wille, diese Hoffnung und dieser Glaube an das Leben sind die Lehren Camilles, meines Vaters.

In schweren Stunden und schwierigen Augenblicken sagte mir die Stimme meines Vaters, was ich zu tun hatte, sehr ruhig und einfach und so sanft, wie es seine Art war. Und jedesmal, wenn ich ein Risiko einging oder eine schwere Entscheidung zu treffen hatte, habe ich meinen Vater um Rat gefragt, und seine Antwort entsprach immer den Begriffen von Gerechtigkeit und Ehre.

Ich spreche nicht gerne über eine gewisse Zeit unseres Lebens, erstens, weil es eine schwarze und schreckliche Zeit für mein Land war, und zweitens, weil ich die Allüren des „alten Kämpfers" und des „Helden" scheue; ich bin weder das eine noch das andere.

Aber ich möchte hier eine kleine Geschichte erzählen, die sich während der Okkupation abgespielt hat, weil sie den moralischen Halt zeigt, den ich an meinem Vater hatte.

Ich habe diese Geschichte nie erzählt, weil die Résistance ein großes und nobles Abenteuer war, eines der größten und schrecklichsten unserer Zeit, und weil ich die „Armee der Schatten" und die Märtyrer, die dieses Abenteuer mit ihrem Blut bezahlt haben, zu sehr respektiere, um mich als Held aufspielen zu wollen.

Außerdem habe ich zu oft erlebt, wie die Résistance ausgebeutet und das Opfer der wahren Kämpfer von Profitjägern zu ihren Gunsten verfälscht wurde, als daß ich den Eindruck machen wollte, nun auch diese Goldmine ausbeuten zu wollen. Deshalb habe ich nie von diesem Abenteuer gesprochen, das bisher nur die unmittelbar Beteiligten kennen.

Es war die Zeit, wo der S.T.O. (der obligatorische Arbeitsdienst) Frankreich aller seiner jungen Leute beraubte. Die deutschen Fabriken brauchten immer mehr Sklaven, je mehr Blut der Aderlaß an der Ostfront die deutsche Nation kostete. Auch ich wurde einberufen. Ich gehörte zum ersten Transport, der nach Berlin abgehen sollte. Wir sollten vom Bahnhof Montauban abfahren. Hier standen wir umzingelt von Miliz und G.M.R. (Republikanische Einsatztruppen) auf dem von Menschen wimmelnden Bahnsteig. Als ich feststellte, daß das Gleis nur auf der Bahnsteigseite bewacht war, stieg ich in einen Waggon und verließ ihn auf der anderen Seite, rannte so schnell ich konnte davon und tauchte auf dem Land unter.

Einige Zeit später war ich mit falschen Ausweispapieren, die mich vor Kontrollen schützten, wieder da.

Es war zu Beginn des Sommers 1944. Die Deutschen begannen gerade mit äußerster Härte gegen die französischen Widerstandsgruppen vorzugehen, die sich überall in Frankreich gebildet hatten. Es war die finsterste Zeit für das gesamte Widerstandsnetz, das Abschnitt für Abschnitt dezimiert wurde.

Dann landeten die alliierten Truppen, und der deutsche Generalstabsmajor wollte sich so schnell wie möglich aller Widerstandskämpfer und Saboteure entledigen. Die Vernichtungskampagne gegen die „Terroristen", wie die Presse der Kollaborateure die Widerstandskämpfer nannte, war furchtbar.

Ich wußte, daß eine Widerstandsgruppe von Cabertat in den Schluchten des Tarn bei Saint-Antonin-Noble-Val keine Waffen mehr hatte und von der Miliz und deutschen Truppen in die Enge getrieben wurde.

Nun wollte es der Zufall, daß ich beim Baden mit dem Wachhabenden der G.M.R.-Kaserne von Montauban, der Giubert-Kaserne, zusammentraf. Das war ein tüchtiger Bursche, der wie viele andere sich ins falsche Lager begeben hatte, aber sich immerhin Gedanken machte. Es gelang mir, ihn dazu zu bringen, dem Freien Frankreich dienen zu wollen, indem er einer Résistancegruppe half, sich in den Besitz von Waffen aus der Kaserne zu setzen. Nach einigem Zögern willigte er ein.

Ich schlug die Operation Michel Calsacy vor, der für die

Widerstandsaktionen im Departement Tarn-et-Garonne verantwortlich war und die Verbindung zwischen London und den Widerstandsgruppen der ganzen Gegend herstellte. Er beschloß, den Coup zu wagen. Der Widerstand brauchte dringend Waffen, und ich zeigte ihm den einfachsten Weg, sich welche zu beschaffen: sie dort zu holen, wo sie lagerten.

Calsacy war ein Spezialist des Untergrundkriegs. Er prüfte das Terrain und arbeitete einen Überraschungsanschlag aus, an dem nur wenige Leute beteiligt sein sollten.

Die Operation sollte in dem Moment durchgeführt werden, in dem die Kaserne praktisch leer sein würde. Mein Freund, der Wachhabende, würde uns den Zeitpunkt mitteilen.

Der wunde Punkt bei dieser Aktion war ein ständiger deutscher Posten zirka 100 Meter entfernt vor einem Wachthaus der Wehrmacht.

Der Überfall wurde für sechs Uhr früh angesetzt. Fast alle G.M.R. waren zu militärischen Operationen in der Umgebung ausgerückt. Es waren nur einige Personen in der Kaserne.

Wir waren zu sechst: vier Männer und zwei Frauen, die Frau und die Schwiegermutter von Calsacy. Die Männer würden in einem „201“ vorfahren, den sie am Abend vorher im städtischen Polizeikommissariat gestohlen hatten. Die zwei Frauen sollten aufpassen, ob nicht ein Lastwagen der G.M.R. wider Erwarten zurückkäme. Ich sollte ihren Schutz übernehmen und eventuell den deutschen Wachtposten „neutralisieren“, während der Aktionstrupp auf den Fersen eines falschen Telegrafenboten, der dem Kommandanten des G.M.R. ein Telegramm zuzustellen hatte, in die Kaserne eindrang. Ich erinnere mich noch an den Text des Telegramms: „Für Frankreich! Für die A.S. (geheime Armee). Es lebe de Gaulle!“

Ich kam also um sechs Uhr früh wie ausgemacht auf meinem Fahrrad angeradelt und bezog an der bezeichneten Stelle meinen Posten, einige Meter von der Wache entfernt, die ich im Falle, daß sie etwas bemerken würde, zu „erledigen“ hatte. Unter meiner Jacke steckte eine schwere Pistole in meinem Gürtel, ein Colt 45. Ich wußte kaum, wie er funktionierte. Ich weiß noch, daß mich die Größe der Kugeln erschreckte.

Es war noch kühl, aber der Himmel leuchtete schon in strahlend hellem Blau. Der Sommer 1944 war wie die vorhergehenden ein herrlicher Sommer, ein echter Gascogner Sommer, der das Gras verbrannte und die Flüsse austrocknete.

Der Wachtposten machte seine 100 Schritte, einige Meter von mir entfernt, mit dem tief gelangweilten Gesicht aller Wachen der Welt. Er war mager und rothaarig.

Und ich spürte meine schwere Pistole im Gürtel und sagte zu mir: „Vielleicht mußt du den Burschen ‚erledigen'. In fünf Minuten mußt du ihn vielleicht töten . . ." Ich empfand ein merkwürdiges Gefühl der Unwirklichkeit.

Während ich den „201" von Calsacy beobachtete, der vor der Kaserne hielt, und zusah, wie der falsche Telegrammbote, gefolgt von den anderen, die mehr schlecht als recht ihre Maschinenpistolen und Revolver versteckten, das Gebäude betrat, sagte ich zu mir: „Was hast du eigentlich hier verloren? Was tust du in dieser Straße um sechs Uhr morgens mit der riesigen Pistole am Bauch und diesem Wachtposten, diesem Rotfuchs mit der zu großen Mütze, den du abknallen mußt, wenn die Sache schiefgeht?"

Die Lust, mich davonzumachen, auf mein Fahrrad zu steigen und sehr schnell davonzuradeln, packte mich beinahe unüberwindlich.

In diesem Moment wandte ich mich automatisch an meinen Vater, an Camille, so wie ich es bei unseren Spaziergängen in Gavarret getan hatte, wenn mich irgend etwas bedrückte:

„Kann ich nicht verschwinden, Camille?"

„Hör mal zu, mein Liebling", hörte ich die ruhige Stimme meines Vaters sagen (er nannte mich immer so, wenn er mir etwas Ernstes zu sagen hatte), „ein Versprechen kann man nicht zurückziehen. Und du hast es doch versprochen, nicht wahr? Du hast es deinen Freunden versprochen. Sie zählen auf dich . . ."

„Ja, ja", antwortete ich, „aber dieser Deutsche da, den muß ich töten, wenn es schiefgeht! Außer es kommt so, daß er mich tötet, denn, vergiß nicht, er kann mich ja zuerst töten!"

Mir schien es, als legte sich die Hand von Camille schützend auf meine Schulter.

„Es gibt Dinge, die sind stärker als wir, Maurice. Für die muß man sogar sein Leben geben und, was noch schwerer ist, den Tod. Ja, es gibt wichtigere Dinge als Leben und Tod . . . Die Freiheit, die Gerechtigkeit und die Menschenrechte, die du in der Schule aufgesagt hast. Erinnerst du dich an die Erklärung der Menschen- und Bürgerrechte, Maurice?"

Mein Vater hatte nicht studiert, er hatte sein Abgangszeugnis von der Schule, mehr nicht. Aber er hatte viel gelesen, besonders über Geschichte. Obwohl er merkwürdigerweise zum Monarchismus neigte, kannte er die von der konstituierenden Versammlung am 26. August 1789 verabschiedete Deklaration der Menschenrechte auswendig und betrachtete sie als einen Lichtpunkt des universellen Gewissens. Er rezitierte daraus häufig die verschiedenen Artikel, besonders Artikel IV: „Die Freiheit besteht darin, alles machen zu können, was dem andern nicht schadet"; und Artikel X: „Niemand darf wegen seiner Überzeugungen, und seien sie auch religiöser Art, behelligt werden."

„Ja", sagte ich, „ich erinnere mich . . ."

„Man muß für die Rechte des heutigen Menschen kämpfen, Maurice! Weil sie wertvoller sind als Leben und Tod. Weil sie die wichtigste Sache auf der Welt sind . . . Verstehst du?"

„Ja, ja", sagte ich und war plötzlich beruhigt. Ich wußte nun, warum ich hier war, mit meiner Pistole und meinem Fahrrad. Ich war im Begriff, mich dafür zu schlagen, daß alle Menschen frei und mit gleichen Rechten geboren werden und es bleiben. Und das war nicht die Überzeugung dieses Burschen da mit dem kleinen Schnurrbart, der an eine Rasse der Herren- und an eine Rasse der Untermenschen glaubte. Das war es wert, seine Haut zu riskieren – meine und seine.

„Handle nach deinem Gewissen, und alles wird gutgehen", sagte lächelnd Camille. Er schwieg, und ich war wieder allein in der ruhigen Straße mit dem immer blaueren Himmel über mir.

Währenddessen hatte der angebliche Bote angeläutet. Das falsche Telegramm hielt er in der Hand. Jemand war gekommen und hatte das Gittertor geöffnet. Darauf waren alle mit der Maschinenpistole in der Hand in das Gebäude eingedrungen und hatten gerufen: „Hände hoch! An die Wand!"

Die vier oder fünf Burschen dort hatten erschrocken gehorcht.

Calsacy und seine Männer hatten die Waffen in einen Sack gesteckt (etwa 15 Maschinenpistolen mit Munition), waren in ihr Auto gestiegen und ohne Eile davongefahren.

Der Wache war nichts aufgefallen. Im Hof der Kaserne exerzierten die Deutschen. Ich konnte das Bellen ihres Unteroffiziers hören.

Ich brauchte mich nur noch aus dem Staube zu machen. Und zwar möglichst unauffällig. Aber mein Herz schlug wie wild, als ich um die Ecke bog.

Die Waffen trafen am übernächsten Tag bei der Widerstandsgruppe ein.

Ich wünschte, alle Menschen hätten die Chance, in wichtigen Augenblicken ihres Lebens, wenn sich alles zum Guten oder Schlechten entscheiden kann, einen schützenden Geist um sich zu spüren. Und daß die Stimme ihres Vaters (nicht eines Richters oder Patriarchen) ihnen sanft sagt: „Handle nach deinem Gewissen . . .“ Die Welt würde vielleicht anders aussehen.

Wenn man das wünscht, dann nicht, weil man der Vergangenheit nachtrauert und sich vor der Zukunft fürchtet.

Die Zukunft hat mir nie Furcht eingeflößt, dazu kämpfe ich zu gerne. Ich glaube an die Zukunft und ich bin überzeugt, daß sie wunderbar werden kann, wenn wir nur rechtzeitig erkennen, daß wir uns auf Irrwege begeben haben, und wenn wir die nötige Intelligenz, den Mut und den Verstand aufbringen, die Dämonen zu zähmen, die aus der Büchse der Pandora unserer industriellen Zivilisation entwichen sind.

Ich habe diese Dämonen aufgezählt: die Umweltverschmutzung, die Vergiftung der Erde und des Menschen durch die Chemie, die Änderungssucht, das Vergessen der alten biologischen Weisheit und der menschlichen Totalität. Es sind dies die „sieben Todsünden unserer Zivilisation“, wie sie der große Verhaltensforscher Konrad Lorenz genannt hat.

Aber die fundamentale Gefahr für den Menschen ist seine Eigenheit, sich erst durch eine Katastrophe wieder zur Vernunft bringen zu lassen. Es scheint, als ob es immer erst zu einer schweren Krise kommen muß, damit der Mensch sich eines Irrtums, einer Gefahr oder einer Dummheit bewußt werde.

Wir ändern den Kurs unseres Schiffes immer erst dann, wenn wir schon den Eisberg berühren! Unsere Exzesse müssen Katastrophen produzieren, damit wir aufwachen und die Schranken wieder aufrichten.

Es ist wirklich erstaunlich, wie unfähig die menschliche Gesellschaft ist, *vor* einer Katastrophe richtig zu reagieren!

Seveso ist *das* Beispiel für eine Katastrophe, die zu vermeiden gewesen wäre, da sie vorauszusehen war. Und trotzdem hat man auch hier auf den Unfall und die Tragödie gewartet, bevor man den Kurs änderte. Wir brauchen wohl noch mehr Sevesos, in Frankreich und sonstwo, bevor sich das ändert – zum Beispiel in der Gegend von Bordeaux. Der Biologe Professor M. Cerezuelle warnt vor der Anhäufung von Dioxin im Médoc und gibt seinem in der Zeitung „Sud-Ouest" („Südwesten") erschienenen Artikel die Überschrift: „Ein neues Seveso demnächst bei Bordeaux?"

Das Beispiel Londons und seiner Luftverpestung ist in dieser Hinsicht auch nicht gerade ermutigend. Schon vor 150 Jahren war London die Stadt mit der schlechtesten Luft der Welt. Jeder wußte es, die Autoritäten, die Bürger, die Wissenschaftler. Aber man unternahm nichts. Zu teuer, zu kompliziert, zu unpopulär hieß es. Man ließ es „laufen". Und dann lähmte im Winter 1952 der berühmte „Smog" buchstäblich die Stadt. Und zwei Wochen später gab es 5000 Tote in der Bevölkerung. Da wurde man plötzlich wach. Da traf man Entscheidungen, die bisher für unmöglich gehalten wurden, man genehmigte Kredite, die bisher für unmöglich gehalten wurden, man führte einen Plan durch, der bisher für undurchführbar gehalten wurde. Und heute gibt es keinen Smog mehr über London; man kann wieder „atmen". Dasselbe hat sich in Tokio abgespielt, aus denselben Gründen. Und morgen wird es mit New York so weit sein, das sich am Vorabend einer furchtbaren Katastrophe befindet. Nur wird die Katastrophe der Größe Amerikas entsprechen. Es wird also nicht 5000 Tote geben, sondern 50.000!

Das Auto ist ein Phänomen unserer Zivilisation und zugleich ihre Krankheit. Die Städte sind durch den verstopften Verkehr, den Lärm und die Verschmutzung buchstäblich unbewohnbar und unmenschlich geworden. Alle Welt weiß es, da jeder es täglich erlebt. Alte historische Stadtkerne sind für das Auto mutwillig zerstört worden, um Parkplätze und Schnellstraßen zu schaffen. Sogar der große Humanist Pompidou wollte Paris dem Auto opfern. Er hatte ihm bereits eines der historischen Ufer der Seine geopfert und wollte ihm das zweite folgen lassen. Früher oder später wird die wirklich wahnwitzige Vermehrung der Autos in den Städten sicher gestoppt werden müssen. *Aber nach der Katastrophe!* Wenn der Exzeß zur Gegenreaktion zwingt.

Wir scheinen zu einer Gattung zu gehören, die sich immer nur auf Grund von Reaktionen vorwärtsbewegt. Wir erfinden alle möglichen Systeme, die wir nur unvollständig kontrollieren, und dann warten wir auf die extremsten Folgen, bevor wir etwas korrigieren.

Niemand scheint heute in der Lage zu sein, die Langzeitwirkung der Atomkraftwerke vorauszusagen.

Niemand kennt genau die Folgen der Wassererwärmung, der Erhöhung der Radioaktivität bei genetischen Stoffen, der Vermehrung radioaktiver Abfälle in den Meeren und im Erdinnern.

Und dennoch geht man überall in der Welt daran, Kernkraftwerke zu bauen. Alle Länder, die Atomkraftwerke kaufen können, tun es. In einem halben Jahrhundert – ganz sicher aber in hundert Jahren – werden Hunderte, möglicherweise Tausende Atomkraftwerke in allen Kontinenten, inklusive der dritten Welt, funktionieren.

Ich halte das, offen gesagt, für höchst erschreckend; denn nach Dubos „existiert kein Beispiel, ob es sich nun um Ökologie, Physiologie oder Psychologie handelt, wo der Mensch nicht bis zum Exzeß gegangen ist, bevor er die Richtung geändert hat“.

Solang es sich nur um die Verpestung der Luft in den Städten durch Autos handelt, gibt es noch keine Tragödie. Eine Katastrophe wie in Seveso zieht jedoch schon beunruhigende Folgen nach sich. Wenn es sich um eine lecke Ölbohrung im offenen Meer handelt und die ganze Flora und Fauna der Nordsee bedroht ist, dann muß man sich sagen, daß das, was im Spiel ist, das Leben, der Kreislauf des Lebens ist. Und wenn man beim Atom angelangt ist, dann ist der Einsatz so hoch, daß man schon die Unbekümmertheit der Experten haben muß, um zu denken, daß „alles gutgehen wird“, nach dem bekannten Motto: „Ein Unfall ist theoretisch unmöglich, da alle Vorsichtsmaßnahmen getroffen sind.“

Der Arzt Voivenel, der nicht an die Unfehlbarkeit der Wissenschaft glaubte, nannte die Experten, deren voreilige Behauptungen immer wieder von der Wirklichkeit widerlegt wurden, „Hahnreie der Tatsachen“.

Ich betone noch einmal, es geht mir nicht darum, Katastrophengefühle zu züchten. Es geht mir darum, das Gewissen der Verantwortlichen und der Bürger aller Länder zu wecken. Denn wir müssen schnellstens auf die durch die Industrialisierung verursachten Verwüstungen und die unbedachten Folgen der technischen Bürokratie reagieren.

Wir wissen heute, daß das berühmte, 1972 vom „Club of Rome“ ausgearbeitete Modell über die Entwicklung unseres Planeten falsch war. Es war von einem solchen Pessimismus erfüllt, daß wir kaum noch vier Jahre zu leben gehabt hätten.

Die Geschichte wimmelt von Katastrophen-Prophezeiungen. Jacques Bergier zitiert einen englischen Mathematiker, der zum Spaß mit den Methoden der Futurologen ein Porträt Englands im Jahre 1972 auf Grund der Voraussetzungen von 1872 gezeichnet hat: Danach hätten 1972 die Straßen Londons mit Pferdemist bedeckt sein müssen, und die Themse wäre verstopft von Damenkorsetts!

Und Bergier folgert: „Kassandra ist als Schwachsinnige gestorben!“

Es geht also nicht darum, Kassandra zu spielen und schwachsinnig zu sterben.

Es geht darum, dafür zu kämpfen, daß der Mensch sich nicht immer weiter außerhalb der kosmischen Gesetze begibt und sich nur noch auf sein Gehirn verläßt, sondern daß er seinen Platz im Garten der Natur wieder einnimmt, unter den Tieren, seinen Freunden, und den Pflanzen, seinen demütigen Schwestern, diesen allen Maschinen überlegenen Wunderwerken.

Der Mensch muß sich wieder darauf besinnen, was er eigentlich ist, nämlich weder eine kybernetische, noch eine intellektuelle Supermaschine, sondern das allerhöchste Schöpfungsgeheimnis und die bewundernswerteste Idee des Schöpfers.

Er sollte seine Labors einmal verlassen, seine Augen von den mit Gleichungen bedeckten Tafeln abwenden – Gleichungen, mit denen er die Geheimnisse der Materie und der Zeit errechnen will – und wieder lernen, unter Bäumen zu gehen, auf Gras zu treten, dem Wind zu lauschen und den unzähligen Stimmen des Wassers, der Luft, der Pflanzenwelt und der Erde.

Er sollte der Technik mißtrauen, der Logik, der Kausalität, der „Quantifikation", die alle das Leben verstümmeln, und sollte auf die Natur und ihre Gesetze hören, die so viel weiser sind als die willkürlichen Gesetze der Wissenschaft, die er aufgestellt hat und in denen er die Harmonie des Universums einfangen zu können glaubt.

Er sollte wieder lernen zu lieben, nicht nur körperlich, sondern geistig, er sollte die Tiere, die Flüsse, die Bäume wieder lieben!

Er sollte nicht mehr nur der „Ingenieur der Erde", jener bewundernswerte und fürchterliche „homo faber" sein, der immer neue Techniken erfindet und sich die Materie unterwirft. Er sollte auch wieder der Erdenpilger werden, ein Spaziergänger, der aber nicht wie Jean-Jacques Rousseau die Menschen flieht, weil er sie nicht liebt, sondern ein brüderlich denkender und fühlender Spaziergänger, der dem höchsten Schöpfer dankt, daß er diese Erde erschaffen und ihm gegeben hat.

Das, was dem „homo faber" fehlt, um ein „homo sapiens" zu sein, ist die Liebe zur Erde.

Von dem Tag an, da wir lernen, die Erde so zu sehen, wie sie ist, vielfältig und unvergleichlich in ihrer Pracht, von dem Tag an werden wir gerettet sein, denn wir werden sie nicht mehr mutwillig zerstören können.

Der großartige Film „Soleil Vert" (Grüne Sonne) malt uns ein düsteres Bild der zukünftigen Menschheit im Getto der verschmutzten Riesenstädte, in denen es keine Vegetation mehr gibt. Man kann nur noch einen Baum besichtigen, „den letzten Baum", welcher in einem Treibhaus, geschützt vor der verpesteten Luft, am Leben erhalten worden ist. Und wenn ein alter Mensch sich einverstanden erklärt, sein Leben zu beenden, dann kommt er in das „Haus der Feste", wo Luxus, Ruhe und Wonne herrscht, und zum Klang einer Musik, die er selber aussuchen durfte, nimmt er aus den Händen schöner junger Frauen, den Priesterinnen des „sanften Todes", den Giftbecher entgegen. Und während er einschläft, werden ihm die Bilder der verschwundenen Welt vorgeführt, die erschütternden Bilder einer Natur, die zerstört wurde: Sturzbäche und Sonnenuntergänge, Wälder voller Tiere, göttliche Morgendämmerungen an Meeresstränden, aufschlagende Wellen und am Himmel kreisende Vögel und das Wogen des Grases im Wind. Und die alten Menschen sterben mit glänzenden Augen, staunend über die Schönheiten einer verschwundenen Welt!

Dieser Film zeigt uns das, was Kassandra meinte, die schwachsinnig starb, aber ich glaube fest, daß diese schreckliche Welt niemals die unsere sein wird. Ich glaube fest, daß wir nie so dumm und blind sein werden, den uns geschenkten Garten ganz zu zerstören.

Wenn wir „unserem Gewissen folgen, wird alles gutgehen . . .", sagte mein Vater, der bescheidene, weise Mann aus dem Gers. Für ihn war das oberste Gesetz die Liebe.

Es ist das einfachste und am leichtesten zu befolgende Gesetz der Welt und das einzige Gesetz, das alle Menschen aller Kulturen, aller Epochen und aller Kontinente verstehen und durchführen können!

Der Lehrer, den wir heute dringend brauchen, ist weder Einstein, noch Freud, noch Marx, diese Meister der Logik, diese Herren des Intellekts, diese Laboratoriumsforscher. Es ist der demütige Mönch, der um 1200 in Italien lebte und Franziskus hieß.

Als Franz von Assisi krank, allein und halb blind war, hat er eines Morgens im Licht Umbriens den „Sonnengesang" geschrieben, eine Hymne an die Schöpfung. Mit diesem Lied will ich das Buch abschließen; denn es ist ein Lied der Liebe und der Hoffnung:

Du höchster, allmächtiger, guter Herr!
Dein sind Lobpreis, Herrlichkeit, Ehre und aller Segen!
Dir allein, Höchster, gebühren sie,
Und kein Mensch ist würdig, dich auch nur zu nennen!

Sei gelobt, mein Herr, mit allen deinen Geschöpfen,
Besonders unserer Schwester, der Sonne,
Denn sie bringt den Tag, der uns leuchtet,
Und sie ist schön und strahlend in größtem Glanz,
Dein Ebenbild, du Herrlicher!

Sei gelobt, mein Herr, durch unseren Bruder Mond und die Sterne,
Du hast sie am Himmel geformt, hell leuchtend und kostbar und schön!

Sei gelobt, mein Herr, durch Bruder Wind
Und durch Lüfte und Wolken und heiteren Himmel und jegliches Wetter,
Durch welche du deinen Geschöpfen den Unterhalt gibst!

Sei gelobt, mein Herr, durch unser Geschwister, das Wasser,
Gar nützlich ist es und demutsvoll, köstlich und keusch!

Sei gelobt, mein Herr, durch unseren Bruder, das Feuer,
Durch das du erleuchtest die Nacht,
Und es ist schön und fröhlich und kraftvoll und stark.

Sei gelobt, mein Herr, durch unsere Schwester, die Erde,
Die uns ernähret und lenkt und mannigfaltige Frucht trägt
Und buntfarbige Blumen und Kräuter!

Lobet und preiset meinen Herrn in Dankbarkeit
Und dienet ihm mit großer Demut!

Anhang

Protokoll von Analysen nicht kontrollierter Pflanzen, die in Frankreich oder in anderen Ländern in Apotheken, Drogerien oder Kräuterhandlungen gekauft wurden.

Die vergifteten Pflanzen

Protokoll der Analysen

An einem konkreten Beispiel soll hier gezeigt werden, wie genau man den Grad der Umweltverschmutzung und die Dosierung der Giftspritzmittel bei unseren Heilpflanzen feststellen kann, die wie Pfefferminz, Eisenkraut, Orangenblüte, Bohnenkraut, Salbei etc. viel verwendet und von den Apotheken, Drogerien und Kräuterhandlungen in Frankreich und im Ausland verkauft werden.

Am 15. Juni dieses Jahres schickte mir Herr Pierre Pasquini das folgende von Herrn Gérard Bourgarel, Leiter der Gerichtskanzlei, wohnhaft rue Montgard 30 in Marseille, ausgefertigte Protokoll.

22. April und 23. Mai 1977.

Auf Antrag des Herrn Maurice Mességué, Phytotherapeut, wohnhaft in Auch (32-Bazillac) übergeben wir, Edouard Bourgoin, Richter am Gerichtshof von Marseille, Maître Gerard Bourgarel, Leiter der Gerichtskanzlei, folgenden Auftrag:

sich in eine beliebige Apotheke zu begeben,

dort 50 g Eisenkraut, 50 g Minze und 50 g Orangenknospenblüten zu kaufen,

diese Produkte anonym zu verpacken und nur durch den Namen des Produktes zu kennzeichnen, die ohne Angabe des Absenders verpackten Kräuter an die Labors „Lara“ in Toulouse, Avenue de Grand-Bretagne 271, zu schicken, mit der Bitte, die Rückstände an Giftspritzmitteln, organischen Phosphorverbindungen und organischen Chlorverbindungen zu analysieren und nach Empfang der Analysen ein Protokoll anzufertigen.

Auf Grund dieses Antrags haben wir, Gerard Bourgarel, Leiter der Gerichtskanzlei, wohnhaft rue Montgard 30, Marseille, uns heute nach Marseille – . . . in die Apotheke . . . begeben und haben um 50 g Eisenkraut, 50 g Minze und 50 g Orangenknospenblüten gebeten. Man gab uns 25 g Eisenkraut und 50 g Minze. Die Apotheke hatte keine Orangenblüten. Wir bezahlten 8,30 Frs . . . Über die Summe ist uns eine Rechnung ausgestellt worden.

Wir verließen die Apotheke mit dem Vorhaben, das Protokoll anschließend aufzustellen.

Heute, am 23. Mai 1977, haben wir vom Labor „Lara“ die Resultate der Analysen zugeschickt bekommen, die wir für die Minze und das Eisenkraut angefordert hatten. Die Päckchen hatten keine andere Bezeichnung als die ihres Inhalts aufgewiesen.

Wir geben dem Original eine Kopie dieser Analysen mit. Und wir haben das Vorliegende verfaßt und niedergelegt, damit es als rechtliche Grundlage diene und gelte.

Die Resultate der durch das Labor „Lara“ ausgeführten Analysen, die am 18. Mai 1977 an Maître Gérard Bourgarel, Marseille, geschickt wurden:

Giftspritzmittel:

Eisenkraut:

organische Phosphorverbindungen: Vorhandensein eines nicht identifizierten Produkts einer organischen Phosphorverbindung in der Stärke von nahezu 570 ppb[1]

[1] 1 ppb = 1 Milligramm (= 0.001 gr) pro Tonne

organische Chlorverbindungen:
HCH = Spuren in der Größenordnung ppb

2.4'DDE = 28 ppb
4.4'DDE = 132 ppb
2.4'DDT = 294 ppb
4.4'DDD = 162 ppb
4.4'DDT = 554 ppb

Minze:
organische Phosphorverbindungen: Malathion = 1395 ppb
Vorhandensein eines anderen Produkts einer org. Phosphorverbindung vielleicht ein Abbauprodukt des Malathions in einer Größenordnung von 10.000 ppb.

organische Chlorverbindungen:

HCH = 9 ppb
HCB = 31 ppb
Lindan = 5 ppb
2.4'DDE = 25 ppb
4.4'DDE = 55 ppb
4.4 DDD + Ω
2.4'DDT = 50 ppb
4.4'DDT = 12 ppb

Ich stelle jedem Interessierten die Resultate weiterer Analysen und die Originaldokumente aller von mir in den letzten Jahren veranlaßten Kontrollen gerne zur Verfügung.

Und woher soll man sich gesunde, zur richtigen Zeit gepflückte und fachmännisch behandelte Pflanzen beschaffen, wenn man nicht selbst welche pflücken kann?

Bundesrepublik Deutschland: Durch den Alleinimporteur der Maurice-Mességué-Produkte (Kräuter und Kosmetika): Rudi Karcher Import und Export, D-75 Karlsruhe, Werderplatz 41.
Österreich: Durch die Firma Rauch Kräuter-Natur-Kosmetik Ges.m.b.H., A-1010 Wien, Graben 15.
Schweiz: Durch Société de Distribution de Plantes et Produits aromatiques, CH-1205 Genève, 23, rue Prévost-Martin.

Die Pflanzen in diesen Produkten kommen in natürlichem Zustand von Feldern, die weder mit Unkraut- noch mit Insektenvertilgungsmitteln besprüht worden sind.

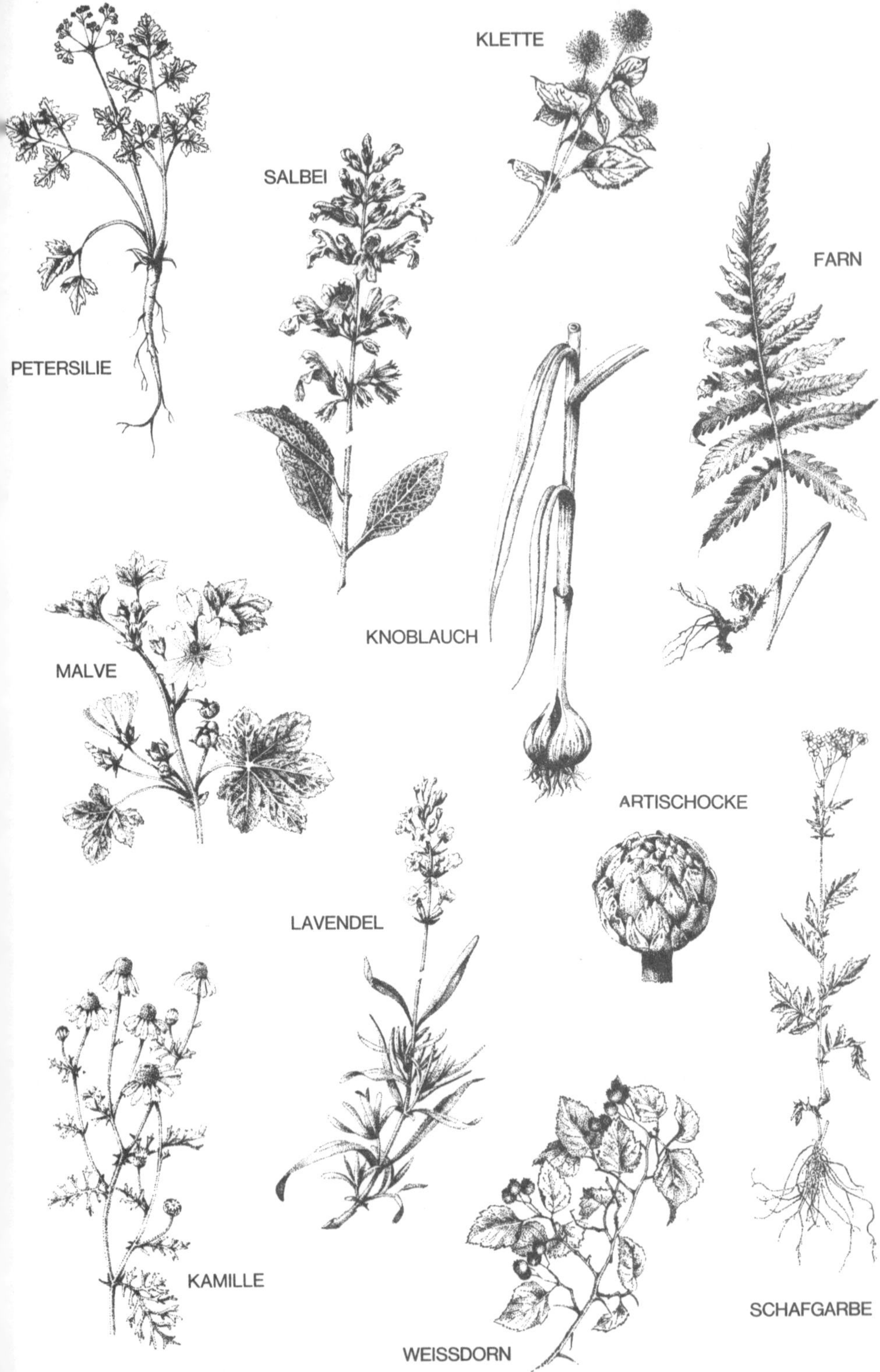
KLETTE
SALBEI
FARN
PETERSILIE
KNOBLAUCH
MALVE
ARTISCHOCKE
LAVENDEL
KAMILLE
SCHAFGARBE
WEISSDORN